国家社科基金项目成果

当代中国重大公共卫生事件研究

主　编　张晓丽

副主编　韦　泽　李　李　尚长风

东南大学出版社
SOUTHEAST UNIVERSITY PRESS
·南京·

内容提要

本专著选取近年来中国有影响的重大公共卫生事件进行剖析和总结,并就发生的传染病、食品安全、职业病、环境污染等方面的重大事件,如甲肝事件、"非典"事件、禽流感事件等进行了系统回顾,阐述了其发生、发展及处理过程,一方面揭示了重大事件对社会的影响度,总结了党与政府处理事件的经验,深入分析事件特点以及处理的科学规律,提出了建立应对公共卫生事件的机制。另一方面探讨了如何加强公共卫生的建设与党的执政建设、经济建设以及社会安定发展的关系等问题,对于促进我国国民经济可持续性的发展,加强政府的社会治理和突发事件的应急管理能力,提升民众对公共卫生建设的参与度,普及公共卫生知识,提高国家公共卫生事件的应对水平和防控风险的意识,提升民众健康素质,促进健康中国的建设,有着重大的意义。

专著资料翔实,图文并茂,具有较强的理论性、科学性、可读性,可供各级大中专院校师生、医院及疾控中心人员选读,也可作为社会读者阅读参考。

图书在版编目(CIP)数据

当代中国重大公共卫生事件研究 / 张晓丽主编. —南
京:东南大学出版社,2019.11
  ISBN 978-7-5641-8519-0

Ⅰ.①当… Ⅱ.①张… Ⅲ.①公共卫生-突发事件-
卫生管理-研究-中国 Ⅳ.①R199.2

中国版本图书馆 CIP 数据核字(2019)第 179427 号

当代中国重大公共卫生事件研究

主 编	张晓丽	责任编辑	陈 跃
电 话	(025)83795627/83362442(传真)	电子邮箱	chenyue58@sohu.com
出版发行	东南大学出版社	出 版 人	江建中
地 址	南京市四牌楼 2 号	邮 编	210096
销售电话	(025)83794121/83795801		
网 址	http://www.seupress.com	电子邮箱	press@seupress.com
经 销	全国各地新华书店	印 刷	江苏扬中印刷有限公司
开 本	700 mm×1000 mm 1/16	字 数	348 千字
印 张	20		
版 印 次	2019 年 11 月第 1 版 2019 年 11 月第 1 次印刷		
书 号	978-7-5641-8519-0		
定 价	78.00 元		

* 本社图书若有印装质量问题,请直接与营销部联系。电话:025-83791830。

序　言

　　身处现代社会,公共卫生风险是我们每个人都能够感知的,它深刻影响我们的国家与社会生活。非典型肺炎,使我们感受到面对不确定疾病的焦虑与隔离状态的无奈;三鹿奶粉发生问题后,国人竞相抢购洋奶粉,国产奶粉被打入冷宫;禽流感来袭,我们开始在餐桌上"谈鸡色变",等等。公共卫生问题使得我们的公共安全面临严峻的形势,食品安全、环境事故、疫病风险、职业健康等问题深入影响国家的安定发展及公民的社会生活,关系到民众的健康与经济社会的可持续发展,对于执政党与政府管理是巨大的挑战。

　　专著在国家社科基金项目研究的基础上,运用历史学、公共卫生学的理论方法,对中华人民共和国建立以来的重大公共卫生事件,从传染病、食品安全、职业卫生、环境卫生、自然灾害防疫等几个方面,通过个案研究阐述其发生的原因、背景、发展过程、影响后果,以及党与政府处理重大公共卫生事件的政策措施;总结突发公共卫生事件处置的经验,系统分析突发公共卫生事件的处理措施,归纳党与政府在理论创新、制度创新、机制创新方面的成果,深入研究公共卫生事件的风险及防范,以期对现代公共卫生建设提供有益启迪。

　　专著客观全面阐述1949年以来我国重大公共卫生事件的进程,总结其发生发展的规律和特点,揭示公共卫生问题与社会政治、经济、军事、文化、科技等方面的关系。突发事件作为社会矛盾的凸显,能检验党与政府决策的科学性与管理的效率,使党在社会风险中淬炼执政能力,民众也因此提升了科学素质。科学是促进突发事件有效解决的重要支撑,但技术的进步是把双刃剑,一方面导致公共卫生事件风险,如食品添加剂的滥用,另一方面又是探究解决公共卫生问题的重要保障,如传染病疫苗及药品的研制等。因此,科学理性态度、科学素养、科技成果,是影响公共卫生事件完满解决的重要因素。

荀子曰:"君子博学而日参省乎己,则知明而行无过矣。"忘记历史,往往意味着背叛。没有反思的民族将不会成熟,人类要从灾难中学习成长的智慧,理性思考人与自然、人与生态、人与动物、人与社会的多重关系。目前世界进入突发事件的高发期,社会民众期望对公共卫生事件有深入了解,专著运用翔实的历史资料、科学的专业知识、深入的案例剖析,总结公共卫生事件的经验教训,引发深刻反思,为公共卫生的教育研究,以及科学知识的普及提供有价值的参考。抛砖引玉,疏漏不足之处,敬请读者批评指教。

张晓丽

2019 年 2 月于庐州

目　录

绪　　论

一、研究缘起

(一) 公共卫生概述

公共卫生是政府与社会成员共同努力预防疾病、增进健康的重要事业，需要政府与社会、民众的广泛参与。美国公共卫生专家、耶鲁大学温思络(Charles-Edward Amory Winslow)教授1920年提出公共卫生是"通过有组织的活动来改善环境卫生条件，控制传染病的流行，教育个人养成良好的卫生习惯，组织医护人员对疾病进行早期诊断治疗，健全社会体系，保障个人享有保持健康的生活水准，实现预防疾病、延长寿命、促进健康的科学和艺术"[①]。他提出了公共卫生控制传染病的主要目标，指出社会环境与健康的密切关系。

20世纪60年代随着工业化与科学的发展，英国实业家维寇(Geoffrey Vickers)重视疾病、科学与社会价值观的互动，提出当健康问题转变为社会不能接受的状态，社会就会作出公共卫生反应。公共卫生不仅具有科学性，还体现很强的社会属性。1988年，美国医学研究所在《公共卫生的未来》报告中，把公共卫生使命归纳为通过确保人群健康的环境，实现社会利益，即公共卫生是履行社会责任，提供给居民维护健康的条件，包括生产环境、生活环境、生活行为方式和医疗卫生服务，明确公共卫生与社会、经济、政治等不可分割的关系。注重公共卫生的社会责任与社会利益。2003年"非典"(重症急性呼吸综合征，SARS)事件发生后，当年7月，中国国务院副总理吴仪在全国卫生工作会议上对公共卫生作出明确定义："公共卫生就是组织社会全体成员共同努力，改善环境卫生条件，预防控制传染病和其他疾病流行，培养良好卫生习惯和文明生活方式，提供医疗服务，达到预防疾病，促进人民身体健康

---

① 范春.公共卫生学[M].厦门：厦门大学出版社，2009：1-2。

的目的。公共卫生建设需要国家、社会、团体和民众的广泛参与,共同努力。"①吴仪明确提出公共卫生是社会系统工程,首次提出政府对公共卫生的有限责任,界定政府的五大责任,即制定政策法律、实施监督管理、组织应对突发事件、进行健康教育、培养卫生人才等。这反映了"非典"事件后,我国政府对公共卫生的深刻认识与高度责任感。

公共卫生关系到国民健康水平,影响经济社会的发展,需要我们高度重视。公共卫生指标反映人们的生存状况、生活质量,如果社会疾病流行、环境恶劣、健康水平低下,则经济发展受到影响,阻碍社会的文明进步。从公共卫生的特征分析,它具有社会性、政治性、科学性。公共卫生具有社会性,其目的是为社会上所有人提供服务,保护和促进民众的健康,体现社会的公正、公平性,是社会进步的保障。公共卫生具有政治性,政府在其中扮演着重要的角色,发挥重要的作用。政府通过制定政策并监督实施,建立公共卫生体系,实施公共卫生活动,保证社会必需的公共卫生服务,保护公众健康权利,体现政治价值观与政治伦理。公共卫生具有科学性,依靠科学技术的进步,解决疾病防控问题,更好地实现公共卫生服务。目前我国在工业化、城市化转型时期,迫切需要重视公共卫生。我国人口流动频繁,城市人口密集,住房和交通拥挤,生活空间缩小,工作压力增加,这些因素为传染病流行提供条件;药物滥用导致许多新病原体不断出现,新病种不断产生。经济全球化使得国际国内人员交流频繁,发达的交通使传染病能够快速流行,经济发展中食品安全、职业危害等问题日益严重。公共卫生的价值不仅局限在预防医学,它还体现在政治、经济、社会、文化、民众生活等各个领域,政府与社会都需要加强公共卫生体系的建设,促使人们采取健康的生活与行为方式,为人们提供有益于健康的资源与环境。

(二) 公共卫生事件及影响

公共卫生事件是指已经发生或者可能发生的、对公众健康造成或者可能造成重大损失的事件。突发公共卫生事件是指影响范围广、危害重大的公共卫生事件,主要是指"突然发生,造成或者可能造成社会公众健康严重损害的重大传染病疫情、群体性不明原因疾病、重大食物和职业中毒以及其他严重影响公众健康的事件"②。根据事件的成因和性质,突发公共卫生事件可分为以下几种:

---

① 曾光,黄建始.公共卫生的定义和宗旨[J].中华医学杂志,2010(6);367-370。
② 突发公共卫生事件应急条例.国务院令(第376号)2003.5。

1. 重大传染病疫情

是生物病原体所致疾病,指某种传染病在短时间内发生、波及范围广泛,出现大量的病人或死亡病例,其发病率远远超过常年的发病率水平,包括鼠疫、肺炭疽和霍乱的暴发,乙丙类传染病的暴发或多例死亡,罕见或已消灭的传染病,新发传染病的疑似病例,寄生虫病,人畜共患传染病等。

2. 重大食物中毒与职业中毒

食物中毒是由于食品污染造成的人数众多或者伤亡较重的中毒事件,人摄入食物中生物性、化学性有毒有害物质出现的急性疾病,属于食源性疾病,包括中毒人数超过 30 人或出现死亡 1 例以上的饮用水和食物中毒。职业中毒是由高温、低压、有毒气体、有毒粉尘等因素造成的伤亡较重的中毒事件,包括短期内发生 3 人以上中毒或出现死亡 1 例以上的事件。

3. 重大环境污染事故

指在化学品的生产、运输、储存、使用和废弃处置过程中,由于各种原因引起化学品从其包装容器、运送管道、生产和使用环节中泄漏,造成空气、水源和土壤等周围环境的污染,严重危害或影响公众健康的事件。

4. 自然灾害事件

指自然力引起的设施破坏、经济严重损失、人员伤亡、人的健康状况及社会卫生服务条件恶化超过了所发生地区承受能力的状况。如地震、火山爆发、台风、洪水等的突然袭击,造成人员伤亡,引发多种疾病。

5. 群体性不明原因疾病

指在短时间内,某个相对集中的区域内,同时或者相继出现具有共同临床表现的病人,且病例不断增加,范围不断扩大,又暂时不能明确诊断的疾病。

6. 生物、化学、核辐射等事件

包括严重危害公众健康的放射性、有毒有害化学品、生物毒素等引起的集体性急性中毒事件,包括生物、化学、核辐射等恐怖袭击事件[①]。

根据突发公共卫生事件性质、危害程度、涉及范围,突发公共卫生事件划分为特别重大（Ⅰ级）、重大（Ⅱ级）、较大（Ⅲ级）和一般（Ⅳ级）四级。应对突发公共卫生事件,各省、自治区、直辖市人民政府卫生行政部门可结合本行政区域突发公共卫生事件实际情况、应对能力等,对较大和一般突发公共卫生事件的分级标准进行补充和调整。

突发公共卫生事件主要具有以下特征:

一是成因的多样性。许多公共卫生事件与自然灾害有关,如地震、水灾、火灾等。公共卫生事件与事故灾害也密切相关,如环境污染、生态破坏、交通事故

① 万明国,王成昌.突发公共卫生事件应急管理[M].北京:中国经济出版社,2009:5 - 7。

等。社会安全事件也是导致公共卫生事件的一个重要原因,如生物恐怖等。另外还有动物疫情、致病微生物、药品危险、食物中毒、职业危害等。

二是传播的广泛性。当前,我们正处在全球化的时代,某一种疾病可以通过现代交通工具跨国流动,造成全球性的传播。另外,传染病一旦具备了3个环节,即传染源、传播途径以及易感人群,它就可能超越国界广泛传播,影响全球。

三是危害的复杂性。公共卫生事件涉及面广,危害严重,所有社会公众都可能受到伤害,多种复杂因素增加了处理公共卫生事件的难度。重大的公共卫生事件不但对人的健康有危害,而且对环境、经济乃至政治都有很大的影响。如 SARS 尽管患病的人数不是很多,但对我国造成的经济损失、政治影响很大。

四是治理的综合性。公共卫生事件的治理需要技术、体制各部门的合作,只有通过综合协作,才能使公共卫生事件得到很好的治理。

重大公共卫生事件体现社会问题,关系到民众健康与社会安定,对国家政治、经济、文化、社会生活都产生深刻影响,受到各国政府的重视,近年日渐成为社会关注的热点。

现代社会面临很多风险。德国社会学家贝克提出"风险社会"的概念,他在《风险社会》一书中指出,风险社会的特征:一是由于人类科技文明发展带来的不确定性,二是社会分化带来的制度变化。人类社会陷入风险环境中,包括政治风险、经济风险、社会风险等。由技术、制度、政策造成的公共卫生风险,需要引起各国政府足够的重视。近年来随着全球工业化、城市化的推进,高科技的发展,出现环境危机、气候变异、人口频繁流动等状况,影响人类的生存发展。新旧传染病对人们健康构成威胁,近年世界出现30多种新发现的传染病,如艾滋病、登革热、病毒性肝炎、SARS、甲型流感、高致病性禽流感、埃博拉病毒等,以及生物武器引发的传染病。这些传染病威胁人类的生命安全,引发了一系列社会问题。另一方面食物中毒、化学中毒、职业中毒等非传染病事件频繁发生,造成极大危害。全球性的公共卫生事件造成很多的灾难性后果,引起国际社会的高度关注。我国改革开放以来,公共卫生事件不断发生,已经成为制约经济社会发展的重要因素。如何通过社会、政府、民众的共同有效努力,及时预防与应对公共卫生事件,成为当前需要认真思考的问题。

目前,我国进入深化改革开放的重要时期,各种利益矛盾不断冲突,教育、医疗卫生、养老、社会保障、环境等社会问题日益突出。突发事件会造成很大的经济损失,破坏正常的经济发展秩序;它还会破坏社会的正常运行秩序,引发社会恐慌,影响社会安定;它也会危害环境,造成环境污染。有效处理突发事件,积极消除危机,能提高党与政府驾驭复杂局面的执政能力,增强党的政治威信与政府公信力，从容应对复杂多变的国内外局势。通过对历史的回顾，反思我国对于重大公共卫生事件的处理，总结经验教训，有利于研究新形势下公共卫生事件应对的理论建构与处理的政策机制。

（三）研究目的和意义

考察中华人民共和国成立以来党与政府处理重大公共卫生事件的历史过程，通过对重大个案的分析，研究处理重大公共卫生事件的政策措施、管理机制、制度法规等。探讨不同历史时期处理公共卫生事件的决策、措施、效果及影响，总结党处理重大公共卫生事件的历史经验，分析公共卫生与政权建设、社会建设、科学发展、民生经济的内在关系，为加强党对当代公共卫生工作的领导提供历史借鉴，具有重要的学术理论及现实意义。

公共卫生是社会建设的重要方面，对社会进步、经济发展、民众健康等方面产生重大影响，开展史论结合的研究，通过对重大公共卫生事件的分析，拓展党处理公共卫生事件的研究，有助于加深对中国共产党应对突发事件的认识，总结其中的历史经验，加强应对现实问题的能力，具有重要的理论与现实价值。

公共卫生建设是政府的重要职责。改革开放以来，我国面临政府职能的转变，建立公共卫生应急管理体系成为政府工作的重要方面。党的十八大、十九大以来，党与政府提出加强社会治理，提高政府社会管理水平，有效预防与应对突发事件，防范重大社会风险。通过考察重大公共卫生事件，总结应对措施，为我国政府职能转变与公共卫生体系建设提供新的思路。

2010年党中央国务院作出深化医药卫生体制改革的重大决策，提出医改的重点是加强公共卫生服务体系建设，促进民众健康，改善民生。十八大、十九大以来，我国政府提出建设健康中国，保障人民健康与社会有序发展。通过对食品安全、传染病事件、职业病事件等的透视研究，促进我国公共卫生政策与法规的改革，加强公共卫生事件管理建设的政策咨询，有助于建立健全公共卫生管理机制，推进健康中国建设战略。

二、研究现状

目前我国有关公共卫生的研究较多，主要体现为卫生思想及政策研究，卫生防疫实践历史及其总结，重要流行病、传染病的防治成果，突发公共卫生事件应急管理方面的研究等。

（一）我党领导公共卫生工作的研究

1.关于卫生工作的思想政策研究

国内学者对毛泽东卫生思想有较深入研究，认为毛泽东卫生思想体现在卫生工作为人民服务的宗旨上，救死扶伤、实行革命人道主义的医德观，预防为主、中西医结合思想,开展群众性卫生运动,重视发展农村卫生事业等[①]。学者研究在改革开放时期邓小平关于卫生医疗方面的思想认识等,把卫生工作与群众利益结合,重视发动群众改善卫生环境,提高民众健康水平[②]。学者认为我党卫生政策重视预防为主,开展群众性爱国卫生运动,把卫生工作提到国家政治高度,具有重要借鉴意义。新时代以来我国政府提出健康中国建设的战略目标,把发展人民健康,提高健康水平放到首位。

2. 公共卫生工作及成就总结研究

学者研究中华人民共和国的卫生防疫运动,将中华人民共和国成立初期传染病防治与巩固政权、发展经济、促进社会建设相联系,研究1949年后我国卫生防疫机构体系的建立、发展与历史演变过程,卫生防疫运动以及影响,探讨爱国卫生运动的地位、作用等[③]。将公共卫生提到党的执政建设、政府职责、社会稳定的高度,作为党领导社会建设、促进社会和谐的重要方面。

3. 关于处理公共卫生事件的研究

近年,对中国共产党应对突发事件的执政理念、能力与作用开展研究,研究党应对公共卫生事件的措施、方法。建立党组织的教育制度、责任制度,形成核心领导机制。探索面对各类突发公共卫生事件,如何加强党组织的核心领导作用,创新政府的领导执政形象等[④]。

---

① 相关研究文献包括:丁名宝,蔡孝恒. 毛泽东卫生思想研究[M]. 武汉:湖北科学技术出版社,1993;丁名宝,蔡孝恒. 周恩来医药卫生思想初探[J]. 毛泽东思想研究,1995(2);胡凯. 略论毛泽东的卫生思想的形成和发展[J]. 毛泽东思想论坛,1996(2);史春林. 1949年后毛泽东关于卫生防疫的思想[J]. 毛泽东思想研究,2005(2);王冠中. 新中国成立初期中共整合政治资源防控疫病的举措及经验[J]. 中共党史研究,2010(10);李洪河. 毛泽东与新中国的卫生防疫事业[J]. 党的文献,2011(2)等。

② 相关文献包括:张苏燕. 邓小平卫生医疗理论与护理工作[J]. 毛泽东思想研究,2000(1);崔燕明. 邓小平的医疗卫生思想[J]. 党史博采(理论),2006(2)。

③ 相关文献包括:胡克夫. 新中国社会主义卫生事业和防疫体系的创立与发展[J]. 当代中国史研究,2003(5);肖爱树. 1949—1959年爱国卫生运动述论[J]. 当代中国史研究,2003(1);李玉荣. 改革开放前新中国公共卫生的发展及其历史经验[J]. 理论学刊,2011(3);李立明. 新中国公共卫生六十年的成就与展望[J]. 中国公共卫生管理,2014(1)等。

④ 相关文献包括:裴淑敏. 在防范和处理突发公共卫生事件中发挥党组织的重要作用[J]. 中国乡村医药,2005(2);唐明勇. 中国共产党与突发事件[J]. 江汉论坛,2006(4);乔启国. 增强党应对突发事件的能力[J]. 攀登,2005(5);刘永志. 中国共产党新一代领导集体在应对突发事件上的执政形象创新[J]. 理论月刊,2009(9);吴新莉. 中国共产党应对突发事件的经验研究(1998—2008)[D]. 武汉:华中师范大学,2008。

（二）关于突发公共卫生事件的研究

学者们主要从公共卫生视角、社会学视角、法律视角、公共管理视角进行研究。

1. 公共卫生事件的应急管理研究

改革开放以来我国学者从社会学、管理学、政策学、传播学、经济学、法学等不同角度研究突发事件的危机管理，取得很多研究成果①。学者们认为突发事件管理机制是预防、控制、消除危机的动态系统，应在保障投入、信息公开、机构协调、规范管理等方面积极作为，要建立统一、高效、专业的管理体制，强调它对于社会秩序、经济发展的重要性。清华大学危机管理中心 SARS 应急课题组认为，公共卫生事件要建立预警机制、信息披露机制、应急机制、资源动员机制、社会参与机制等。此外，介绍国外突发公共卫生事件应急机制，论述英美等国的应急管理体系对我国的借鉴意义②。

2. 对重大传染病事件的个案研究

学术界对关于中华人民共和国成立以来卫生防疫工作、我国政府对于突发传染性疫病的应对举措，以及突发事件进行系统研究，将个案研究与整体研究相结合，探讨历史启示，总结经验③。学者对食品安全事件，如以阜阳奶粉事件、三鹿奶粉事件等为例研究食品安全的监管治理，以及关于"非典"事件应急管理方面等④。

---

① 相关文献包括：薛澜.危机管理——转型期中国面临的挑战[M].北京：清华大学出版社，2003；文晓霞.从非典事件看政府危机管理[J].求实，2003(7)；潘松涛.浅谈突发公共卫生事件应急体系建设[J].中国公共卫生管理，2010(1)；张义.突发公共卫生事件中政府危机管理研究[D].长春：吉林大学，2011。

② 相关文献包括：葛荃.SARS对中国政治的影响与对策[J].南开学报（哲学社会科学版），2003(4)；王乐夫.公共部门危机管理体制：以非典型肺炎事件为例[J].中国行政管理，2003(7)；清华大学危机管理研究中心 SARS 应急课题组.突发公共卫生事件的应急管理：美国与中国的案例[J].世界知识，2003(10)等。

③ 相关文献包括：程美东.透视当代中国重大突发事件：1949—2005[M].北京：中共党史出版社，2008；李洪河.建国初期的卫生防疫事业探论[J].党的文献，2006(4)；李洪河.建国初期突发事件的应对机制——以 1949 年察北专区鼠疫防控为例[J].当代中国史研究，2008(3)；王冠中.20 世纪 50 年代中共整合组织资源防控血吸虫病的实践及启示[J].党史研究与教学，2011(3)；艾智科.1950—1951 年上海的天花流行与应对策略[J].社会科学研究，2010(4)。

④ 林闽钢，许金梁.中国转型时期食品安全问题的政府规制研究[J].中国行政管理，2008(10)；薛澜，张强.SARS事件与中国危机管理体系建设，清华大学学报（哲学社会科学版），2003(4)。

（三）突发公共卫生事件与党的处理经验理论研究

目前学术界对于突发公共卫生事件与理论创新问题有所研究,主要表现在对重大公共卫生事件的经验总结,重大公共卫生事件与党的执政理念创新研究,"非典"事件与科学发展观的提出,环境事件与生态文明思想,突发公共卫生事件与社会主义核心价值体系建设问题等等①。主要体现在以下几个方面。

1. 关于中国共产党应对处理突发公共卫生事件的经验启示等宏观总结性研究

学者们指出我们党把处理突发公共卫生事件与推动社会的发展结合起来,改革和完善党的领导体制和工作机制,组织力量渡过了突发公共卫生事件所引发的危机,保证了国家政治安定和经济文化建设的快速发展②。

2. 关于重大公共卫生事件应对处理与理论创新的研究

学者研究总结"非典"事件与科学发展观的提出、汶川地震与抗震救灾精神的关系,认为突发公共卫生事件的应对实践经验,对于我们党认识事物规律,总结经验,形成新观点和新理念,促进理论创新发展有重要意义③。

3. 关于突发公共卫生事件的应对处理政策机制方面的研究

研究者从应急管理体系机制、应急信息化建设以及突发公共卫生事件新闻报道进行探讨,提出建立健全应急管理的机制,加强制度法制建设,政府做好突发公共卫生事件新闻发布工作,保障公民知情权,应对媒体舆论,提高政

---

① 相关文献包括:冯治,刘伟,徐敏宁. 十七大以来党应对突发事件的理论与经验创新研究[J]. 当代世界与社会主义,2012(6);程美东,侯松涛. 改革开放以来中共处置城市群体性突发事件的经验[J]. 中共党史研究,2012(4);昌业云. 新世纪以来我党应对非常规突发事件经验研究[J]. 中共济南市委党校学报,2013(5);于晓静. 中国共产党应对突发事件的经验与启示[J]. 中共贵州省委党校学报,2010(3);彭志中. 中国共产党生态文明建设思想的形成及其意义[J]. 党史文苑,2013(9)。

② 相关文献包括:唐明勇,高岳仑. 中国共产党处理重大突发事件的历史经验与启示[J]. 理论探讨,2005(4);冯仿娅. 网络环境下中国共产党应对突发事件的经验思考[J]. 上海党史与党建,2011(10);程美东. 改革开放以来中国共产党应对重大突发事件的历史变迁[J]. 湖南社会科学,2010(2);昌业云. 新世纪以来我党应对非常规突发事件经验研究[J]. 中共济南市委党校学报,2013(5)。

③ 相关文献包括:张润昊,袁岳霖. 突发环境事件应急机制的几个理论问题[J]. 辽东学院学报(社会科学版),2007(2);辛向阳. 重大突发事件与改革开放新时期马克思主义中国化理论创新[J]. 马克思主义研究,2009(7);冯治,刘伟,徐敏宁. 十七大以来党应对突发事件的理论与经验创新研究[J]. 当代世界与社会主义,2012(6)。

府形象等①。

4. 突发公共卫生事件的国际经验借鉴的研究

学者们阐述英、美、日等国的应急管理机构体系及管理体制,通过分析各国突发公共卫生事件应对概况,提出从国家安全层面构建危机管理体系,提高突发公共卫生事件应急管理能力。加强对于突发公共卫生事件应对的重视与依法理性应对②。

总之,目前关于重大公共卫生事件的研究侧重于卫生防疫、传染性疾病防治与应急管理机制。通过研究重点思考三方面的问题,一是改革开放前后党与政府对重大公共卫生事件处理的对比研究,从社会环境、事件处置、政策思路、机制措施、影响等方面进行比较研究,总结历史经验规律。二是通过个案资料征集,运用应急管理理论,对重大公共卫生事件处置的理论、机制、政策、措施及影响的研究。三是研究公共卫生事件与社会政治、经济、文化、社会生活等的关系,分析公共卫生与社会、环境发展的关系,探究新时期我国政府应对公共卫生问题的对策机制。

三、研究内容及方法

研究涉及面广,事件跨度大,学科交叉性强,涉及国史党史、公共危机管理、公共卫生学等相关学科。卫生科学与社会科学研究相结合,从历史角度研究公共卫生事件与社会、环境变化的关系,探究医学与社会、政治、经济等方面的互相制约、互相影响。

(一) 研究的基本内容

1. 重大公共卫生事件的历史演变研究

以公共卫生事件历史演变为依据,厘清中华人民共和国成立以来党处理重大公共卫生事件的历史线索,分析不同历史时期、不同管理体制与社会背景下公共卫生事件处理政策措施的不同及其发展规律,总结演变发展规律及特点和影响。我国对公共卫生事件处置的政策体制,经历从计划经济中央集权的政治体制向公共应急管理体制建设的转变,事件信息报道逐渐公开透明。公共卫生政策经历了曲折的发展过程,改革开放前运用群众路线、群众卫生运动加强公共卫生工作,改革开放后注重社会动员及法制化、规范化应

---

① 相关文献包括:余芳梅. 完善政府处理突发事件的新闻发布机制[J]. 文教资料,2006(14);杜云祥,王国庆,刘金玉,等. 应对突发公共卫生事件的信息化建设[J]. 预防医学情报杂志,2006(5);马志毅. 中国应急管理:体制、机制与法制[J]. 行政管理改革,2010(10)。

② 汪志红,王国庆,刘金玉,等. 国外突发事件应急管理机制的借鉴与思考[J]. 科技管理研究,2012(16)。

对突发事件,具有政策、体制变化的深层次因素。

2. 重大公共卫生事件处理的个案研究

以个案研究为主,注重重大传染病防治、食品安全事件、职业卫生事件、灾害事件的透视研究。以 20 世纪五六十年代鼠疫、血吸虫病防治,80 年代上海甲肝大暴发,新世纪"非典""禽流感"以及近年三鹿奶粉事件、重庆井喷事件、贵州恒盛尘肺病事件等为标本,研究重大公共卫生事件发生的背景原因、发展过程、应对举措、影响后果,总结党处理这些事件的指导思想及规律,分析不同时期党处理事件的特点,对党和政府的应急机制及政策作深入探讨。研究在重大事件的处置中我党执政理念与能力、政策法规、管理体制等方面的变化及其在我国社会建设中的地位和作用。

3. 党处理重大公共卫生事件的经验研究

研究党处理重大公共卫生事件的历史过程及发展规律,系统总结中华人民共和国成立以来党处理重大公共卫生事件的经验得失,如民本观念、预防为主的卫生方针、公共卫生体系建设、民众动员与卫生运动、应急管理机制、卫生法制建设、媒体舆论的调控等问题,与国外处理公共卫生事件的政策机制进行比较,为建设中国特色的公共卫生模式提供借鉴。

党和政府在处理重大公共卫生事件时,坚持预防为主的方针,运用群众路线方法,开展群众性的卫生运动,进行广泛的社会动员,建立健全卫生防疫体系,迅速完善应急机制,有效处理公共卫生事件。重大公共卫生事件的处理促进党的理论创新、制度创新与机制创新,加强党的执政能力建设,提高抵御改革开放以来社会政治风险的能力,促使经济社会全面发展的总体发展思路的提出。

在处理重大公共卫生事件中,我党既有对过去经验的传承,又有新的发展。继承发展群众路线的优良传统,开展群众性卫生运动,发挥预防疾病作用;发展创新党的社会动员方式,建立多元化的社会动员机制,提高有效广泛的社会参与程度;创设新闻媒体突发事件报道教育机制,及时准确进行信息报道,引导积极正确的社会舆论;重视科学防疫,通过科学研究与科学普及教育,改革科研体制,注重应急科研合作,有效应对公共卫生事件。

研究聚焦一些影响范围广、具有典型性的个案,透视重大公共卫生事件发生的历史背景与发展过程,认识党处理重大公共卫生事件的过程、规律以及不同时期的政策机制的变迁,总结成就得失。探讨公共卫生与党的执政建设、社会建设、社会稳定发展的内在关系,研究新时期如何建立健全公共卫生应急管理体系,提高应对社会风险的能力。

(二) 研究的基本方法

运用卫生学、历史学、政治学、社会学等学科的研究方法,广泛搜集文献资料,并用田野调查法,借鉴历史口述史方法,对重大卫生事件采取个案调查法。通过剖析典型个案,考察中华人民共和国成立以来不同阶段党处理重大公共卫生事件的实践活动,总结特点和规律。

1. 资料挖掘与研究

对中华人民共和国成立以来公共卫生事件文献档案资料进行调研和整理,查阅、挖掘与使用新的档案资料,厘正一些目前对于事件介绍研究的谬误之处。资料包括国家卫生部、国家疾病控制中心关于突发公共卫生事件的资料信息等;地方省市的有关档案,地方卫生部门关于事件的报道资料等。使用过去未被研究者挖掘利用的资料,提升研究的史料价值,为学术界深入研究提供基础。

2. 调查统计与分析

通过实地调查及问卷调查,对食品安全、职业卫生、"非典"事件等问题进行调查,统计分析,了解实际情况。采用访谈调查,运用口述史的方法,掌握原始资料,深入了解事件的事实真相。对于重要的卫生专业技术问题,如疾病疫情信息,采用统计方法,通过大量疾病控制方面的信息统计,加强课题的科学性。

3.个案研究与分析

个案研究是对个人、组织、团体和事件的系统研究,系统收集公共卫生事件的个案资料,全面了解事件的发生、发展及过程,以及研究状况。通过档案调查、文献记载、有关期刊论文论著,发现深入研究的线索,透视个案事件,阐述事件发生的背景及过程、危害影响、处理举措,分析事件原因及后果。通过对个案的比较研究,探讨总结经验与存在的问题,提出相关的对策建议。

四、 研究前史(民主革命时期公共卫生事件的应对)

民主革命时期中国共产党关注人民群众的利益,在革命根据地开展卫生文化建设,注重疾病防治,保障军民的健康,对于以后公共卫生建设具有重要的借鉴意义。

(一)苏区富田瘟疫事件的发生及应对

新民主主义革命时期,革命根据地在紧张的军事斗争中,注重卫生防疫问题,开展卫生运动,保障部队的战斗力。苏区根据地的卫生防疫工作建设颇有成效,对公共卫生事件的处理具有代表性。经过战争的区域比其他地方更容易发生瘟疫,由于国民党军队大肆烧杀,残酷摧残,尸体随意处置,苏区人民的生活环境受到破坏,公共卫生面临威胁和挑战。

1. 苏区富田瘟疫事件的发生

由于国民党军队的进攻,20 世纪 30 年代初江西苏区出现疟疾、瘟疫、痢疾和其他传染病。1932 年初闽西发生天花,富田则发生严重的瘟疫,《红色中华》1932 年年初报道,最近富田一带,传染病非常厉害,受传染的人发寒热,抽筋,吐泻,厉害的不到几个钟点,就可把生命送掉。江西富田一带发生瘟疫后,人们对预防之法未注意,致使福建部分地区死亡者中传染病患者占十分之六七。

对此临时中央政府开会讨论,拟定具体的防疫措施,决定于 1932 年 1 月在中央苏区内开展一次卫生防疫运动,中央军委军医处拟定办法条例。项英在 1 月 13 日的《红色中华》上发表社论《大家起来做防疫的卫生运动》,指出:"国民党军阀的武装进攻我们倒不可怕,可以用工农群众的力量和红军的英勇将他击败,以致消灭。国民党军阀用最残酷方式所制造的瘟疫,这个东西发生和传染起来,在目前缺乏药的时候,解救是非常困难的。若是发生一些最危险的瘟疫(脑膜炎、鼠疫等),就有药也无法解救。临时中央政府特别注意这件事,已开会做了讨论,决定在中央区内举行一种防疫的卫生运动。"[①]并介绍了运动的具体要求:

(1) 规定每月举行一次卫生运动,发动男女大小打扫和清洗房屋及其周围;

(2) 将一些肮脏东西焚烧干净,将一切臭水清洗干净;

(3) 用石灰水洒在污秽的地方;

(4) 一切腐烂的东西不要吃;

(5) 经过战争的区域,加厚掩埋尸体,放过死尸的地方,用石灰水清洗;

(6) 发现瘟疫的地方,与病人不要共吃共用,将病人尽快送到附近的医院内去。

同年 2 月 10 日,《红色中华》又发表《我们要怎样来预防瘟疫》,要求广大群众注意公共卫生,疏通沟河,清除垃圾污物;水用砂滤法过滤干净,菜蔬食物选择新鲜洁净的,不能贪图口味,乱吃腐败的及未煮熟的食物;居住地应每日打扫一次;市场所卖猪肉、牛肉、菜蔬等食品须经政府检查,含有疫病或腐败的食物应送去埋,不允许卖;衣服、手帕等须洗洁净,用高热消毒后,才可晒干穿着;一般的死亡尸体,最低限度深埋五尺以上;患传染病的死者,须深埋到一丈,且距离村庄稍远。在阻止疾病蔓延的过程中,党和政府逐渐意识到预防的作用,呼吁大家注意公共卫生,注意个人卫生,有效防范疫病发生。

2. 卫生防疫运动的开展

为进一步推动卫生防疫运动的开展,防止春疫和减少苏区内劳苦群众的

---

① 项英. 大家起来做防疫的卫生运动[N]. 红色中华,1932 - 01 - 13。

疾病与死亡,1933年2月,中共中央决定开展更为广泛的防疫卫生运动。运用壁报、传单、画报、戏剧等形式,对群众开展防疫卫生运动的宣传教育,使其积极、自觉地参加这一运动;注意引导群众自己管理自己,懂得卫生常识,自觉养成饭前洗手等卫生习惯;组织群众的卫生委员会,开展义务劳动日,进行扫除房屋、清洗沟渠、焚烧垃圾等卫生工作。努力形成讲卫生的社会氛围,促使公共卫生和个人卫生的行动,注意个人卫生。

1933年11月毛泽东在《长冈乡调查》中指出,长冈乡(江西省兴国县)卫生运动的办法是:"乡及下辖各村设卫生委员会,乡、村卫生委员会均为五人,负责卫生运动的组织领导工作。长冈乡按住所将居民编为卫生班,每班设立班长。规定了每五天进行一次大扫除,长冈乡卫生运动的主要内容是:① 扫除:打扫厅堂、睡房,轮流打扫公共的水沟、坪场;② 饮食:禁吃死东西;③ 衣服:要洗洁。"①由长冈乡的情况可知,经过各级苏维埃政府的努力,苏区人民已意识到卫生运动的重要性,各级政府也加强了对公共卫生运动的领导。

1934年3月,苏区组织中央防疫委员会,委员会分设宣传、设计、疗养、总务各科及隔离所等组织,负责领导防疫工作。中央防疫委员会决定从当年3月16日至23日在疫区举行防疫运动周活动。为指导防疫工作,苏区政府发布《苏维埃区域暂行防疫条例》,共8条,是中央苏区政府开展卫生防疫工作的首个法令性文件。苏区内务人民委员会发布《卫生运动纲要》,对开展卫生运动进行详细的规范。1933年中央军委会颁布《红军暂定传染病预防条例》,规定9种传染病的疫情报告、隔离、消毒、检疫制度,加强军队的卫生防疫工作。

(二) 抗战时期陕北边区猩红热疫情事件的应对

陕北黄土高原,经济相对落后,人民生活困苦,有不良生活习惯,加之缺医少药,疾病频发,常见疫病有:伤寒、天花、猩红热、白喉、鼠疫、赤痢、霍乱等。由于医药卫生条件差,传染很快,死亡率高。根据记载,边区婴儿死亡率达60%,成人达3%②。

1. 陕北猩红热疫情的发生

中央红军长征到达陕北后,建立了抗日的边区政府,即着手改变当地落后的卫生面貌。1937年3月,军委卫生部提出:在进行疾病治疗工作的同时,大力开展卫生防疫工作,发动群众开展卫生运动。1939年1月,边区第一届参议会上通过了《建立边区卫生工作 保障人民健康》的议案,提出植树调节

---

① 中共中央文献研究室.毛泽东文集:一[M].北京:人民出版社,1996:309 - 310.
② 李维汉.回忆与研究:下[M].北京:中共党史资料出版社,1986:566.

气候、改善人们的健康知识、注意公共卫生等五项措施。但由于经济发展相对落后,卫生条件差,人畜死亡率仍很高。林伯渠在《边区政府工作报告》中说:"对于卫生事业,政府所做的,只是免费医治疾病,加强防疫教育,开办制药厂及派医疗队下乡工作。应该承认因为医生不够与药品缺乏,我们对群众的帮助实在太少。"①指出清洁运动、改良公共卫生、减少人民疾病死亡,是边区政府的中心工作之一。边区医疗卫生资源严重不足,"延安只有三个医院,而延安有多少人呢?党政军三万人,老百姓一万四千人"②。边区卫生条件差,这是陕甘宁边区疫病流行,人、畜死亡率高的一个因素。由于严酷的战争及落后的卫生环境条件,边区容易发生传染病疫情,危害人民生命健康。

1941年1月到4月,陕北边区发生严重猩红热传染病,甘泉、志丹、富县最严重,甘泉县患病876人,死亡186人,小孩占2/3。当地政府3月报告称:"延安北区的红庄发生猩红热,该村十岁以下小孩患此病而死者有十数名,该村现有小孩发生此种传染病占50%,发病后死者占20%。"疫情严重。边区民政局发出"民字第003号"布告:"陕北气候特殊,每年春初疫病流行。现甘泉已发现猩红热传染病,死亡率很大。清涧、延长等县已有个别地方疫病开始流行。根据边区防疫运动的经验,只要事先预防,乃消灭疫病最有效的办法。"③

2. 陕北政府传染病事件的应对

边区政府非常重视地方性传染病的防治,为了加强医疗保健工作,中共中央于1938年成立中央卫生处,主要负责卫生宣传、卫生防疫、环境卫生工作。边区相继建立健全了各级防疫组织,区、乡、村相应设立防疫小组,有效地控制了疫病的流行。1941年陕北甘泉、志丹、富县暴发猩红热疫情,为应对地方的疫病,中央卫生处发出《关于猩红热预防通知》《速防伤寒传染通知》等,提出预防传染病的办法,如不吃不洁不熟食物,不喝生水;常晒衣被,经常打扫住宅;注意扑灭蚊、蝇、蚤、鼠等;不随地大小便;发现传染病立刻报告当地政府,速送医院检查治疗;封锁病区等。1941年5月边区政府派出医疗防疫队下乡,到疫区开展防疫、医疗、教育宣传两个多月,为民众、学生注射防疫针431名,种痘325名,医疗治病1 199名④。建立防疫委员会,开展卫生防疫

---

① 中国社会科学院近代史研究所《近代史资料》编译室.陕甘宁边区参议会文献汇辑[M].北京:知识产权出版社,2013:101。

② 中共中央文献研究室.毛泽东文集:三[M].北京:人民出版社,1996:119。

③ 陕西卫生志编纂委员会办公室.陕甘宁边区医药卫生史稿[M].西安:陕西人民出版社,1994:136-137。

④ 陈海峰.中国卫生保健史[M].上海:上海科学技术出版社,1992:520。

工作,最大限度地控制疫病流行。

为加强传染病防治的科学规范性,陕甘宁边区防疫委员会于 1942 年 5 月 13 日通过《预防管理传染病条例》,将传染病分为两类:第一类为鼠疫、霍乱、天花,此类传染病经诊断无误后,应于 24 小时内用电话、电报报告防疫委员会;第二类为伤寒及副伤寒、赤痢、斑疹伤寒、回归热、流行性脑脊髓膜炎、白喉、猩红热,此类传染病应按周报告。倘第一类传染病发生后,须即时限期断绝发病区域之交通,隔离病人。这个条例规定了传染病的范围、类别及防治原则,对卫生防疫运动的开展具有重要的指导意义。由于卫生防疫工作的稳步开展,1941 年、1942 年陕甘宁边区传染病为局部发生,没有大范围流行。陕北边区政府经常开展大规模的群众性卫生防疫运动,应对传染病疫情,改变了边区城乡的卫生面貌,提高了军民的健康水平,保证了战争的胜利,为党和政府日后领导卫生工作奠定了良好的基础。

(三) 东北鼠疫暴发事件及应对

鼠疫是急性传染病,战争与灾害是发生鼠疫瘟疫的重要因素。解放战争时期,我国东北地区暴发鼠疫,造成极为严重的后果。东北野战军与民众动员起来,党领导军民开展富有成效的鼠疫防治工作,保护军民生命健康,保障战役胜利,积累了丰富的卫生防疫经验。

1. 东北鼠疫暴发流行状况

1946—1948 年在东北地区发生人间鼠疫大流行,对东北解放军的战斗力威胁较大。1946 年 6～10 月,在哈尔滨近郊的平房地区,以原日军 731 部队细菌实验旧址为中心开始流行鼠疫。

居民中发现鼠疫病人 103 例,均死亡。1947 年夏东北西满地区人间鼠疫流行,蔓延 28 个县旗,从 6～12 月,共发生了病例 30 326 例,死亡 23 171 例,病死率为 76.4%[①]。日军 731 部队试验与研制细菌武器,残杀了许多爱国军民。1946 年 8 月 16 日,日寇销毁罪证,炸毁设施,使带菌小鼠、蚤类四处逃散,因此成为呈扇形的人为鼠疫疫源地。1946 年 9 月哈尔滨市卫生局接到疫情报告,派防疫人员进入现场,采样检定确诊为鼠疫,当即封锁交通,检诊检疫,杀鼠灭蚤,并组织了防疫委员会领导军民开展防疫活动。哈尔滨市卫生试验所自制鼠疫疫苗,对军民广泛实施预防接种,采取紧急措施开展防疫工作。

2. 党与政府对东北鼠疫流行的应对措施

(1) 组织防疫队进行紧急防疫救治工作

在 1946、1947 年东北鼠疫出现后,政府立即组成东北防疫委员会,由军队

---

① 陈海峰.中国卫生保健史[M].上海:上海科学技术出版社,1992:62。

和地方政府派出 20 个防疫大队共 709 人,进入疫区开展防疫工作。11 月份苏联政府也派出了由 32 人组成的防疫队支援东北、内蒙古的鼠疫防治工作。当时对腺鼠疫采用口服磺胺类药物来治疗。1949 年治疗肺鼠疫有了突破,应用链霉素治疗 6 例肺鼠疫均获成功。通过各种防疫措施,鼠疫疫情逐渐得到控制。1948 年发现鼠疫患者 5 497 例,死亡 3 928 例;1949 年,发现 445 例,死亡 272 例。发病疫点由 1947 年的 633 处,减为 1948 年的 333 处,1949 年为 96 处[①]。有效防控鼠疫疫情的蔓延。

(2) 颁布传染病防治规章,开展卫生运动

针对严重的鼠疫流行,东北政府颁布卫生规章,保障鼠疫等传染病的防治。1948 年 5 月 4 日,东北行政委员会颁布了《传染病预防暂行条例》和《鼠疫预防暂行条例》,将鼠疫、霍乱、伤寒及副伤寒等 11 种急性传染病规定为法定传染病。同时,针对东北主要的传染病鼠疫,开展积极防治工作,军民联合,防治结合。通过共同努力,有效控制了鼠疫的流行,保证了 1947—1948 年我军冬季攻势与辽沈战役的顺利开展,并为鼠疫防治积累了经验。

(3) 加强军队的卫生宣传教育

在解放战争中,我军野战军成立部队卫生部门,开展预防疾病与卫生宣教工作,很有成效。东北四野在行军中部队卫生宣传工作很活跃,形式多样,生动活泼地进行卫生宣教。四野后勤卫生部出版的《野战卫生》报起了很大作用,及时传达上级有关指示,宣传卫生知识,交流经验;各军也出版卫生小报,推动部队做好卫生防疫工作。长途行军中,东北四野后勤卫生部采取两项措施:一是要求部队加强卫生侦察,由团卫生队的卫生长或军医带领防疫员、卫生员与设营组同时行进,调查营地的卫生状况,了解有无疫病流行,检查水源,对水质不良或被污染的水源作出明显标志,禁止饮用;二是要求各级卫生部门逐级向下派出防疫组或卫生干部,帮助和指导基层卫生防疫工作。东北解放军部队制定并严格执行防疫六条措施,即不接触病人,不在病人家里宿营,不借用病人的炊具食具,不使用群众家的厕所,不喝生水,不吃生冷不洁食物。军民联防,扑灭疫情,对取得战争的胜利发挥重要作用。

(四) 民主革命时期党处理公共卫生事件的经验

民主革命时期,中国共产党发动开展群众性卫生防疫运动,不仅保障了工农群众的健康,支援了战争,而且为后来开展卫生运动奠定良好的基础,积累了丰富的经验。

---

① 陈海峰.中国卫生保健史[M].上海:上海科学技术出版社,1992:63。

1. 加强卫生科普宣传

党与政府已认识到组织群众积极、主动地参加卫生防疫运动,必须加强宣传工作。为提高群众卫生文化水平,改善其不卫生习惯,预防疾病,党和政府不断创新卫生宣传载体,努力增强卫生知识的宣传实效。

搞好卫生工作,必须要有广大群众的自觉参与。为从根本上消除群众的迷信思想,鼓励群众自觉地参加防疫卫生运动,必须深入开展卫生科学知识的普及教育。苏区首先组织卫生宣传队开展防疫工作,向群众做宣传。列宁小学针对卫生工作专门上了一次课,大大提高人们参加大扫除和社会卫生工作的积极性。此外,为强化宣传效果,还注意通过报刊、戏剧、散发传单等方式,对群众进行各种形式的健康教育,普及卫生知识。

报纸是重要的宣传教育方式,陕北边区在开展公共卫生工作时,通常将相关的方针、政策、文件、经验等发表在报纸上,将其作为教育群众、发动群众的重要载体。《新中华报》于1938年4月发表高士其的《防疫的冲锋号》,介绍了疫病发生的原因及预防方法等。《解放日报》多次宣传"预防为主、医疗为辅"等观点,并于1942年6月发表《防疫总会指示延安各防疫分会预防伤寒赤痢流行》,于1943年1月发表《陕甘宁边区防疫委员会为防止回归热及斑疹伤寒的通知》《陕甘宁边区防疫委员会为防止急性呼吸传染病的通知》,1944年5月发表《延安各区疫病流行边府紧急动员防疫》等,开展有效的卫生宣传。

为提高群众的卫生知识水平,边区利用举办卫生展览会等形式,宣传科学的卫生知识。据不完全统计,1939—1945年间,边区举办"七七"卫生展览会(1939)、医药卫生展览会(1941)、延安市卫生展览会(1944)等八场卫生展览会[①]。展览会上,陈列室用图表和连环画等形式向人们展示卫生知识。譬如虱子如何造成出水病和出斑病,苍蝇如何引起伤寒、痢疾,同时介绍了扑灭它们的方法。展览会用生动活泼的形式,将抽象的医学知识形象化,提高了卫生宣传的实效性。

此外,边区相关部门还编印《传染病防疫问题》《传染病的预防和护理》《防疫须知》《妇婴卫生》《农村卫生》等卫生小册子,介绍卫生知识;借助庙会、卫生晚会、卫生宣传周、卫生讲演等宣传卫生知识;通过订立卫生公约,编排秧歌、戏剧、歌谣等群众喜闻乐见的艺术形式传播卫生知识。医务工作者撰写了《天花预防法》《疥疮预防法》《怎样来消灭赤痢》等普及卫生知识的文章,告诉群众各种传染病的来源和预防方法,要求他们不喝生水,不吃腐烂的东

---

① 温金童.抗战时期陕甘宁边区的卫生工作研究(1937—1945)[D].北京:中国人民大学,2010。

西,养成良好的卫生习惯,有效切断各种传染病的传播途径。

2. 积极开展卫生防疫运动

通过卫生运动积极地预防疾病,是中国共产党长期领导公共卫生运动的经验总结。卫生运动由政府组织,建立基层军民卫生组织,层层动员下达,预防疾病,搞好环境卫生,发挥重要的防疫作用。苏区政府指出:"卫生运动是我军卫生工作的伟大创举,它对我军卫生工作和1949年以后全国的卫生工作产生了深远的影响。"[1]在苏区发生传染病疫情后,动员军民开展卫生运动。中央军委根据长期的调查并结合部队的实际,于1932年10月发布关于开展卫生运动的训令,要求各级指挥员、政治人员与卫生人员,鼓起勇气,消灭军队流行的疟疾、痢疾、下肢溃疡病,使用促进健康的卫生标语、传单、演讲、戏剧、竞赛等等方法,开展卫生运动。训令规定:禁止吃生水及苍蝇息过的食物;禁止赤脚、随地便溺、解大便、吐痰;要经常洗澡、洗衣、理发、剪指甲;睡前要熏蚊虫,睡觉要用高铺,不要受凉、受湿;凡患疟疾、痢疾、溃疡及其他传染病,必须离开部队入医院,或随卫生机关休养[2]。卫生运动大大降低了红军的发病率,被推广到整个中央革命根据地。

陕北边区人口死亡率高的主要原因是传染病流行、民众卫生状况差以及不良的生活习惯等。为改善军民的卫生环境状况,1937年3月陕北边区军委卫生部决定发动群众,大力开展卫生防疫工作,并在延安开展卫生运动周,举行清洁运动,很多人参加了大扫除活动。

在战争时期东北地区注重卫生环境改善。1948年春季,东北行政委员会卫生部制定《卫生清扫运动实施方法》,并颁布施行,在广大城乡开展清扫环境卫生运动。如1948年10月下旬长春解放时,垃圾如山,卫生设备被破坏。民主政府发动全市开展大清扫运动,共运出垃圾149 809吨。此外还颁布饮食卫生及接待业的卫生管理条例,经常组织卫生检查。

3. 建立卫生统一战线,统筹卫生与军政工作

建立广泛的卫生统一战线,战胜传染性疾病,是我党保证民主革命胜利的重要经验。

由于物质条件的限制和国民党封锁,边区西药和医疗器材匮乏,陕甘宁边区医务人员缺乏,仅有中医千余人,兽医50余人,机关部队的西医200余人,中药铺及保健药社400余个。这就要求边区的卫生工作人员精诚团结,共同奋斗。此外,在农村开展卫生运动,只有与群众组织如合作社、纺织组、识

① 冯彩章,李葆定.贺诚传[M].北京:解放军出版社,1984:78。
② 中共中央文献研究室.建党以来重要文献选编(1921—1949):第九册[M].北京:中央文献出版社,2011:535-536。

字组、夜校等取得密切联系,并争取小学教员、学生、积极分子等参加或帮助,结成一个广大的医药卫生统一战线,才能使卫生运动扎实有效地开展下去,才能使卫生工作在群众中生根发芽。但在相当一段时间里,延安的中西医之间相互轻视、歧视,不能取长补短,通力合作。毛泽东提出中医与西医要合作,医生要建立统一战线,共同为人民健康服务。1944 年 11 月边区文教大会上,李富春等对中西医合作的必要性与可能性、合作形式与内容等作了发言。1945 年 3 月边区中西医药研究会成立,中西医务工作者团结起来,共同组织医疗队下乡,相互学习,改善边区医疗卫生条件。

党和政府必须高度重视公共卫生,统筹协调,防止疾病的传染,保护军民的健康。1941 年《陕甘宁边区施政纲领》第十五条规定:"推广卫生行政,增进医学设备,欢迎医务人才,以达减轻人民疾病之目的。"①卫生工作要与经济、军事统筹,相互促进。中国共产党统筹卫生、军事、政治、经济等工作,为战争胜利奠定基础。

4. 加强卫生规章制度与队伍建设

重视卫生防疫工作规章条例的建设实施,使得防疫工作规范化、科学化。解放战争时期疫病流行,在军队传染病防治中制定防治条例,发挥着重要指导作用。如东北政府颁布《传染病预防暂行条例》《传染病预防管理规则》《鼠疫预防暂行条例》《卫生清扫运动实施方法》等,对卫生防疫工作作出了明确的规定,成为防疫工作的基本指导规范。此外,注重部队、民工的卫生预防保健,华东部队颁布《行军卫生公约》,检查个人负荷、鞋袜、饮水、伙食等,加强部队行军中的卫生工作。华东军区颁布《民工卫生防病必守》,包括不喝生水、碗筷干净、合理处理粪便等,进行防病知识宣传,加强战地卫生工作,保障辽沈、淮海等战役的胜利。

注重卫生防疫队伍的建设。由于战争时期疫病流行严重,鼠疫、霍乱、伤寒、疟疾、血吸虫病等,对部队作战形成很大威胁。为保障部队的作战能力,加强疫病防治卫生人员的建设,各野战军卫生部成立专业防疫大队,对鼠疫、霍乱等疾病进行紧急防疫,东北鼠疫暴发,东北军政部门派 20 个防疫大队进行防治。华东军区在上海成立血吸虫病防治委员会,聘请 60 名医学专家,组成计划、检验、治疗、教育 4 个小组防治血吸虫病。在此基础上建立中央防疫总队,在中华人民共和国成立初期的流行性传染病防治中发挥很大的作用。

新民主主义革命时期,中国共产党处理公共卫生事件的实践是,提出预

———————

①　中国社会科学院近代史研究所,《近代史资料》编译室.陕甘宁边区参议会文献汇辑[M].北京:知识产权出版社,2013:110。

防为主的方针,制定传染病防治条例,发动群众开展卫生运动,进行卫生科学知识宣传,提高了军民的健康水平,改变了根据地的卫生面貌,为中华人民共和国的公共卫生事业发展提供宝贵的历史经验。

第一章 我国重大传染病事件的
应对及经验

第一节 我国传染病防治政策概述

一、我国传染病防治政策历史发展

(一) 我国 20 世纪 50—70 年代传染病政策状况

1. 传染病的发生发展

传染病是指由病原微生物,如病毒、细菌、真菌、寄生虫、医学昆虫等感染人体后产生的有传染性、一定条件下可造成流行的疾病。传染病在人群中发生、发展、流行的基本条件包括"传染源(患者、感染者、病原携带者、受感染动物),传播途径(呼吸道、消化道、接触、虫媒、血液、体液),易感人群(对某种传染病缺乏特异性免疫力)。传染病的影响因素包括自然与社会两方面,自然环境因素包括地理、气象和生态,对流行过程的发生发展有重要影响;社会因素包括社会管理模式、经济状况、生活条件和文化水平等,对传染病流行具有决定性影响"①。另外,抗生素与杀虫剂的滥用、城市化与人口爆炸、环境污染、战争、饥荒、动乱等都促使传染病的传播蔓延。传染病防治内容主要是管理传染源,建立传染病报告制度,切断传播途径,进行隔离、消毒,保护易感人群,做好预防接种工作。

由于传染病的流行性、传染性,如果不及时控制防治,往往会产生很大的危害。传染病流行会造成公共卫生事件,具有突发性、流行性、广泛性等特点,影响很大。历史上传染病对人类造成过很大的灾难,发生在公元前 430 年

---

① 杨绍基,任红.传染病学[M].北京:人民卫生出版社,2008:6 - 7。

的"雅典瘟疫"几乎毁灭了雅典文明。随着医学的进步,预防医学的发展,传染病的防控已经取得显著成效。传统的传染病如天花、脊髓灰质炎被基本消灭,鼠疫、霍乱、白喉等发病率大为下降;但是新的传染病不断出现,如艾滋病(AIDS)、严重急性呼吸综合征(SARS)、疯牛病、高致病性禽流感、丙型肝炎、出血性肠炎等;一些旧的传染病,如鼠疫、霍乱、血吸虫病疫情有所回升。2001年以来全国发现钉螺分布面积明显扩散,人口流动加剧了疫情蔓延。近年传染病呈现全球化流行趋势,艾滋病感染率上升,我国近年艾滋病病毒感染人数以每年30%的速度增长,感染者有100多万人。高致病性禽流感、人畜共患病反复暴发,SARS传染中国内地24个省区市,波及全球32个国家和地区,全人群病死率达15%,至今无有效治疗方法。目前,传染病的防治仍是我国卫生防疫工作的重点。重大传染病事件关系到国家政治、经济、社会等方面的安定,关系到国家的政治形象与执政党的执政能力、政府的公共管理水平等问题,因而引起政府的高度重视。

中华人民共和国建立初期我国卫生资源缺乏,卫生条件较差,传染病流行严重,危害人民群众生命健康,影响人民政权的巩固。由于经历长期战争,鼠疫、霍乱、天花、血吸虫病与黑热病等广泛流行,造成民众大量死亡。鼠疫流行往往是由于战争、人口流动等,1947—1948年我国东北西部和内蒙古大概有20多个县(旗),发生鼠疫的面积有30 000 km²。血吸虫病在我国流行严重,分布广泛,病人众多。据新中国成立初调查估算,我国流行血吸虫病的地区有1亿人口,有1 000多万个病人,其中丧失劳动能力的占40%[①]。疫病流行对于中华人民共和国政权是严峻的考验。中华人民共和国建立初期我国卫生人员及机构、药品远远不能满足民众的医疗卫生需要,据有关资料统计,中华人民共和国成立前夕,全国卫生机构只有3 000多个,其中大小医院2 600所,医院病床8万张[②]。重大传染病疫情的发生,关系到人民政权的巩固、社会安定及党与政府的政治威信。

20世纪六七十年代我国经历了"大跃进"的经济挫折,以及"文化大革命"的政治动荡,卫生机构遭到冲击,传染病防治工作受到严重影响。20世纪60年代初期由于自然灾害,造成国内严重的饥荒,很多群众因为营养不良造成身体浮肿。"文化大革命"时期,我国的卫生防疫机构陷入瘫痪,忽视传染病的监控防范。1966—1967年由于红卫兵"大串联",人口流动性大,造成全国性流脑疫情急性暴发,危害严重。其他疾病流行如血吸虫病、流行性脑炎、鼠

---

① 陈海峰. 中国卫生保健史[M]. 上海:上海科学技术出版社,1993:120。
② 王育民,薛文华,姜念东. 中国国情概览[M]. 长春:吉林人民出版社,1991:592 - 593。

疫等都有所回升,给民众生命健康造成很大危害。

2. 主要卫生政策及发展

卫生政策对于卫生事业发展有重要的指导作用。中华人民共和国政府高度重视人民健康,加强传染病防治,我国 20 世纪 50 年代提出"积极防治各种主要疾病,不断提高人民健康水平是社会主义国家主要标志之一,也是社会主义建设的一个必要条件"①。人民政府把卫生防疫工作作为政治任务,发动群众有效地控制和消灭传染性疾病。我国明确提出卫生工作的基本方针,是"面向工农兵,预防为主,团结中西医,卫生工作要与群众运动相结合"。1966 年 6 月毛泽东提出"把医疗卫生的重点放到农村去"的指示,重视开展农村卫生工作。我国卫生方针政策在不同历史阶段经历不同的卫生政策范式,呈现不同的特点。中华人民共和国建立初期我国卫生资源贫乏,公共卫生体系薄弱,传染病严重威胁人民生命健康。当时政府把卫生政策定位为为公众提供最低限度的基本医疗卫生服务,集中力量预防严重危害人民健康的流行性疾病,形成"低投入全民共享的福利卫生政策范式"。集中国家资源建立公共卫生服务机构体系,以占人均 GDP 3% 的卫生投入满足社会成员的基本卫生需要,保障卫生的福利公益性。发动群众开展爱国卫生运动,创设被世界卫生组织称道的以低投入获得最大健康受益的公共卫生服务"中国模式"。

表 1 - 1　我国 20 世纪 50—70 年代卫生政策范式

模　式	以最少投入获得最大健康收益
问题界定	为最广大群众提供基本公共卫生服务
政策目标	面向工农兵,预防为主,团结中西医,卫生工作与群众运动结合
政策取向	国家主导优先发展公共卫生,城乡协调,免费提供全民基本公共卫生服务
政策工具	建立完整机构体系,政府财政投入与集体经济补贴,群众运动政治动员
制定风格	领袖主导,国家调配资源,权威动员,全民参与
政策语言	卫生方针,"六·二六"指示,爱国卫生运动

从 20 世纪 50 到 60 年代我国政府颁布相关政策法规,规范传染性疾病种类,建立疫情报告系统,在传染病的预防和治疗中发挥重要作用。1950 年 11 月北京市率先颁布了《传染病预防及处理暂行办法》。1955 年中央卫生部颁布的《传染病管理办法》,是我国第一部综合性防疫法规,将传染病分为甲、乙两类 18 种,建立传染病的疫情报告制度,以及传染病防治处理要求。卫生部

---

① 中共中央文献研究室.建国以来重要文献选编:九[M].北京:中央文献出版社,1993:494。

门颁布单行传染病防治法规条例,1950 年卫生部颁布《种痘暂行办法》,1957 年国务院颁布《关于消灭血吸虫病的指示》,1956 年卫生部制定《防治鼠疫规划纲要》,发布《关于结核病防治工作的指示》,1957 年卫生部制定《全国麻风病防治规划》。1961 年卫生部颁布《关于防治当前主要疾病的报告》,对三年困难时期饥荒造成的浮肿病等疾病进行救灾防治。1966—1967 年暴发流脑,卫生部发出《关于立即组织医疗队下乡防治脑膜炎的通知》,加强防治。1973 年制定《北方十五省市自治区防治地方病工作三年规划》,重点防治鼠疫等,加强对传染病的防控。

我国建立各级卫生防疫机构,形成全国性卫生防疫网络,制定传染病防治的法规条例,将传染病防控放在国家发展的重要规划之中,在传染病防控、促进国民健康方面发挥很大作用。1950 年我国建立卫生部下属保健防疫局领导防疫工作,保健防疫局设立防疫处,下设急性传染科、慢性传染科、疫情科、生物制品科、环境卫生科、交通检疫科。1954 年卫生部设立卫生防疫所,下设流行病科、疫情科、寄生虫病科、生物制品科、环境卫生科、交通检疫科、学校卫生科等,机构设施注重加强卫生防疫工作的领导。中华人民共和国建立初期我国重视发展人民卫生保健事业,第一个五年计划将卫生事业发展纳入国家计划,5 年内投资卫生教育文化 30 亿元(旧币),占总预算 7.2%,提出发展目标"全国卫生行政系统和中央产业系统所属区卫生所、卫生防疫站、保健所和保健站增长 65.1%,到 1957 年达到 1.7 万个"[1]。为应对传染病的侵袭,1950 年卫生部成立中央防疫总队,各地区建立卫生防疫队开展防疫工作。1954 年卫生部颁布《卫生防疫站暂行办法》,规定机构设置以及职能。到 1965 年全国共有卫生防疫站 2 499 个,职工 49 079 人,防疫技术人员 40 527 人。与 1952 年比机构数增加 16 倍,医师人数增加 11 倍[2]。专业性防疫队伍是传染病防治的重要保障。

通过积极努力,我国建成国家公共卫生防疫网络,包括传染病疫情监测、预防、控制、治疗、科学研究,开展食品卫生、环境卫生、职业卫生的监测与防治。我国形成政府主导的公益性卫生防疫工作体制,在公共卫生方面发挥很大作用。

3. 传染病防治的主要成就

我国加强党对传染病防治的领导,建立传染病防治领导小组、传染病防治机构、传染病研究所,有效开展传染病防治。政府加强疫情信息的报告,并

---

① 计划委员会. 中华人民共和国发展国民经济的第一个五年计划 1953—1957[M]. 北京:人民出版社,1955:135。

② 邓铁涛. 中国防疫史[M]. 南宁:广西科学技术出版社,2006:576-578。

形成制度规范。政府加强计划免疫,对于天花、麻疹、流脑等疫病,免费进行预防注射工作,及时控制疫情蔓延。我国政府重视发动群众,开展卫生防疫运动,对于预防控制疫情发挥巨大作用。

从 20 世纪 50 到 60 年代,通过十多年的努力,一些严重的传染病得到控制,基本消灭鼠疫、霍乱,50 年代控制血吸虫病,天花在 60 年代初基本绝迹,其他传染病发病率、死亡率也大大下降。改善了城市和农村的卫生条件,提高了人民的健康水平,提高了生产能力,巩固了人民政权,对经济复苏和发展起着重要作用,赢得民众对人民政权的支持、认同。

20 世纪 60 年代初期我国国内发生严重的饥荒,出现大量浮肿病。1961 年 2 月中央批准卫生部《关于防治当前主要疾病的报告》。卫生部成立浮肿病防治办公室积极防治,组织专家进行科学研究,研制人造肉等代食品;组织医疗队 200 多人,到河南、甘肃、山东、安徽等重点灾区进行防病救灾工作,并要求各地县区 80% 以上医务人员投入疾病防治工作。中央调整政策,1961 年 1 月党的八届九中全会召开,对经济进行调整,6 月通过《农村人民公社工作条例》,停办公共食堂,发展农业生产,浮肿病人数很快下降。1966 年流行流脑、疟疾,周恩来总理紧急指示成立流脑防治办公室,组织医疗队进行防治,开展群众性预防运动,控制疫情。"文革"时期由于人口流动大,卫生状况差,引发疟疾流行,安徽、江苏、山东、河南、湖北比较严重。卫生部成立疟疾防治办公室,组织开展群众性防治疟疾运动,主要措施是灭蚊,搞好环境卫生,组织医务人员抢救病人。1967 年我国成立疟疾防治研究领导小组,组织医学家开展科学研究,研制提取药物"青蒿素",能够有效治疗疟疾。2015 年 10 月我国科学家屠呦呦因发现青蒿素,获得了诺贝尔生理学或医学奖。这是我国科学家首次获得诺贝尔科学奖,意义非凡。

20 世纪 70 年代我国加强对流脑、血吸虫病、鼠疫、疟疾等的防治。1970 年中央要求血吸虫病地区党委加强领导,开展群众性防治运动,加强药物研制与治疗,扑灭疫情。在农村开展"两管五改"卫生运动,即管水、管粪、改水井、改厕所、改炉灶、改牲畜圈棚、改善内外环境卫生。1973 年中央会议制定《北方五省市自治区防治地方病工作三年规划》,进行灭鼠拔源工作,有效防治鼠疫,卫生防疫工作有所进展。

(二) 改革开放以来传染病政策、机构状况

1. 20 世纪 80—90 年代我国卫生政策变化

(1) 公共卫生政策的变化影响

在 1978 年实行改革开放后,我国公共卫生政策发生了变化。1997 年《中共中央、国务院关于卫生改革与发展的决定》指出,卫生事业是政府实行一定福利政策的社会公益事业,我国积极推进卫生改革,建立适应社会主义市场经济发展的充满活力的新机制。通过改革和管理,建立起有责任、有激励、有约束、有竞争、有活力的运行机制,增强卫生事业的活力,更好地为人民健康服务。

表1-2　我国20世纪80—90年代卫生政策范式

模　式	公共卫生产业化
问题界定	市场经济能够提高效率
政策目标	自主经营,通过竞争合理配置资源,减轻政府与企业负担,调动卫生人员积极性
政策取向	市场主导,医疗与公共卫生分离,政府实行"一定福利政策"及法制化,减少政府投入,社会筹集与个人投入
政策工具	经济效益优先,权力下放,放松管制,开源节流
制定风格	政府主导,经济专家参与
政策语言	公共卫生产业化,自主经营,自负盈亏

我国从20世纪90年代实行市场经济,比较注重经济效益,于是将竞争引进卫生领域,为的是合理配置资源,改革卫生体制,调动卫生人员的积极性。但是由于一些地方政府片面追求经济效益,对公共卫生服务体系建设不够重视,社会效益受到削弱。

我国对于公共卫生经费投入相对不足。20世纪90年代以来政府对卫生防疫的投入呈下降趋势,1994年到1997年下降了7.5%。在卫生防疫站总收入中,1997年与1994年相比,政府投入占城市防疫站收入由46.2%下降到38.8%,农村由40.2%下降到34.8%[①]。各地卫生防疫站注重经济效益,把注意力放在有收入的项目上,影响公共卫生工作的平衡性,如法定传染病疫情难以及时报告,计划免疫覆盖率下降,贫困人群预防卫生服务的需要降低。这些问题导致我国卫生防疫机构薄弱,疫情监测薄弱,传染性疾病疫情呈现上升趋势,容易引发公共卫生事件。

20世纪90年代到2008年以来我国法定传染病的发病率呈现不断上升趋势,如表1-3所示,从1995年的10万分之176到2008年的10万分之268;死亡率呈上升趋势,从1995年10万分之0.34到2008年的10万分之0.94;病死率也呈现上升趋势,从1995年0.19%增加到2008年0.35%,反映出我国传染病防控不力,疾病防控面临严峻的挑战。

---

① 中华人民共和国卫生部统计信息中心.第二次国家卫生服务调查主要结果的初步报告[J].中国卫生质量管理,1999(1)。

表 1-3　我国 1990—2008 年法定报告传染病及病死率① 　　（单位：例）

年份	发病率 1/10 万	死亡率 1/10 万	病死率 %	年份	发病率 1/10 万	死亡率 1/10 万	病死率 %
1990	292.22	1.15	0.40	2001	188.62	0.29	0.15
1995	176.24	0.34	0.19	2003	192.18	0.48	0.25
1996	167.05	0.34	0.21	2004	244.66	0.55	0.22
1997	192.11	0.33	0.17	2005	268.31	0.76	0.28
1998	194.80	0.31	0.16	2006	266.83	0.81	0.30
1999	197.63	0.27	0.14	2007	272.39	0.99	0.36
2000	185.98	0.26	0.14	2008	268.01	0.94	0.35

　　从 1990 年到 2008 年,我国经济迅速发展,人口大量流动,社会环境发生很大变化,新旧传染性疾病不断出现。由于一些地方政府对传染性疾病的防控不够重视,公共卫生方面的财政投入低,带来诸多问题,导致发生公共卫生事件并造成很大危害。

　　(2) 公共卫生法制与机构体系建设发展

　　改革开放以来,我国加强卫生法制建设,尤其公共卫生领域,在传染病防治、职业卫生、食品卫生、环境卫生等方面都加强立法,提高法制水平。我国公共卫生法制建设有很大进展,颁布了几十部公共卫生专门法规,调整范围广泛,涉及面较多。有宏观法规,如《传染病防治法》(1989)、《食品卫生法》(1995);有专门防治的单项法规,如《尘肺病防治条例》(1987)、《艾滋病监测管理的若干规定》(1987);并加强公共卫生管理法律法规的制定和实施,颁布《药品管理法》(1984)、《公共场所卫生管理条例》(1987)。公共卫生法制不断健全,形成比较全面的公共卫生法律体系,为依法开展公共卫生工作奠定了坚实基础。

表 1-4　我国 1979 年以来部分卫生法规政策

发布部门	发布时间	法规、文件名称
卫生部	1978-09-20	中华人民共和国急性传染病管理条例
卫生部	1979-10-15	全国卫生防疫站工作条例
卫生部、民航局	1981-12-15	空港传染病管理协作和分工的规定

---

　　①　中华人民共和国卫生部公报 1990—2000[EB/OL].[2000-12-01].http://www.moh.gov.cn/mohbgt/index.shtml.

续表

发布部门	发布时间	法规、文件名称
国务院	1982 - 11 - 19	中华人民共和国食品卫生法(试行)
卫生部	1982 - 11 - 29	全国计划免疫工作条例
卫生部	1984 - 08 - 06	全国法定传染病漏报调查方案
卫生部	1986 - 01 - 07	关于大力灭鼠迅速控制流行性出血热疫情通知
国务院	1986 - 12 - 02	中华人民共和国国境卫生检疫法
国务院	1987 - 04 - 01	公共场所卫生管理条例
国务院	1987 - 12 - 03	中华人民共和国尘肺病防治条例
卫生部、公安部	1987 - 12 - 26	艾滋病监测管理的若干规定
国务院	1989 - 02 - 21	中华人民共和国传染病防治法
卫生部	1989 - 03 - 06	关于授权公布传染病疫情的通知
卫生部	1990 - 07 - 05	加强卫生防疫防治机构有偿服务管理工作通知
卫生部	1990 - 09 - 07	成立国家预防和控制艾滋病专家委员会的通知
卫生部	1991 - 08 - 12	性病防治管理办法
卫生部	1991 - 12 - 06	中华人民共和国传染病防治法实施办法
国务院	1995 - 10 - 30	中华人民共和国食品卫生法
国务院	1997 - 12 - 29	中华人民共和国献血法
国务院	1998 - 06 - 26	中华人民共和国执业医师法

改革开放以来我国卫生防疫机构有所发展,卫生部恢复工作,加强各级卫生防疫站的编制管理与技术指导。1985 年全国有各级卫生防疫站 3 410 个,专业防治所 1 566 个,卫生防疫人员 19 万多人。20 世纪 90 年代以来一些地方政府片面重视经济发展,地方公共卫生机构开源节流,有偿服务,追求经济效益,公共卫生职能受到严重影响。到 2002 年各地执业医师总计 1 288 402 人,公共卫生医师人数仅 105 518 人①,人员比 20 世纪 80 年代减少近一半,技术水平与设备相对落后。由于人力物力不足,传染病防控服务削弱,公共卫生服务的公益性降低。

---

① 中华人民共和国卫生部. 中国卫生统计年鉴(2005)[M]. 北京:中国协和医科大学出版社,2006:30 - 31。

2. 21世纪以来我国卫生政策体系改革

（1）21世纪我国公共卫生机构体系建设

我国进入21世纪以来，面对各类经济社会发展的风险，加强公共卫生等社会民生建设，公共卫生政策有新的变化，公共卫生机构职能有所加强。2003年"非典"事件后，党中央提出科学发展观，要求经济和社会之间的协调发展，对公共卫生建设予以更大的关注。21世纪以来中国加强公共卫生体系建设，2001年卫生部颁发《关于疾病预防控制体制改革的指导意见》，建立各级疾病预防控制中心，加强公共卫生功能。2002年年底，国家疾病控制中心有3 580个，专门预防和治疗医院1 839个，人员20余万人。2003年"非典"事件发生以后，各级疾病预防控制中心有所增加。根据《2010年我国卫生事业发展统计公报》显示，2010年疾控中心有3 513个，人员总数为19.5万人，每10万人口疾控中心人员数为14.6人[①]。我国建立了全国疾病控制体系，对于预防控制传染病起到重要作用。

（2）传染病防治政策法规变化

新世纪我国政府注重依法防疫，加强传染病的疫情报告、预防与治疗工作。2003年卫生部颁布《传染性非典型肺炎防治管理办法》。2004年12月我国修订颁布《传染病防治法》，明确规定传染病种类，传染病的预防，疫情报告、隔离控制，及医疗救治和相关法律责任，将"非典"、肺炭疽、人感染高致病性禽流感列入乙类传染病，可以依照甲类防控措施处理。2013年新修订的传染病防治法规明确规定国家卫生部门可以根据传染病暴发情况和危害程度，决定增加、减少或者调整乙类、丙类传染病病种并予以公布。2003年我国颁布《突发公共卫生事件应急条例》，2006年卫生部颁布《突发公共卫生事件与传染病疫情监测信息报告管理办法》（卫生部令37号），建立健全传染病的应急管理与疫情信息公开报告制度，全面加强公共卫生应急管理工作。2006年颁布《艾滋病防治条例》（国务院令457号），2006年4月颁布《血吸虫病防治条例》（国务院令463号），2009年11月国务院发布《关于切实做好当前甲型H1N1流感防控工作的通知》，2011年3月卫生部公布《公共场所卫生管理条例实施细则》等，将传染病防治法制化、规范化。

（三）我国重大传染病事件概述

从20世纪50到70年代，在中国共产党的领导下，我国比较重视公共卫生事件的处理，注重保护人民健康。这一时期由于我国城乡流动性小，社会

---

① 中华人民共和国卫生部.2010年我国卫生事业发展统计公报[EB/OL].[2011-05-01].http://www.chinacdc.cn。

化程度不高,交通、信息传播落后,民众对于突发事件了解甚少。重大传染病事件主要有 1949 年察哈尔鼠疫事件、1950—1951 年上海天花事件、1950 年高邮血吸虫病事件、1961 年我国首次霍乱暴发、1962 年甘肃会宁肺鼠疫暴发、1966—1967 年流脑流行事件、1978 年广东佛山登革热流行等。传染病事件对社会发展产生重要影响,涉及我国的政权巩固、经济发展、社会安定、民众健康,是我党进行社会建设的重要方面。

20 世纪 80 年代改革开放后,由于市场经济的发展,市场管理监督的滞后,商业道德缺失,人口流动与环境变化,传染病事件的性质、影响及危害比较严重。21 世纪以来,安全生产、食品卫生、新型传染病等公共卫生问题日益突出,需要政府加强突发事件应急管理。重大公共卫生事件主要有 1986 年新疆戊型肝炎暴发、1988 年上海甲肝流行事件、1989 年西藏昌都炭疽突发事件、1999 年苏皖出血性肠炎事件、2003 年非典型肺炎事件、2003—2004 年高致病性禽流感事件、2009 年甲型 H1N1 流感传染病事件。在新形势下,党与政府采取科学、规范方式应对突发事件。

中华人民共和国建立以来,所发生的重大传染病事件,主要有以下特点。

1. 危害性大

从 20 世纪 50 年代到 21 世纪,我国传染病事件波及面广,社会危害性比较严重。如上海甲肝暴发,31 万人的健康受到影响。传染病危害的深度增强,事件造成的危害往往持续很久,如"非典"事件,给政治、经济、社会生活、国家形象等带来严重影响。

2. 种类多

传染病种类增多,更难防控。随着工业化进程与科技发展,出现新型传染病,如近年出现的 SARS、禽流感、甲型流感等疫情。人类已经发现 30 多种新型传染病,其中一半在我国发现,不少以暴发流行的形式出现。

3. 影响范围广

随着经济的全球化,交通发达与人口流动,疾病传播更加迅速,近年在中国发生的传染病,如 SARS、禽流感、甲型流感,都影响世界多个国家和地区。由于我国处于工业化、城市化发展进程中,人口流动性大,密度大,传染病事件影响的范围、广度与深度也更大。

4. 处理的复杂性增强

由于自然、社会多种因素的影响,公共卫生事件更加复杂,如人与动物疫情等,事件复杂多变。传染病事件涉及很多方面,不仅损害人的健康,还会引起经济损失、社会动荡、政治危机、社会心理问题等,处理的过程往往成为复杂的社会工程。

第二节　共和国防疫第一战——1949 年察北鼠疫事件

　　1949 年察哈尔鼠疫暴发是中华人民共和国成立以来首次突发公共卫生事件,也是由中央政府指挥的传染病防疫第一战。我国政府及时处理鼠疫暴发事件,对树立党的政治威信,巩固政权,对以后开展卫生防疫工作留下了宝贵的经验。

一、察北鼠疫事件发生背景

　　鼠疫是烈性传染病,自然灾害、人口流动、战争、饥荒、动物疫情等都会造成鼠疫的发生、传播、蔓延。鼠疫的预防一方面要管理传染源,及时报告,切断传播途径,进行隔离、消毒,保护易感人群,做好预防接种工作;另一方面要加强社会性的预防控制,从政治、经济、管理、教育、社会文化等方面进行传染病的防控,才能有效减少鼠疫的发生及危害。

　　鼠疫危害在传染性疾病中占据首位。1949 年我国鼠疫危害严重,根据1900 年到 1949 年的不完全统计,"中国发生五次鼠疫大流行,全国鼠疫发病人数达 1 155 884 人,死亡 1 028 808 人,人间鼠疫波及 20 个省、自治区的 549个县"①。鼠疫流行主要是因为鼠、蚤的数量急剧增加。抗日战争与解放战争时期鼠疫在我国西北、东北地区暴发流行,造成极其严重的危害。由于日本在东北、内蒙古败退时期散布大批疫鼠、疫蚤,传染当地鼠族,加之内战,造成人间鼠疫流行。1947—1948 年解放战争时期鼠疫暴发流行,主要在内蒙古东部、东北西部地区,影响了 20 多个县(旗)。我军组织防疫队在东北开展防疫运动,1947 年解放军建立各级防疫队进行鼠疫防治,培养防治技术人员;1948年东北行政委员会颁布《传染病预防暂行条例》《鼠疫预防暂行条例》等,为1949 年鼠疫防治积累经验。

　　在 1949 年的鼠疫防治中,内蒙古贯彻群众路线,发动群众积极开展捕鼠防疫运动,封锁疫区,有效预防鼠疫流行。1949 年《绥远省人民政府关于预防鼠疫的紧急动员令》指出:"鼠疫是我们目前最大的敌人,其危害性甚于洪水猛兽,绝非寻常灾害可比,一经蔓延,动辄死人无数,无法抵挡。所有干部必须以最大责任心,拿出最大力量领导群众与鼠疫作斗争,使防疫工作成为运动。"要求疫区"立即在广大群众中开展防疫宣传教育,并发动群众进行扑鼠扑蚤及清洁运动。人口集中地方号召每人完成扑灭一至二个老鼠的任务,超

---

　　①　黄树则,林士笑.当代中国的卫生事业:上[M].北京:中国社会科学出版社,1986:2。

过任务者政府得予以表扬鼓励或奖励"①。内蒙古自治区政府加强领导、宣传教育、发动群众,开展以捕鼠为中心的清洁卫生运动。时任国家副主席乌兰夫指示防治鼠疫要依靠群众,提出"由里向外,由近及远"的方针,先家鼠后野鼠的办法,逐渐推广到全区,开展灭鼠运动,有效防控鼠疫蔓延。

二、 察北鼠疫暴发事件经过

察北鼠疫事件是共和国遭遇的第一次较大的传染病事件,当时国家卫生防疫体系没有建立,民众科学文化素质很低,应对传染性疫病,对于新生的人民政权是严峻考验。察北鼠疫发生在内蒙古察哈尔盟,首先发病地区是在察哈尔盟正白镶白旗的前英图浩特,处于农牧分界线,在我国鼠疫疫源地南部。根据记载"1949 年 7 月 13 日前英图浩特牧民对琴首先发病,是腺鼠疫,后自然痊愈,但受她感染的 3 例鼠疫病人,却在 7 月 20 日前后相继死亡,当时未引起当局重视。8 月疫情传染到察哈崩崩村,出现肺鼠疫,10 月初疫情加重,患病有 19 户,患者 34 人全部死亡"②。鼠疫疫情暴发比较严重,当地牧民不懂医学知识,没有深埋尸体,进行消毒防范,也没有报告有关部门,导致疫情蔓延扩大。察哈崩崩村有 80 多户居民,与前英图浩特牧民进行交易,引发感染,肺鼠疫通过飞沫在空气中传播,暴发鼠疫疫情。

由于缺少医务人员防控,群众恐慌逃亡,传染附近村民,导致疫情扩散,更多人员死亡。如察哈崩崩村患者赵银虎父女逃到附近沈万清营子,"感染沈万清营子村民,11 天内死亡 6 人。次日逃到康保县的北砂城村孙永福家,感染孙永福家人,10 天内 7 口人相继死亡,赵银虎父女也发病身亡。龙王庙老中医李清义受邀去察哈崩崩村治疗,不料李清义 10 月 7 日回家发病,9 日死亡,其妻、子及邻居等 5 人先后感染死亡"③。患鼠疫的村民逃到察北康保县辖区的三个村庄——北砂城村、南沟井村、李占地村,感染暴发鼠疫。张北县、张家口也发现感染鼠疫病例,张家口由于村民自察哈崩崩村回家传入疫病,发现 4 人死亡,疑似鼠疫病例。1949 年 10～11 月察北鼠疫感染到"绥远、张家口、康保、宝源县、张北县等地,蔓延 300 多里(150 km),影响十多个村

① 赵荣甡,朝克,许宏智.内蒙古鼠疫/细菌战稿钞[M].呼和浩特:内蒙古人民出版社,2009:9-10。

② 于连科.察盟人间鼠疫发生、蔓延、捕灭的全过程[J].锡林郭勒盟文史资料,1985 (2):53-70。

③ 邓铁涛.中国防疫史[M].南宁:广西科技出版社,2006:533。

子,发现患者 69 人,死亡 66 人"[1]。由于当地牧民文化素质较低,疫病知识缺乏,没有及时采取防控措施,导致鼠疫疫情扩散,形势严峻。察北鼠疫流行不仅损害民众生命健康,而且威胁首都北京的安全,影响社会治安,如何应对是政府面临的严峻问题。

表 1-5　察北鼠疫疫情表[2]

时　间	1949.7	1949.8～10	1949.10	1949.10	1949.10	1949.10	1949.10
地　点	前英图浩特	察哈崩崩村	沈万清营子	北砂城村	龙王庙村	李占地村	南景沟村
死亡人数/例	3	36	6	7	5	3	1
鼠疫类型	腺鼠疫	肺鼠疫	肺鼠疫	肺鼠疫	肺鼠疫	肺鼠疫	肺鼠疫

察北鼠疫从 1949 年 7 月发生,由于草原牧民缺乏医学知识,地处偏僻,没有引起警觉,一直到 10 月疫情蔓延严重才上报政府,引起关注。10 月 7 日当地政府研究后认为是鼠疫,封锁察哈崩崩村,隔离病人,迅速派人报告上级。村民恐慌外逃,加剧疫情蔓延。10 月 16 日,察盟工委接到报告,18 日派防疫小组到龙王庙,确诊为鼠疫。当时康保县成立防疫指挥部,县政委、县长、县武委会主任组成三人小组领导防疫工作。由于察哈尔邻近北京,中华人民共和国刚举行开国大典,防疫工作受到政府高度重视,察哈尔省军民联合提出扑灭鼠疫,保卫首都,保卫毛主席[3]。

由于察哈尔鼠疫事件发生在开国伊始,且察哈尔邻近北京,关系首都安全;又因涉及与内蒙古少数民族的团结,事件的处理具有很强的政治影响,引起中央政府的高度重视。周恩来总理亲自召集卫生部及交通、公安等各部门的紧急会议,听取卫生部的报告,讨论处理察北鼠疫问题,决定成立中央防疫委员会统一领导,各级政府组织统一的领导机构,紧急调集医疗防疫人员进行救治,调集药品疫苗注射,发动群众对疫区进行隔离封锁、消毒、捕鼠防范,开展宣传教育,很快遏制鼠疫疫情,快速有效应对突发事件,稳定新中国成立初期的社会秩序。

三、察北鼠疫事件应对措施

(一) 成立中央防疫领导机构统一指挥

察哈尔鼠疫事件发生后,中央政府立即成立统一的指挥机构中央卫生防

① 吕光明.中央防疫委员会呈请政务院批准,京绥路恢复通车,察北防疫封锁线部分撤销,鼠疫尚未根绝应严格检疫[N].人民日报,1949-11-16。

② 吕光明.防治及时,封锁严密,察北专区鼠疫停止蔓延,张市注射完毕将大规模捕鼠[N].人民日报,1949-11-13。

③ 亢杰.察省鼠疫是怎样扑灭的[N].察哈尔日报,1949-12-13。

疫委员会,副总理董必武任主任,卫生部、铁道部、宣传部、公安部、北京市主要领导人为成员,为察北鼠疫的扑灭奠定权威的领导保障。1949 年 10 月 27 日董必武主持召开紧急防疫会议,明确提出"扑灭察北鼠疫 防止蔓延"的目标,并作出了严密封锁交通,调集医务防疫人员及药品,进行防疫卫生宣传的决定。10 月 29 日华北军区卫生部、华北政府联合发布防疫命令,"察北发现鼠疫以来,逐渐向南蔓延,颇有死亡。此疫传染性特大,患者死亡率达 90% 以上,如任其发展,将形成不可挽救之灾害,疫区军民应即以扑灭鼠疫为当前首要任务。决定:一、中央人民政府已组织中央卫生防疫委员会,以董必武同志为主任,直属封锁、防疫宣传、秘书各处,统一领导防疫工作。疫区各县、区、村也须组织防疫委员会,村街每十家应有防疫小组长,检查和报告该十家人员健康状况。疫区与检疫区设立检疫站,有隔离所与隔离医院"①。政府成立中央统一领导的防疫组织,有利于跨越各个行政区、各个系统部门进行资源调集整合,能够有效调动医务力量,发动群众遏制疫情,形成封锁隔离、防疫救治、宣传教育一体的防疫体系,成为我国处理传染病事件的应急管理模式。

各地政府纷纷成立相应的防疫救灾组织机构,察哈尔省、河北省、山西省、北京市、天津市、唐山市成立防疫委员会,省主席与市长担任主任。各地疫区根据政府通令要求,建立广泛的居民村卫生防疫小组,建立健全防治鼠疫的基层组织,进行有效的疫情报告与防控。中央政府明确规定:"凡发生疫情,各级防疫机关应迅速通报,并随时报告中央防委会,以便掌握、迅即布置工作,如有迟滞疫情、隐匿不报,以招致疫情蔓延之结果,须受严厉处分。"②

察北鼠疫事件发生在 1949 年,地方政府实行军事治理,人们习惯将鼠疫防治作为战斗来对待,军队发挥很大作用。察哈尔省主席张苏 10 月 25 日到张北县城,召开 200 多人参加的干部会议,介绍疫情,号召党政军民"紧急动员起来,当作战斗任务,把鼠疫就地歼灭",并提出几点要求:"甲、与疫区绝缘,要更加严密地封锁交通。乙、要根绝疫菌,凡患鼠疫病死者,一定要烧掉。丙、疫区、非疫区均要展开清洁卫生运动,广泛地消灭疫菌媒介——老鼠、跳蚤。丁、可能发生鼠疫的地区,严格检查死人、病人,哪村发生封锁哪村,哪户发生封锁哪户,采取村村封锁,站岗放哨,除防疫人员外禁止任何人出入。"③雷厉风行地开展鼠疫防治工作,充分体现当时党与人民政府以人民生命健康为根本,积极防治鼠疫的决心。

卫生部门成立中央防疫总队统一指挥调度,加强鼠疫防治。东北防疫队

①② 华北人民政府暨华北军区联合发布防疫命令[J].新华月报,1949(2)。

③ 吕光明.张苏主席赴察北号召把鼠疫就地歼灭[N].人民日报,1949-10-30。

的蒋耀德任防疫队总队长,防疫总队管辖 3 个大队,有 400 多人,组织防疫队携带疫苗 5 万份到察哈尔进行防治。解放军派出防疫队,抽调 1 000 多人组成防疫队协同封锁疫区进行防治。中央防疫委员会调集华北、东北、内蒙古各地医务人员组成防疫队到疫区防治。各地医务人员积极参加,根据北京市报道:"医务人员 480 多人参加防疫活动,组成 24 个检疫站、10 个防疫站、5 个检疫组、53 个注射组。"①广大医务工作者积极参加防疫队,体现了良好的精神风尚,表现了对广大人民的关爱。

1949年苏联红十字半月协会远征防疫队在出发前合影(通辽城区)

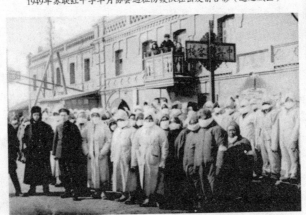

图 1-1　1949 年苏联远征防疫队出发前在通辽合影

(《内蒙古鼠疫/细菌战稿钞》内蒙古人民出版社,2009)

当时,中华人民共和国与苏联保持友好的关系,苏联防疫队在解放战争时期在东北协助防疫,富有经验。毛泽东亲自致电斯大林请求援助,10 月 28 日电告斯大林:"张家口以北发生肺鼠疫,死 60 余人。已蔓延至张家口,死 4 人。威胁平津。请你考虑是否可以空运生菌疫苗 400 万份,血清 10 万份至北京应用,所需代价,当令中国政府以物物交换办法照付。"②并请求苏联派防疫队支援。正待回国的苏联红十字半月协会远征防疫队 32 人受命返华到张家口支援防疫工作,他们带来 500 万份鼠疫疫苗,对于防疫发挥很大的作用。苏联政府派遣专家防疫队 17 人来中国支持察北的鼠疫防疫,以拉克森博士为首,他是莫斯科医科大学教授、著名流行病学专家。防疫队 11 月 3 日抵达北

①　北京市防疫委员会.北京市预防鼠疫工作初步总结报告[J].北京市政报,1949(10):48-55。

②　中共中央文献研究室.建国以来毛泽东文稿:1[M].北京:中央文献出版社,1987:98。

京,卫生部副部长贺诚向他们介绍疫情,并立即开赴察北康保县、张家口开展防疫工作。苏联红十字半月协会远征防疫队在 11 月 4 日赶到北京,全部奔赴张家口。赫赫落娃带领苏联防疫队第一队和东北铁路防疫队在张家口市内检查,克拉夫钦克带领第二队 11 月 6 日去张家口市乡区疫村房子检查①。他们为防治察北鼠疫作出很大贡献。

(二)严密隔离封锁,控制疫情蔓延

封锁隔离是防控传染病传染流行的重要方式。察哈尔暴发鼠疫后,中央政府高度重视,采取紧急有效的应对措施,开展严密的交通封锁与隔离。1949 年 10 月 30 日,华北人民政府紧急布置防疫封锁工作,要求封锁疫区周围的一切道路,发布华北政府防疫通令:"防止鼠疫蔓延须进行交通封锁,必须以强制办法执行。中央铁道部已命令京张、张大间停止交通,在疫区及其周围的公路、大陆、人行路,亦同样要封锁。在封锁线内,各城市区村间,以致病者与非病者间,亦宜进行。凡发生鼠疫患者地区,一律封锁十至十四日。在此期间未发生新患者,可以解除封锁,但仍须在防疫人员检验认可后放行。"②华北军区命令执行封锁,具体划分区域,部队通令军队卫生防疫部门,以鼠疫防疫为首要工作,协助封锁疫区,承担封锁、隔离、治疗、注射的重要任务。

由于政府与军队的强有力支持,察北地区开始雷厉风行的封锁隔离。在东至京郊,西至大同,南起桑干河,北至内蒙古草原,东西 500 km,南北 250 多 km 建立六道武装封锁线,发动群众自卫封锁,村村隔离,封锁张家口市 50 km 疫区,设置疫区 3 道防线,进行严格的隔离,分别隔离患者或封锁疫区 10 天,及时控制了疫情蔓延。发动群众进行自卫封锁,村与村之间实行隔离,互不往来,张家口市区的公共场所,市场、澡堂等停止营业,学校也停课③。各地根据实际情况进行严密封锁与隔离,有力遏制鼠疫的流行蔓延。疫情严重的察北地区焚烧死人物品,严格控制与外地接触,村民进行联防,铸就严密封锁线,遏制鼠疫疫情蔓延。

为防卫首都,1949 年 10 月 28 日北京市成立防疫委员会,提出隔离封锁,实行检疫的计划。听取医学专家严镜清的意见,做好交通检疫,对主要通道进行交通封锁,尤其对北京与北方的交通线进行检疫封锁。10 月 27 日铁道部奉令隔绝京绥铁路交通,北京到包头、张家口的列车停运,扩大交通封锁的范围。铁道部紧急发布通令,张家口到南口、大同的列车停运,北京到包头的

---

① 苏联防疫人员抵张市,中苏各防疫队分赴察蒙疫区[N].人民日报,1949 - 11 - 07。
② 华北人民政府、华北军区联合发布防疫命令[J].新华月报,1949(2)。
③ 邓铁涛.中国防疫史[M].南宁:广西科技出版社,2006:535。

421、422 列车,北京到张家口的 423、424、425、426 列车停运①。北京封锁与检疫结合,北京市防疫委员会决定 11 月 8 日起建立东到东坝镇、西到门头峰口约 50 km 的郊区封锁线,设立清河镇、东坝镇、门头沟等 8 个检疫站,设立 14 处城门检疫站②。部队抽调 5 个排的兵力负责郊区的封锁,同时对过往旅客的物品进行检查,对车站进行严格消毒。

交通封锁造成城市物资供应困难,投机商人趁机上涨粮食价格,给居民生活带来严重困难。人民政府采取措施,从东北调集大量粮食到北京,打击投机商的涨价举动。陈云指示曹菊如到东北调运粮食,"你坐镇沈阳,东北必须每天发一列车的粮食到北京,由北京市在天坛打击囤存粮,必须每天增加存粮。要给粮贩子看到,国家手上真有粮食,粮价不能涨,使奸商无隙可乘。"③东北粮食运入北京,对粮食贩子进行惩处,稳定京城物价,安定民心,支持察北鼠疫防治。

(三) 预防注射,有效组织灭鼠活动

面对鼠疫疫情,政府有效组织防治。鼠疫死亡率高,难以治疗,预防注射疫苗是有效方法,政府紧急调集疫苗到疫区进行注射。1949 年 10～11 月,苏联防疫队支援 500 万份疫苗,东北、华北防疫队携带 5 万人注射的疫苗到察哈尔,中央防疫总队带苏联制造的 23 万份鼠疫疫苗与药品到张家口市,对内蒙古、张家口进行大规模预防注射。中、苏防疫队 470 多人,并动员组织当地医务人员、学生、民兵等 4 万多人,在内蒙古察哈尔、张家口市进行预防注射,一般 3 天内完成各项群众性预防工作。在疫区预防注射 18 万人,累计预防人数达 31 万多人④。到 1949 年 11 月张家口有 13 万人进行预防注射⑤,北京市有 199 万人次进行预防注射⑥。北京天坛防疫处加紧生产疫苗,生产疫苗从 30 万增加到 50 万公撮(1 公撮＝1 mL),可供 110 万人使用⑦。通过普遍的预防注射,提高群众的免疫力,有效遏制防范鼠疫的感染流行。

政府发动群众捕鼠灭鼠,拔去疫源。察哈尔省组织武装部队、医务人员、

① 京张京包间 六班列车停运 预防鼠疫传染[N]. 人民日报,1949 - 10 - 28。
② 北京市人民政府关于鼠疫预防暂行办法的布告. 1949 - 11 - 02,北京市档案馆:135 - 1 - 40。
③ 《陈云与新中国经济建设》编辑组. 陈云与新中国经济建设[M]. 北京:中央文献出版社,1991:177 - 178。
④ 邓铁涛. 中国防疫史[M]. 南宁:广西科技出版社,2006:535。
⑤ 吕光明. 防治及时,封锁严密,察北专区鼠疫停止蔓延,张市注射完毕将大规模捕鼠[N]. 人民日报,1949 - 11 - 13。
⑥ 北京市各区人口与鼠疫预防注射人数比较表,北京市档案馆:135 - 1 - 36。
⑦ 天坛防疫处装制菌苗超过计划正添置设备扩大生产[N]. 人民日报,1949 - 01 - 05。

学生干部及群众 4 万多人参与鼠疫防治,组织大量群众捕鼠灭鼠。防疫人员到达疫区后挖防鼠沟灭鼠,防止鼠疫传播,发动群众开展捕鼠工作,建立村卫生委员与每日通报制度,建立隔离所、化验室,及时防治疫病。北京市内宣传捕鼠灭鼠,密切关注察北疫情,加强防范工作。张家口、北京、天津开展捕鼠灭蚤运动,北京防疫委员会发布《捕鼠灭蚤须知》,动员群众积极捕鼠。灭鼠与清洁卫生运动,对于防控鼠疫起到很大作用。

苏联专家及防疫队在鼠疫事件中发挥重要作用。苏联专家罗果金是莫斯科医科大学流行病学主任教授、苏联生物工程院院士,具有丰富的流行病防疫理论与经验。1949 年 12 月初中央领导接见了他并向他介绍疫情。他深入到张家口疫区,运用先进科学的防疫观念与方法进行指导。当地人的防疫观念是烧房子防范,遇到鼠疫死亡的人就烧房,使得房内老鼠逃窜,加重疫情传播危险。罗果金博士反对烧房,主张进行房内药物消毒,强调捕鼠、灭蚤,以防止病菌传播。当时人们处于恐惧中,人人戴口罩,罗果金认为鼠疫杆菌不会在空气中飞,戴口罩对防范鼠疫无益,反而加重社会恐慌紧张气氛①。他认为要加强消毒,建议被采纳,预防成效较好。

(四) 进行广泛的宣传教育,普及鼠疫防治知识

政府通过教育宣传普及科学知识,引导群众正确面对疫情,积极防治。中央防疫委员会刊印《中央防疫委员会简报》,进行信息发布与宣传教育。1949 年 11 月 1 日防疫委员会发出指示"开展鼠疫防治宣传",各地防疫委员会进行鼠疫防治的宣传工作。在《人民日报》专版发布鼠疫防治知识及宣传图画,报道介绍关于鼠疫知识、捕鼠灭蚤、预防注射等文章,到 12 月共发有130 多篇文章。华北五省与北京广播电台联播防疫常识,新华广播电台播放关于鼠疫防治知识的专题节目,张家口、承德、天津、唐山等地电台联播鼠疫知识。东北电影制片厂赶制的《怎样预防鼠疫》等 13 部教育影片免费放映,华北电影公司在 10 月 29 日起每场电影都加映《怎样预防鼠疫》,群众争看防疫电影。政府发布防疫标准口号,如"预防鼠疫,人人有责","大家想办法捕鼠、灭蚤、防鼠疫"等。苏联防疫专家拉克森在张家口人民电台做《中国鼠疫即将扑灭》报告,麦依斯基播讲《如何预防鼠疫》专题,通过多种形式向民众宣传鼠疫防治知识,起到宣传防治鼠疫的良好效果。

1949 年 12 月,察哈尔鼠疫被扑灭,取得首次卫生防疫战的胜利。由于政府高度重视,统一领导调度资源,充分发动群众参与,科学决策,战胜鼠疫灾害,为全国鼠疫防治积累了经验。为加强内蒙古与察北鼠疫防治工作,成立

---

① 李志中.记苏联专家及防疫队去内蒙古防治鼠疫[N].人民日报,1949-12-20.

了蒙查绥联合鼠疫防治委员会,在张家口建立察蒙鼠疫防治所,下设流行病科和检验科,以及康保、绥远、租银地防疫站,设立隔离所、检验室、检诊队,并设立隔离医院。卫生部派防疫员寻找鼠疫的疫源地,通过调查确认是在察哈尔盟的布尔德庙附近,开展内蒙古地区的鼠疫防治工作。在察北事件后,"预防为主"成为我国指导防疫工作的原则。我国建立基层卫生小组与各级防疫机构,奠定中华人民共和国公共卫生事业以防疫为主、全民保健的模式,逐渐建立全民公益性的覆盖广的卫生防疫制度。

四、察北鼠疫事件的影响

(一) 促进群众性捕鼠防疫运动

察北鼠疫事件激发了群众防治鼠疫的积极性,政府广泛发动群众,开展捕鼠灭鼠卫生运动。内蒙古自治区广泛发动群众,灭鼠拔源,建立基层灭鼠卫生小组,各地区、各村屯都组织常年捕鼠队,开展灭鼠运动。在捕鼠方面政府结合实际情况,吸取群众的智慧,发动群众,群策群力,依靠群众创造很多有效的捕鼠方法,如:"烟熏法、吊桶法、马尾套、地箭、吊坏、滚缸、木猫、排洞、埋瓶子、吊鬼等。在野外捕杀鼠类时多利用捕打灌洞挖洞的方法,经常巡逻捕获较高。"[1]广大群众积极努力,95%的地区都挖掘防鼠沟。政府对群众的捕鼠活动采取各种激励措施,组织动员群众掀起捕鼠运动,进行竞赛,评比捕鼠模范。各区行政领导出经费作为奖励资金,制作奖章奖状锦旗,鼓舞群众竞赛,涌现很多捕鼠模范。提高了群众对防疫工作的认识。一位群众说:"选模范是为了做好防疫工作,哪里有模范,哪里的防疫工作就做得好,不发生百斯笃(鼠疫)。模范旗是消灭鼠疫的旗帜,我们人人都得到模范旗,百斯笃(鼠疫)就永远不会发生。"[2]由于政府重视,领导得法,群众踊跃参与,捕鼠灭鼠的成效显著,保护了人民生命健康,促进了生产的发展。

表 1-6　内蒙古东部部分地区捕鼠统计表[3]

年 份	盟　别				
	兴安盟	呼纳盟	哲　盟	昭　盟	合　计
1949	638 608		7 933 945		
1950	1 815 967		11 481 551		

① 内蒙古卫生厅. 鼠害与灭鼠. 藏内蒙古自治区档案馆,1954。
② 内蒙古自治政府防疫委员会第三期防疫状况. 藏内蒙古自治区档案馆。
③ 内蒙古自治区政府. 内蒙古东部四盟鼠疫防治工作概况. 藏内蒙古自治区档案馆。

续表

年 份	盟 别				
	兴安盟	呼纳盟	哲 盟	昭 盟	合 计
1951	1 650 000		5 521 551		
1952(上半年)	1 064 555	329 769	3 758 076	1 629 210	
总计	5 169 130	329 769	28 695 123	1 629 210	35 823 232

从上表分析,1949—1952 年内蒙古东部地区捕鼠数量总体不断上升,区域不断扩大,1952 年达到一个高峰。捕鼠与鼠疫预防密切相关,在捕鼠多的年份,鼠疫发生就较少。经过群众性大力灭鼠运动,有效地控制了鼠疫的发生,也起到了保护生产、增产节约的目的。

表 1-7　1949—1954 年内蒙古人间鼠疫流行情况表① （单位:例）

年份	流行地区数			患者人数			发生月日	终熄月日
	旗县市	区	屯	发生	死亡	死亡率		
1949	11	24	70	379	230		5.25	11.5
1950	5	6	7	32	17		5.15	11.5
1951	2	6	7	55	26		7.2	10.14
1952	3	4	5	15	5		5.22	9.4
1953	5	7	11	40	30		4.7	10.28
1954	11	19	27	82	35		5.10	10

从表中可见,中华人民共和国建立初期,由于人民政府重视开展群众性捕鼠运动,有效控制了人间鼠疫的发生。从 1949 年到 1954 年内蒙古鼠疫流行情况呈逐年下降趋势,基本扭转历史上鼠疫流行的局面,发病疫区与发病人数都明显减少,群众性的防疫运动成效显著。

（二）加强开展全国性鼠疫防治工作

察北鼠疫事件拉响全国防治鼠疫的警报,华北、东北、内蒙古等地都属于鼠疫严重发生地区,人员伤亡与经济损失很大。政府号召广大人民群众积极防疫,提出早报告、早隔离、严密封锁、彻底消毒、疫情报告、预防注射等有效措施,作为重要的战斗任务来完成。

---

① 内蒙古政府卫生厅.内蒙古鼠疫防治工作总结.藏内蒙古自治区档案馆。

我国东北、内蒙古地区鼠疫严重,卫生部部署全面防疫,在东北开展三年防疫规划,有计划地消灭鼠疫、天花等急性传染病。对发生鼠疫地区进行全面的预防注射,1950年春制定防疫计划,首先对东北派防疫队进行预防注射。1950年2月卫生部将直属防疫队400多人,组织成3支防疫队分别到热河、通辽等地进行鼠疫菌苗预防注射,并在长春建立鼠疫防治所,研究制造鼠疫生菌疫苗、血清,探索鼠疫根治办法。

1948年,哲盟鼠疫生菌预防接种

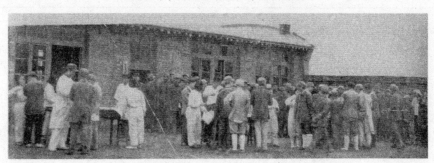

图 1-2　防疫队预防接种

(《内蒙古鼠疫/细菌战稿钞》内蒙古人民出版社,2009)

其他地区也发生鼠疫疫情:1950年1月广东遂溪,发生鼠疫;2月在浙江温州发现鼠疫。卫生部紧急派出防疫队,携带鼠疫菌苗到温州进行防疫注射;组织中央防疫大队到广东进行防治,有力遏制鼠疫疫情蔓延。

(三)有效控制鼠疫发生蔓延

由于政府极为重视鼠疫防治工作,我国20世纪50年代鼠疫防治取得很大成效,仅1951年1月至6月,全国鼠疫发病人数较上年同时期减少了80%。1954年鼠疫病例39人,鼠疫在1955年就基本上得到了控制,1964年以后每年的发病率已经降到几例至十几例[1]。50年代我国基本控制了鼠疫的发生与流行,60年代基本消灭了鼠疫。

---

① 中国卫生年鉴编委会.中国卫生年鉴(1985年)[M].北京:人民卫生出版社,1985:25。

表1-8 1949年前后鼠疫流行强度变化[①]

地 区	1940—1949	1950—1959	1960—1969	1970—1979
省、自治区数	19(个)	10(个)	4(个)	5(个)
疫县、市数	196(个)	109(个)	27(个)	26(个)
疫点数	12 558(个)	1 682(个)	122(个)	44(个)
发病人数	227 324(例)	7 066(例)	258(例)	145(例)
平均每点发病人数	18.1	4.2	2.11	3.3

　　此后,我国建立全国性防疫领导体系,卫生部在鼠疫流行区察蒙、东北、浙江、云南、福建等地设立鼠疫防治所,组织鼠疫防治队,开展科学研究与防治工作。研究机构开展科学调查研究,发现与研究鼠疫自然疫源地。科技人员通过调查研究将大陆鼠疫疫源地划分为10块疫源地和16个疫源地分型,为根除鼠疫提供了科学依据。鼠疫流行区建立防治所、鼠疫防治队,进行大规模的预防注射。宣传鼠疫危害及防治知识,发动群众捕鼠灭蚤,通过努力控制了察蒙、东北等地区的鼠疫。政府依靠群众,至1984年全年无鼠疫病例,有效防控我国鼠疫的流行。察北鼠疫防治取得传染病防控的成功,成为我国防治重大传染病的防疫组织经典模式,察哈尔鼠疫被扑灭,取得了首次卫生防疫战的胜利,巩固了新生的人民政权,提高了党与政府的政治威望,加强了与内蒙古地区的民族关系,促进了民族团结,给全国鼠疫防治工作积累了经验。在对察北事件的处理中,我党与政府面对危机,从维护群众生命健康根本利益出发,运用高超的政治智慧,沉着冷静,科学决策,采取果断措施,建立高效机制,调集社会力量,为应对传染病突发事件提供经验。如快速封锁与隔离病人、疫区消毒处理、预防注射、防疫宣教等,为传染病防治所广为采用借鉴。1950年北京颁布的《传染病预防及处理暂行办法》,就规定对传染病患者要及时送治与强制隔离。在突发传染病发生后,严密隔离病患、进行检疫检查等做法,对于我国加强公共卫生建设具有重要意义。

---

① 黄树则,林士笑.当代中国的卫生事业:上[M].北京:中国社会科学出版社,1986:
297。

第三节　血吸虫病首战
——1950 年高邮县新民乡血吸虫病事件

中华人民共和国建立初期传染病流行,危害严重。1950 年春夏苏北高邮县新民乡血吸虫病急性暴发,其中 4 300 多人感染血吸虫病,占全乡 80%,死亡约 1 335 人。灾难发生后政府采取紧急应对措施,动员社会力量积极救治,发动群众,破除迷信,科学防疫,揭开了 20 世纪 50 年代防治血吸虫病"人虫大战"的序幕。

一、高邮县新民乡血吸虫病事件发生的背景

(一) 血吸虫病及其危害

血吸虫病是由血吸虫寄生于人体所致的疾病,通过病菌侵入人体,病人有发热、腹痛、腹泻等症状,晚期可发展为肝腹水、肝硬化,丧失劳动能力,严重危害人的生命健康。我国流行的血吸虫病主要为日本住血吸虫病,流行区域广泛,"血吸虫病的传播途径主要有粪便入水、钉螺滋生、接触疫水三个条件,易于感染,以男性青壮年与渔民感染率最高,有时集体感染发病,呈暴发流行。据世界卫生组织估计,全球有 6 亿人口受血吸虫病感染威胁,2 亿人受感染。根据 2004 年统计,我国血吸虫病病人 84.2 万,其中晚期病人 2.8 万"[①]。对血吸虫病的防治措施主要是控制传染源、切断传播途径、保护易感人群、进行对症治疗。

近代血吸虫病在我国广泛流行,造成严重危害。首先,血吸虫病严重危害人民群众的生命健康。血吸虫病影响儿童发育,以及妇女、男子的生育能力,严重者致残,甚至丧失生命。根据不完全统计,我国血吸虫病流行的 12 个省区,"约有一千万人患病,有九千万人直接受到这种病害的威胁。其中又以江苏、浙江、安徽、湖北、湖南、江西等六省最严重。病区的患病率一般在百分之十五至百分之二十左右"[②]。其次,血吸虫病使青壮年人丧失劳动能力,严重影响农业生产与国防建设。在病区普遍出现人口减少、生产下降的情况,对军队战斗力造成不良影响。根据记载:"浙江嘉兴县新丰区的一个村,因病害造成劳动力不足,近年来每亩单位面积产量,平均比过去降低一百斤

①　杨绍基,任红. 传染病学[M]. 北京:人民卫生出版社,2008:287-288。
②　中共中央关于消灭血吸虫病害的指示. 上海市档案馆收藏,1955。

(50 kg)左右。江苏、浙江、湖南三省统计,在 1954 年征集新兵中,约有 33％ 的应征青年,因患血吸虫病不能入伍。在病害严重地区,甚至有整户整村人 口遭受死亡。"[①]血吸虫病的感染直接影响我军的战斗力。1949 年春解放军第 三野战军在渡江作战与水上练兵时期不少人感染了血吸虫病,上海组织 1 200 名医务人员的防治大队进行 3 个月的积极治疗才得以控制。第二野战军在南 京调查发现有感染情况,"12 月间该病在某军大发,患者约一万四千人"[②]。 1950 年初南京解放军驻军感染血吸虫病,南京医务界组织防治大队治疗 3 个 多月,"共治愈一万五千余人,为指战员做三十万次检验工作"[③]。总之当时血 吸虫病对人民的生命健康、国家的社会主义建设和国防力量造成严重的威 胁,关系到农业生产与国民经济的恢复发展,影响到人民政权的巩固与政府 的政治形象,引起党中央与人民政府的高度重视。

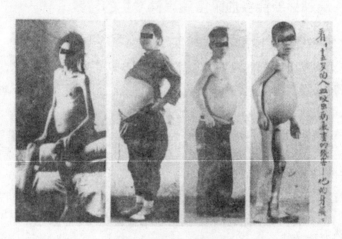

图 1 - 3　晚期血吸虫病人

(高邮市血吸虫病防治所提供)

(二) 高邮县血吸虫病状况

江苏高邮是血吸虫病流行区域。20 世纪 50 年代初期高邮县内湖泊河港纵 横,湖泊面积占全县的 50％以上,河湖水网交织,钉螺滋生,是血吸虫病容易流 行地区。在河湖附近居民以捕鱼虾、打芦苇、捞水草为生,容易沾染钉螺,引发 血吸虫病。高邮县湖滩有螺面积 6 万多亩,占全县的 94％,全县血吸虫病疫情 严重,新民乡是血吸虫病急性感染最严重的地区。根据记载:"新民乡群众因遭

---

①　中共中央关于消灭血吸虫病害的指示.上海市档案馆收藏,1955。

②　王成发.南京中央实验院连队工作经验[N].人民日报,1950 - 05 - 30。

③　南京市地方志编纂委员会.南京卫生志:上[M].北京:方志出版社,1996:311。

血吸虫病害,生活一直未有得到改善,以致全乡群众普遍营养不良,群众身体比较羸弱,目前无一所学校,大部群众均为文盲。全县 1950 年除八桥、温留两镇外,各镇均有血吸虫病害发现,其中尤以车逻乡、新民乡最为严重,全乡人口5 542 人,常年患病者就占 80% 以上。"[1]战争与自然灾害给群众带来严重灾难。

　　江苏高邮县新民乡位于大运河西侧高邮湖内,是淮水入江咽喉,四面环水,河网密布,水面占有 70%,面积约 75 km²,居民约 5 500 人,散居庄墩上,以打鱼、卖草为生。湖滩密布钉螺,一个牛脚窝塘最多可捡二两(100 g)多钉螺,是高邮县较大的血吸虫病疫源地。新民滩由于河流水网纵横,居民有排粪便到湖内的不良习惯,钉螺繁殖,很适合日本住血吸虫病的传播。据《高邮市卫生志》记载"清咸丰七年(1857 年)新平滩水蛊(血吸虫病)流行,死亡 80余人","民国二十九年(1940 年),因急性感染血吸虫病,新平滩钱家庄 11 户52 人,死绝 8 户,死亡 44 人"[2]。1930 年寄生虫学者陈方之在高邮县城二十里铺河边查到钉螺;1947 年我国寄生虫病学者吴征鉴、张铸九、张凯隆 3 人到新民乡张家庄,粪便涂片检查出 30 多名血吸虫病人[3]。民国时期由于战乱与财政经费困难,地方病防治力量薄弱,对于血吸虫病难以开展有效防治。民国时期苏北地方病防治所调查报告,"该乡(新民乡)管辖之七个保,每保均有病人,其中尤以第二保为甚。三十五年因大肚病致死者有八十人,甚至有全家亡故,村落毁灭之惨,情形之严重,实非虚妄之辞。本所既负地方病防治之责,则此病蔓延苏北,亟应设法救济。惟以省财源困难,本所经费微弱,无力分设工作队驻邮办理"[4]。民国乡村卫生防疫力量薄弱,防疫事业发展艰难,反映出战乱中民国政府公共卫生的困境,这是新民乡血吸虫病暴发的重要社会政治因素。

　　1950 年春夏之交,高邮县遭遇严重春荒,新民乡农民生活面临严重困难。当时中华人民共和国刚建立,乡民满怀对新生活的憧憬。由于灾情蔓延,不少人逃荒,坏分子趁机散布谣言。人民政府指示开展救灾活动,不让一名群众死亡,高邮县委、县政府积极救灾,干部们保持战争年代的激情与干劲投入救灾工作。为了度过春荒,新民乡灾民开展生产自救,纷纷涌到湖滩打粽箬贩卖,1 000 斤(500 kg)干箬可换回 1 斗(5 kg)粮食。由于处于汛期,桃花汛

---

① 高邮县人民政府关于日本住血吸虫病防治工作报告.高邮县档案馆,1952:全宗号401,卷号 25。

② 《高邮市卫生志》编纂委员会.高邮市卫生志[M].北京:中国工商出版社,2006:209。

③ 高邮县编史修志领导小组.高邮县志[M].南京:江苏人民出版社,1990:662。

④ 《扬州卫生志》编纂委员会.扬州卫生志[M].北京:中国工商出版社,2006:392。

来势凶猛,洪水漫滩,乡民们在湖水中艰辛劳作,缺乏卫生知识,接触钉螺疫水,大量感染急性血吸虫病,成批病倒。因为缺少医药,很多人病重死亡,比春荒更惨烈的灾难降临。

二、 高邮新民乡血吸虫病事件的过程

高邮县新民乡 1950 年春夏暴发急性血吸虫病感染。感染血吸虫病的村民皮肤发痒、发热、腹泻,成批病倒,患者憔悴干瘦,塌胸挺肚,由于缺少医药、营养不良,村民大量死亡,"曹湾村后湾渔村居住 18 户 72 人,端午节后因患血吸虫病的村民接连死去有 56 人。韦德风所在渔村一夜死去 9 人"①。根据记载新民乡"有 5 442 人,其中 4 300 多人感染血吸虫病,占全乡 80%,死亡约 1 335 人,全家死亡 45 户约 106 人"②。新民滩血吸虫病感染死亡人数占总人数 25.39%,绝户数占总户数的 3.6%,灾难令人心恸。附近郭集乡、车逻乡、闸河乡的一些村民到新民滩割草打粽箬,也因感染血吸虫病死亡 294 人③。当时死亡人数多,镇内棺木告罄,家家招魂,情状悲惨,高邮湖里的船只不敢在新民滩靠边,流传民谣"有女不嫁新民乡,血吸虫病把人伤,嫡亲娘舅不来往,路断人稀一片荒"。当时新民乡缺医少药,求医无门,只有一位中医在车逻镇悬壶,因为匮乏血防知识而一筹莫展,人们喝仙水,戳神针,都无济于事,新民乡的惨剧在血防史上留下悲惨的一页。

新民乡事件发生后谣言纷起,迷信泛滥,一些不法分子乘机散布"世事轮回,在劫难逃"等流言蜚语;一些群众迷信巫术,传言芦苇上的白点子奇多,是上天散布的瘟疫④。新民滩血吸虫病事件震惊中南海,中共中央防治血吸虫病小组将新民乡事件作为典型事例通报全国,《通报》指出:"这些情况充分表明,血吸虫病的危害比任何慢性传染性疾病要严重得多。"1950 年 8 月 20 日政务院政务委员邵力子率政务院慰问团到高邮慰问疫区人民。县政府在高邮县初级中学礼堂举行欢迎仪式。邵力子对新民滩灾民说:"毛主席、周总理得悉新民乡发生血吸虫病急性感染事件,很重视,他们很关心新民滩疫区人民。"⑤他号召疫区人民在党和政府领导下克服困难,防治疾病,战胜灾害。

---

① 高邮市血吸虫病防治志,83 - 84。(档案资料)
② 高邮县人民政府关于日本住血吸虫病防治工作报告.高邮市档案馆,1952:全宗号 401,目录号 2,卷号 25。
③ 高邮县血吸虫病流行情况.高邮市档案馆,1955:全宗号 401,目录号 2,卷号 50。
④ 陆建华,陈其昌,陈正.新民滩的悲欢[M].南京:南京大学出版社,1990:17 - 27。
⑤ 《扬州卫生志》编纂委员会.扬州卫生志[M].北京:中国工商出版社,2006:395。

三、高邮新民乡血吸虫病事件应对措施

面对灾难，新生的共和国政府怀着对民众的高度责任感，采取紧急应对措施，及时组织医务人员，开展应急救治活动。

(一) 立即组织调查，报告疫情

新民乡事件发生后高邮县政府立即组织调查，及时将疫情上报。1950 年 5、6 月间，新民乡民患"大肚子"病死亡消息传出，根据县政府的要求，高邮县医院在 1950 年 6 月派医工林翔、缪桂到新民乡查验，他们撑船前往新民乡，查病人，验粪便，捉钉螺，弄清疫情及时报告[①]。他们深入各个疫情严重的地区，取得虫卵、钉螺，化验大便，用镜查发现虫卵，都是阳性，调查真实情况，冒着生命危险渡湖迅速报告上级，弄清病因是血吸虫病暴发。两人因此感染血吸虫病，几乎丧命，治疗几年才得以康复。正忙于领导人民进行土改、抢修大坝的高邮县政府迅速将情况详报上级机关，附上有钉螺的培养皿，派有关部门与卫生院负责人赶赴新民乡查访疫情。新民乡疫情迅速上报，公函、急电、报告火速发到泰州专署、苏北人民行政公署、华东军政委员会。7 月中旬中央防疫总队第三大队派出人员到新民滩进行疫情调查，查访病人，以及家畜猪、狗、牛等，通过疫情检验确认发生的瘟疫是日本住血吸虫病急性发作。1950 年苏北防疫大队在新民乡第五村采取粪便涂片化验 709 人，发现 529 人阳性，患有血吸虫病，患病率高达 74.6%[②]。新民乡疫情非常严重。当时高邮县医疗条件差，县医院只有一台显微镜，五六个医生，药品与人员、技术都奇缺。新民乡村民文化素质低，迷信严重，很多人得病后求神问佛，但是仙水神针无效，只得叹息等死。对于新民乡血吸虫病的防治，不仅关系到挽救广大民众的生命，而且反映新生人民政权的优越性，对树立党在群众中的政治威望、打击敌特分子的破坏具有重要意义。

(二) 紧急动员卫生资源

新民乡的疫情成为动员令，中央与地方政府怀着高度责任感与对民情的体恤，紧急调动各方医疗资源，组织医务人员进行救治。华东军政委员会下达"结合生产，发动群众，全面防治，重点治疗，控制发展"的指示，迅速传到各级政府与医务界。中央政府调动地方与部队医疗队参与救治，泰州专署防疫队、华东预防十一中队、苏北防疫大队及苏北血吸虫病防治所等，赶赴新民乡大力抢救。1950 年 3 月苏北行署组织建成苏北防疫大队，8 月因新民乡血吸

---

① 陆建华，陈其昌，陈正. 新民滩的悲欢[M]. 南京：南京大学出版社，1990：6-7。

② 高邮县编史修志领导小组. 高邮县志[M]. 南京：江苏人民出版社，1990：662。

虫病另组成 21 人的医务人员组,到高邮县防治血吸虫病。泰州专署成立 12 人组成的泰州专区防疫队(血防队),11 月到高邮县参与防治工作,泰州专署血吸虫病防治指挥部在高邮建立专科医院,收治危重病人。苏北地方病防治所高邮工作队 10 余人到高邮进行血防工作,参与防治。1950 年年底建立苏北高邮血吸虫病防治站加强防治,从上海调集华东医疗预防大队三大队第十一中队 23 人参加防治。高邮县医院及社会医生 10 多人进行防治工作。医务人员在新民乡、郭集、毛巷乡、城南太平街、石口等地设立门诊所治疗患病群众。

疫情发生后,以高邮县吴越县长为首的县政府成立血吸虫病防治委员会,提出"疫区就是灾区,救人如救火"的口号,高邮县卫生院与高邮社医防治组,动员组织开展血吸虫病防治工作。1950 年 7 月高邮县卫生院组成 10 余医生的防治组,在南益街太平镇设门诊治疗病人。12 月高邮县社会医生十多人组织起来,扩大会通过《高邮县社会医生防治日本住血吸虫病公约》,约定对病人必须说服并指定用显微镜化验大便的科学诊断方法,号召医务人员积极防治。1950 年 8 月马振队长率苏北防疫大队 21 人抵达新民乡,立即设立门诊室着手免费救治。苏北防疫大队日门诊量达三四百人,救治了大量病人,发挥关键作用。

苏北防疫大队是高邮血吸虫病防治的主力,防疫队 21 人到高邮新民乡后迅疾开展救治病人活动。根据记载当时疫情严重,"新民乡的血吸虫病患者是比较多的,其原因是血吸虫病在该乡已有较长的历史,加之该乡群众生活关系,经常与水接触,造成尾蚴多次感染的机会,多次感染的后果,造成患者体内血吸虫病的病虫数量增加,肝脏肿大,有压痛、腹泻、便血,常有不定期的发热。早期病人就诊治疗率有 95% 以上。晚期患者症状为消瘦、贫血、食欲消失,胃部膨胀有腹水,排血便,心脏衰竭,脉搏微弱;严重者身体表面浮肿,排尿困难,有尿毒症现象,若不及时救治必死无疑。即使前来就诊,死亡率也高达 70%"[①]。群众比较迷信,不相信科学,很多人不配合,甚至不愿治疗,苏北防疫大队人员就挨家挨户上门宣传血吸虫病知识,在就诊时进行血吸虫病防治知识的讲解教育,先教育干部与骨干分子,组织一些治愈病人的实例现身说法,通过宣传教育动员群众前来治疗,提高群众的就诊信心,逐渐吸引群众开展救治活动。防疫大队分析新民乡血吸虫病患者的情况,进行对症治疗。当时医药条件比较落后,防疫大队用来治疗的锑剂药物有 3 种:一是华东出品的吐酒石,二是安替母素,三是新锑芬。防疫队员在治疗实践中不断总

---

① 苏北行署卫生局防疫大队高邮新民乡住血吸虫病防治工作总结. 高邮市档案馆,档案号 401,目录号 1,卷号 10。

结,提高疗效。一开始队员运用常规方法,结果发现群众不良反应严重,很多群众痛苦不堪,不愿诊治。他们认真分析,根据实际情况对用药方法进行改进。防疫队员分析认为:"新民乡是个灾区,很多群众由于处于饥饿状态,大多营养不良,身体瘦弱,初用此法,反应严重,危险性很强,有呕吐咳嗽,头痛,食欲消失,治愈不能起床的现象。于是我们进行研讨,并经多次试验,采用新的方法,先用小量,渐用渐加,最后达到痊愈,许多有腹水患者约十日后腹水渐消,不两日恢复健康。用此种疗法由垂危而达痊愈者约近 30 人。"①队员根据实际改进方法,科学治疗成效显著。

当时湖滩生活交通环境比较恶劣,防疫队员怀着对民众高度负责的精神,克服种种困难坚持防治工作。防疫队员们"发扬高度的劳苦精神,烧锅挑水淘米洗菜等的工作无人不做。自己划船来回,更加雨天拖泥带水,上下困难,这样地坚持工作岗位。九组同志在刮大风的冷天携带医药器械等到病人家去治疗,感动病人……到 12 月中旬治疗病人数为 1 670 人,其中经治疗痊愈者达 689 人,见效即将痊愈者 597 人,无效者 86 人,死亡 129 人"②。到 1950 年 12 月底 4 个多月时间,各医疗队治疗队诊治 2 877 人,治愈 1 017 人。其中苏北防疫大队诊治 1 670 人,治愈 689 人;高邮县防治组诊治 576 人,治愈 96 人;县卫生院诊治 341 人,治愈 175 人;泰州专署防疫大队诊治 290 人,治愈 57 人。1951 年各医疗队又治愈新民滩及其周边地区血吸虫病人 3 115 人③。由于治愈很多村民,人们逐渐配合治疗。苏北防疫队的救治深得民心,村民韦兆寿述:"我们一家四口害病,要是没有今天的政府来救,我们自己哪里看得起病,只有等死。现在个个治好,身强力壮,劳动生产,真感谢毛主席,感谢政府。"④苏北防疫大队撤离新民乡时,乡民们依依不舍,特制"救吾村民"的锦旗,送给医疗队。

苏北防疫队在血吸虫病防治中存在一定问题,对于情况估计不足,初到新民乡他们认为群众急需治疗,没有想到当时群众迷信、消极绝望,拒绝医疗,寄托希望在烧香拜佛等封建迷信上,或者悲观认为这是上天报应,在家中坐以待毙。部分村民重视中医,对西医技术持怀疑态度,在治疗中发生药物反应后,一些村民就停止针药,不愿按照防疫队制定的治疗方案完成,造成部分村民没有达到应有疗效。在事后苏北防疫队总结不足,认为他们"忽视抓紧宣传动员,没把群众心理分析估计,争取主动,工作走了弯路。同时创办疗养室没有达到预期效果,收容病员没有注意收容重病人,结果死了两个,外边

---

①②④ 苏北行署卫生局防疫大队高邮新民乡住血吸虫病防治工作总结. 高邮市档案馆,档案号 401,目录号 1,卷号 10。

③ 《扬州卫生志》编纂委员会. 扬州卫生志[M].北京:中国工商出版社,2006:395。

影响不好。治疗中3个锑的副作用很大,群众注射六七针后病情未见减轻,引起食欲不振,精神萎靡,群众就裹足不前。"[1]由于防疫大队的技术力量薄弱,对晚期病人救治不力,导致晚期病人死亡率高。

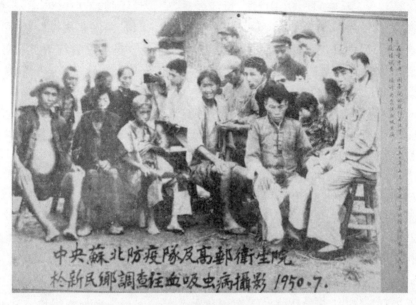

图1-4　1949年苏北防疫队与新民乡民合影

(高邮市档案馆提供)

(三) 进行群众性卫生防疫宣传

破除迷信,提高群众对于疾病的认识,是防治血吸虫病重要方面。新民乡文化落后,民国防疫所人员反映"乡间民智未开,水平极低,欲使居民了解血吸虫病之治疗、传播及预防方面之种种常识,尤非在宣传与教育上下一番苦功不可"。他们"于病人就诊期间加以讲导外,印购中央卫生实验院刊行之日本血吸虫病宣传小册一千份,分发详见居民。拟绘制血吸虫病传播途径有彩图书备印,以作宣传教育之用"[2]。为血吸虫病宣传教育积累经验。新民乡事件发生后高邮县委开大会进行血防知识教育,在干部大会上布置"全面抢救、全面防治"的任务,县卫生院副院长张廷猷在大会上作了"日本血吸虫病常识和防治血吸虫病"的讲座,生动通俗讲解血吸虫病知识,教育群众摒弃封

---

① 苏北行署卫生局防疫大队高邮新民乡住血吸虫病防治工作总结. 高邮市档案馆,档案号401,目录号1,卷号10。

② 《扬州卫生志》编纂委员会. 扬州卫生志[M]. 北京:中国工商出版社,2006:393。

建迷信,相信科学,积极防治,使得很多人茅塞顿开。各村召开村民会议,宣传血防知识,做查病治疗的思想动员。挨户宣传很有作用,县政府秘书召建农与15名医工挨户动员宣传,富有成效。在预防卫生方面做好粪便管理,水源管理,捕捉钉螺,教育群众避免接触疫水等。苏北防疫队在现场设2台显微镜,组织群众观看血吸虫病卵、毛蚴、尾蚴,把尾蚴等标本及活体给群众观看,科学认识血吸虫病,破除迷信,配合防治工作。高邮县文化馆组织"血吸虫病生活史"的展览,有图片、标语、照片、实物,放映有关血吸虫病防治的幻灯片,观众达到3万多人。集体的卫生宣传达12 000人,印制标语、传单、画报及教师教材8万份①。经过政府宣传与医务人员实地教育,群众提高认识,消除迷信观点,积极配合治疗和预防。苏北医疗队满怀热忱,在疫区进行免费治疗,县政府从城镇互济粮中调拨15吨大米,救济断炊病人,赢得群众好评。

四、 高邮新民乡血吸虫病事件的结果和影响

(一) 治愈大多数病人,加强高邮县血防工作

新民滩血吸虫病急性发作事件后,医疗防疫队紧急救治,使得新民乡及附近村镇患病农民得到救治,不少人保住了生命。新民乡有1 000多人被治愈,附近有3 000多人得到治疗。1950到1952年,高邮县查出病人6 712多人,治疗6 159人,均为免费救治。通过事件的处理,人民政府挽救民众生命,得到群众的衷心支持和爱戴。

表1-9　高邮县新民乡50年代血吸虫病流行情况②　　　　　(单位:例)

年份	感染人数	治疗人数	死亡人数
1950	4 500	1 762	1 335
1951	4 500	共1 107	37
1952	1 500	594	
1953	1 800	全县共2 947	7
1954	1 130		

由上表可见在政府积极防治下,高邮县血吸虫病防治取得一定成效,治愈人数不断增长,死亡人数大大下降。从1950年到1954年,感染人数不断减少,死亡人数不断下降,1954年已经没有死亡。凝聚着人民政府与群众共同

---

①　高邮县人民政府关于日本住血吸虫病防治工作报告.高邮市档案馆,档案号401,目录号2,卷号25。

②　高邮县血吸虫病流行情况报告.高邮市档案馆,档案号401,目录号2,卷号50。

防治的心血,高邮县血吸虫病得到有效控制,农村村民中普及血吸虫病知识,更加有效防范疾病,促进生产发展。

　　新民乡事件直接促成高邮县血吸虫病防治的大发展。1952 年 11 月,高邮县被定为血吸虫病严重流行县,1955 年、1956 年、1963 年都发生数百人感染发病情况。全县有 18 个乡镇 129 个村流行血吸虫病。其中湖滨乡最严重。1953 年扬州专署血吸虫病防治指挥部在高邮建立血吸虫病防治实验区,从粪便管理、用水管理、灭螺、治疗病人四个环节入手,根治血吸虫病。注重查螺灭螺,用土埋灭螺,在湖滩动员新民乡群众养鸭吃钉螺。1955 年高邮县县委书记夏雨带领 1 万多群众到新民滩人工抓钉螺,7 天捉 2 428 kg。政府开展组织血防知识培训宣传,受教育群众达到 3 万多人,70% 的人掌握血吸虫病防治知识。50 年代高邮县成立 20 个血吸虫病防治组,采用 1‰酒石酸锑钾疗法和中药治疗病人 15 670 人,治愈率 75.4%,1950 到 1952 年严重流行区 6 712 病人,有 6 159 人得到治疗[①]。1970—1971 年在县政府领导下,全县实施治水灭螺综合治理方案,25 个公社 2 万多民工在新民滩会战,修筑堤坝迁移乡民,经过不懈努力,1976 年全县基本消灭血吸虫病,1978 年湖滨公社达到基本消灭血吸虫病的标准,1995 年湖滨乡实现消灭血吸虫病的目标。新民滩人民"送瘟神"的重大成果受到各级政府和领导的充分肯定,当时卫生部部长陈敏章目睹新民滩翻天覆地、欣欣向荣的变化,欣然题词:"高邮人民有志气,坚送瘟神志不移。"

　　目前高邮湖滨乡已经发生巨大变化,经济发展,卫生面貌得到很大改善,基本控制血吸虫病,病人可以享受政府的免费医疗。2012 年 7 月 12 日,在湖滨村卫生室访谈湖滨村民陈广宽、徐盛英、徐桂香、戴生英,作为 1950 年新民乡血吸虫病的幸存者,回忆那段不堪回首的历史。陈广宽老人,男,75 岁,自述:"1950 年 5、6 月间新民乡血吸虫病暴发时期,我与父亲、大哥、二哥、三哥、二嫂六人都感染血吸虫病,俗称'大肚子'病,约 42 天,父亲与哥嫂不及救治,先后去世了。我当时年仅 12 岁,受到医疗队救治而幸存。当时政府公派医疗队救治,湖滨乡有十余人,给患者打针、吃药,一天一针,最少打 20 针,约一个月,一天 2 次吃'麻油药',要吃一个星期。同时化验粪便,定期检查,治疗检查完全免费,不需个人交钱,如果要交钱也没有,当时国家政策好。医疗队开群众大会宣传,当地医生不懂血吸虫病,不能治疗。医疗队是雪中送炭,感谢政府派医疗队治疗血吸虫病,送走'瘟神'。当时血吸虫病害严重,湖滨村曹长英一家五口人都因患病死亡,邻居陈世星一家也死亡绝户。至今湖滨村因血

---

　　① 高邮县编史修志领导小组. 高邮县志[M]. 南京:江苏人民出版社,1990:662 - 663。

吸虫病感染造成后遗症有 70 多人,身体严重受到损害。现今实行新农合好,看病能报销。目前国家血吸虫病防治政策好,因血吸虫病造成肝硬化的,疾病治疗国家免费。"徐圣英,女,75 岁,自述:"当时 1950 年 5、6 月间暴发血吸虫病,我与爷爷、姑姑、弟弟感染患病,他们因救治不及时都死去了,我因治疗幸存。当时感觉很害怕、恐惧。6 月当地政府、高邮卫校组织医疗队来救治,方法是先检查,到医院打针(锑剂),喝'麻油药',一批一批治疗。后来成立卫生院,开展宣传,放电影《送瘟神》,巡回放宣传防治血吸虫病的纪录片。医疗队到各家各户进行宣传,告诫不要下水,不要接触疫水,要涂抹防护油,做好防护。我现在血吸虫病已经痊愈,但肝脏受到损害,肝硬化严重,要定期做检查,每年都检查。近年国家给补助费看血吸虫病。"①从村民的访谈实地了解50 年代新民乡血吸虫病的严重危害,以及政府积极救治的作用,村民由衷感激政府医疗队的热忱救治,虽然身体受到损害,但从他们朴素的言谈中,体现对国家血吸虫病防治政策比较满意。

2006 年我国颁布《血吸虫病防治条例》,进一步加强对于血吸虫病的疫情防控与晚期病人免费救治,使得广大农民得到实际的帮助。新农村的建设改善了卫生环境,促进了疾病的防控。

(二)制定血防政策,建立专业的血防机构

高邮新民乡血吸虫病事件,对全国尤其血吸虫病的防治产生很大影响。促使党与人民政府把对血吸虫病的防治放到重要的政治高度,作为各级政府重要的政治任务。毛泽东发出要消灭血吸虫病的指示,全国开展血吸虫病防治运动。1953 年卫生部召开全国血吸虫病防治专业会议,要求加强调查与防治。1955 年颁布《传染病管理法》,将血吸虫病列入法定传染病管理。1956年 1 月中央政治局讨论通过《全国农业发展纲要(草案)》,要求从 1956 年开始,分别在 7 年或者 12 年内基本消灭血吸虫病。卫生部在制定消灭疾病规划时指出"在消灭疾病的规划,首先是关于血吸虫病,根据一年准备、四年战斗、两年扫尾的工作步骤,依其流行程度,分别要求在三到七年内达到基本消灭"②。1957 年 4 月周恩来签署发布《国务院关于消灭血吸虫病的指示》,提出防治工作与农业生产结合等。各地纷纷贯彻执行中央的政策,并结合实际制定本地防治血吸虫病的具体措施和办法,切实开展防治工作,把血吸虫病的防治推向高潮。1955 年根据毛泽东的提议,成立中央血吸虫病防治领导九人小组,各省、地、县各级党委也成立相应机构,形成从中央到地方党委统一领

---

① 高邮市湖滨乡湖滨村卫生室村民访谈记录,2012 年 7 月 12 日。

② 中华人民共和国卫生部.卫生部制定除四害和消灭疾病规划[N].人民日报,1956 - 02 - 19。

导下的血防领导体系,得到坚实的领导保障。

1949 年开展大规模的血吸虫病疫情调查与相应的防治工作。1950 年卫生部发出《关于组织人员深入农村开展血吸虫病调查》的指示,各级政府展开血吸虫病的疫情调查,确定血吸虫病人及病区,以制定防治计划。1951 年湖南的疫情调查证实岳阳县钉螺 18～108 只/m²,有广泛的钉螺,是血吸虫病严重流行区[①]。卫生防疫大队开展防治活动,控制了血吸虫病的蔓延。人民政府重视科学研究,设立研究机构,开展血防科技研究,1956 年 3 月卫生部成立了中央防治血吸虫病科学研究委员会,各地成立血防研究所,培养了一支专业性科研队伍,研究人员分析钉螺生态分布,研究各种灭螺方法,锑剂治疗法、中药治疗法等,提出"两管一灭"(管水、管粪、灭螺)的具体做法。

高邮新民乡事件打响"人虫大战"的首枪,触目惊心的灾难促使党和政府对血吸虫病防治高度重视,建立专业血防机构,在全国掀起"全面预防、群防群治"的群众性运动。1950 年华东军政委员会第十六次会议决定,在苏南设立血吸虫病防治总队,在皖南及浙江设立血吸虫病防治分所开展防治工作。全国血吸虫病严重地区开始建立专业领导机构与专业防治所,形成全国性的专业防治机构网络,促进血吸虫病的防治。1950 年 1 月南京市卫生界组成血吸虫病防治大队,是 1949 年初期最早的专业防治组织。安徽省 1950 年设立华东区皖南血防所(后改为"第一血吸虫病防治所"),设立门诊住院部、实验所、实验农场等,也是我国最早建立的血防所之一,对血吸虫病防治发挥重要作用。20 世纪 50 年代血防机构的管理自成体系,经费、人员均由政府保障,形成独特的血防机构系统。到 1957 年,全国有 16 000 多名血吸虫病防治专业人员[②]。形成一支具有奉献精神、敬业、专业的防治队伍。

(三) 开创群众性血防运动的先河

1952 年 3 月,新民乡召开人民代表大会,订立《新民乡干部群众对日本住血吸虫病的防治公约》。公约有 5 条 9 款,第一条是,保证大力开展对血吸虫病的防治宣传,要使大人孩子都晓得血吸虫病是我们的死敌,是"追命虫"。预防工作对粪便管理、用水取水、捕杀钉螺、化验大便等方面规定严格,规定:发现血吸虫病立即去治疗[③]。公约要求大家严格遵守,积极工作,开展血防群众运动。血防公约成为群众的血防行动纲领,作为第一份群众性血防爱国公约载入史册。开创专业防治与群众运动结合的血吸虫病防治模式,对于血防工作起到重要作用。

---

① 岳阳县地方志编纂委员会. 岳阳县志[M]. 长沙:湖南人民出版社,1997:516。

② 安徽省卫生志编纂委员会. 安徽卫生志[M]. 合肥:黄山书社,1993:468。

③ 陆建华,陈其昌,陈正. 新民乡的悲欢[M]. 南京:南京大学出版社,1990:44-45。

　　以新民乡事件为契机,中华人民共和国成立初期政府发动群众开展血防运动。我党运用群众路线,随着农业合作化的开展,人民政府号召群众组织起来,利用兴修水利等集体化活动,把血防工作与群众运动相结合,开展灭螺运动。1955—1958 年出现防治血吸虫病的高潮,开展大规模的灭螺运动。湖北天门县 1957 年组织 8 万人次进行灭螺活动,灭螺面积 7 642 亩。湖南湘阴县 1958 年调集 4 000 多劳力,对汨罗江 27 万亩湖洲灭螺面积 16.13 万亩①。安徽东至县血吸虫病严重,县政府制定灭螺防治的政策,1956 年全县"灭螺 561 320 平方米,捕捉钉螺 94 斤"②。1958 年江西余江县率先消灭血吸虫病,毛泽东作《送瘟神》诗,将群众性血防运动推向高潮。

　　疾病与社会、政治具有密切的关系,尤其传染性疾病往往对社会产生深刻影响,而社会政治、文化因素对于传染性疾病的蔓延与控制具有关键性作用,双方互相影响、相互制约、相互作用。新民乡事件的悲剧震惊中南海,影响国家最高首脑的决策,把血吸虫病的防治放在政治高度,建立从中央到地方层级直属的对血吸虫病的领导与防治体系,发动群众开展血防运动,揭开群防群治血吸虫病的历史,运用政治制度、群众运动开展疾病防治,开创我国传染病防治的特色模式,铸就共和国历史上一段消灭"瘟神"的丰碑。

　　20 世纪 50 年代我国基本消灭了血吸虫病,保护人民健康,促进生产发展。如何借鉴历史经验,在新时期加强治理是我国面临的重要问题。我国重视血吸虫病的防控,1990 年 3 月我国颁布《国务院关于加强血吸虫病防治工作的决定》,血吸虫病防治被纳入"八五""九五"国家规划,通过科技进步进行血吸虫病防控。21 世纪以来我国血吸虫病疫情有回升的趋势,2003 年 9 月央视《焦点访谈》以"瘟神为何重来"为题暴露湖南岳阳县血防站欺瞒造假,营私牟利,致使 70％患者得不到及时治疗而发展为晚期病人,发生严重疫情事件,引起广泛关注。我国颁布《血吸虫病重大疫情应急处理预案》,进行有效应对。2004 年颁布《国务院关于进一步加强血吸虫病防治工作的通知》,提出依靠科技进步和科技创新,促进血防工作可持续发展。2004 年 7 月 23 日颁布《预防控制血吸虫病中长期规划纲要(2004—2015 年)》,提出综合治理、群防群控。2006 年国务院出台《血吸虫病防治条例》《血吸虫病诊断标准》(WS261—2006)和《血吸虫病控制和消除》(GB15976—2015),卫生部制定《血吸虫病防治项目查螺、灭螺、查病、化疗技术方案》和《血吸虫病预防控制工作规范》,提出通过对实际有螺环境药物灭螺,控制血吸虫病的急性感染,减轻血吸虫病危害。2015 年颁布《国家卫生计生委办公厅关于印发〈血吸虫病消

---

　　① 王小军.疾病、社会与国家[M].南昌:江西人民出版社,2011:254‐255。

　　② 东至县血防资料汇编.安徽东至县血防站档案,35‐37。

除工作评估方案〉的通知》（国卫办疾控函〔2015〕1077 号），修订《血吸虫病消除工作规范》并要求在 2020 年达到血吸虫病消除标准，有效遏制血吸虫病，保障人民群众身体健康。近年由于环境变化，疏于灭螺防范，部分地区出现钉螺，血吸虫病仍对群众健康造成威胁，目前我党提出建设生态文明，各地政府注重开展河湖港汊的生态治理，对防范血吸虫病，保障民众健康具有重要意义。

第四节 全民计划免疫
——1950—1951 年上海天花事件

中华人民共和国成立初期天花等传染病流行，在很多城市蔓延，不少民众感染死亡，造成社会动荡。我党与政府以民生为根本，建立全民免费计划免疫制度，有效防控烈性传染病，保障民众的生命健康。在 20 世纪 60 年代基本消灭天花，比亚非流行国家提前 16 年。

一、 上海天花事件背景

天花是由天花病毒引起的烈性传染病，死亡率很高。英国医生琴纳 1796 年改为接种牛痘预防，清代传到中国，能有效预防天花。清朝至民国时期，政府不注重种痘预防，造成天花流行严重，危害很大，每隔几年就有大流行暴发，死者数以万计，成为民众恐惧的烈性传染病。民国时期上海的天花流行频繁，仅 1926—1949 年的 23 年间，就发生了 6 次较大疫情。1933—1944 年全国天花发病人数约 38 万。1950 年我国政府在湖南岳阳地区调查，居民患天花的占 13.6％[①]。根据不完全统计，1950 年 1～8 月全国天花患者 44 211 人，死亡 7 765 人[②]。由于缺乏有效的预防措施，天花严重威胁人民的生命安全。

中华人民共和国成立后，遵循预防为主的原则，推行全民普遍种痘活动，天花疫情很快得到控制。1950 年 10 月政务院发布《关于发动秋季种痘运动的指示》，指出："天花虽传染剧烈，并无特效疗法，但为一种较易预防的疾病，只要普种牛痘，便可彻底消灭。所以中央人民政府成立之初，将此病列入必须在定期内消灭的疾病……普种牛痘，数年后必能在全国基本消灭天花。为

---

① 黄树则，林士笑. 当代中国的卫生事业：上［M］. 北京：中国社会科学出版社，1986：306。

② 邓铁涛. 中国防疫史［M］. 南宁：广西科技出版社，2006：544。

了预防天花流行,我们必须在今秋开展一次种痘运动……种痘应一律免费,不得向受种人收取任何费用,疫苗、人工、卫生材料等费,均应由各级政府负担。"①卫生部发布《种痘暂行办法》,明确规定:"中华人民共和国境内居民不分国籍,均需依照规定种痘。婴儿出生后六个月内种痘一次,满六足岁,十二足岁及十八足岁时,应各复种一次。规定凡天花流行区域及其邻接地区所有居民均应种痘。种痘应按户籍册挨户调查施种,种痘后在户籍册上做已种记号……种痘一律免费,不得收取任何费用。"②

中华人民共和国建立初期,学习苏联全民计划免疫的公共卫生发展经验,指出:"人民的健康是共产党与苏维埃政府的重要事务之一,苏联1947年预算中批准1 890亿卢布作为公共卫生之用,1948年是2 050亿卢布,1949年是2 160亿卢布,还有大量资金从国家社会保险金支出,用来保护人民的健康。"③受到苏联全民防疫保健的政策影响,新中国成立初期我党与政府高度重视卫生防疫,加强计划免疫工作,国家组织全民免费种痘,计划在十年内消灭天花。

1950年卫生部发出开展春季军民防疫的通知,提出最近各省市疫病流行,以天花、流行性脑膜炎、麻疹为最多,危害严重,要求各级政府高度重视,"严重警惕与注意,负起责任,发动军民,努力扑灭和阻止疫病流行。疫病的流行不仅危害人民生命,而且直接影响生产,如果不立即警惕,是会造成更严重的损失。"④提出各级领导要亲自领导防疫工作,一切卫生人员都要参加防疫工作,组织巡回防疫队深入宣传,普种牛痘,建立基层卫生组织,开展卫生运动。加强预防接种,动员群众大量注射疫苗,加强疾病防范。

北京最早开展种痘运动,在各大城市中较早消灭天花。1949年北京动员医务人员根据人口登记名册,逐户种痘。1949年种痘31万人;1950年年末学龄前儿童、婴儿普种牛痘,全市种痘40多万人,基本实现普种牛痘目的;1951年北京种痘1 173 657人⑤,1951年北京基本消灭天花;1952年颁布《北京市种痘暂行办法》使得全民普种牛痘。新中国成立初期的种痘运动是大规模有组织的活动,政府动员大量的人力物力进行,建立公共卫生组织,充分宣传、教育、发动民众,收到显著成效。当时人民政府在传染病防治中进行全民防

①　中央人民政府法令汇编(1949—1950)[M].北京:人民出版社,1952:640-641。
②　中央人民政府法令汇编(1949—1950)[M].北京:人民出版社,1952:642-643。
③　徐建达.苏联的公共卫生事业[N].人民日报,1949-12-27。
④　中央人民政府卫生部,军委卫生部.关于开展军民春季防疫工作给各级人民政府及部队的指示[N].人民日报,1950-02-11。
⑤　张殿余.1949—1990北京卫生史料:卫生防疫篇[M].北京:北京科学技术出版社,1993:23-24。

疫,国家支持,统一领导,发动民众,全国天花流行地区实行全民普遍种痘运动,对于遏制和预防天花流行发挥重要作用,展现新生人民政权为人民利益奋斗的政治宗旨,得到人民群众的支持认同。

由于人口密集,流动频繁,近代上海传染病流行。中华人民共和国建立初期,天花在上海流行,严重威胁上海民众健康,影响上海社会生活、政治、经济,人民政府采取社会动员、普及种痘、免费免疫治疗方式,迅速扑灭天花疫情,保护上海民众健康,安定社会秩序,提高人民政府的政治威信。

二、 上海天花事件过程

1950年10～11月,上海暴发天花疫情,迅速蔓延,消灭天花成为人民政权的重要任务。上海由于人口密度大,贫困地区居民卫生条件差,没有及时接种疫苗,缺乏防范意识,导致疫情暴发。1950年天花疫情在上海所辖30个区均有报告,疫情最为严重的是闸北、北站、江宁、普陀、蓬莱五区。1950年上海天花发病率18.3/10万,死亡率为5.6/10万[①]。上海天花疫情蔓延与人口密度有很大关系,市区病例远高于郊区,根据统计:"市区约3 104例,发病率为10万分之58.33;郊区203例,发病率为10万分之3.81。"[②]上海的天花防疫报告则称:"1950年12月全市天花患者共516名。1951年1月疫势继续蔓延,共报告有958例,达到此次上海天花单月流行的最高峰。"[③]在1950年的冬天至1951年的4月间,上海有3 260个天花患者,流行规模是20年来最大。迅速控制和消灭天花,成为上海政府的当务之急。

上海市政府采取紧急措施应对天花流行,颁布《上海市普遍种痘实施办法》,市民普种牛痘,组织种痘队进行强制种痘的宣传与实施,加强交通检疫,市民凭种痘证购买车票,发动群众开展环境清洁卫生运动,很快遏制天花的蔓延,1951年7月后上海天花基本绝迹。

三、 上海天花事件应对措施

(一) 实行普遍免费接种计划

上海政府实行普遍免费接种牛痘,制定《上海市普遍种痘实施办法》,规定:"自三月十五日开始,全市展开种痘,里弄、棚户、街衢一般居民,以种痘登记单为依据,实施挨户种痘。机关、团体、学校、工厂,以职工名册为依据种痘。种痘后

---

① 《上海卫生志》编委会.上海卫生志[M].上海:上海社会科学出版社,1998:179。
② 黄炯元.上海市天花的流行及其控制[J].上海卫生,1951(8)。
③ 上海市卫生局.上海市控制天花流行报告(1951年6月)[Z].上海市档案馆藏.档号:B242-1-293。

在名册上加一记号,发给种痘登记单及种痘证保存备查。郊区可先自人口集中的镇村开始,逐步深入各自然村。"①上海市政府调集行政组织力量,对市民实施高效普遍的强制性接种牛痘,实行各级领导负责制,城市以区为单位,区政府统一领导,分工合作,调动民政、文教、卫生、公安等部门,分别履行接种的组织、宣传动员、种痘、检查职责,种痘后要求在居民种痘名册上加记号,发给居民种痘登记单及种痘证保存备查。政府广泛动员里弄、棚户市民参与种痘,郊区农村由镇政府负责,以村为基层单位,组织人员深入各村进行种痘。

上海市卫生局对种痘作详细规定,"各区由区政府领导,结合区内民政、公安、卫生、文教机构各民众团体,就组织、动员、宣教、检查及种痘等方面,进行有效的分工合作";发动基层民众,"有系统地动员街卫、里弄、棚户、农村,各级民众组织,其组织不健全者应予以加强"②。牛痘的接种要"达到人人种痘,个个种痘的目的。上海组织医务人员及医学生6 944人,组成1 319个固定接种站,1 836个流动接种队,普种累计1 068万人,接种率达到95%以上"③。根据卫生部门统计,1950年上海全年的牛痘接种近2 232 340人次,截至1951年6月底,上海市共完成5 886 871人次的接种工作,占当时上海总人口的110.63%④。基本完成普种牛痘的任务,天花疫情得到有效控制。

(二) 开展环境清洁运动

为防控天花,上海市在1951年3月发动春季防疫清洁运动。上海政府进行动员宣传,把清洁卫生运动与防治传染病、发展生产、抗美援朝相结合,人们认为清洁运动不仅是大扫除,还蕴含有生产与战斗的爱国主义意蕴。春季防疫清洁运动已不仅仅是种痘和大扫除,而被认为是增加人民生产和战斗力量的爱国主义运动。当时正值抗美援朝战争时期,政府运用爱国主义热情调动群众积极参加清洁运动,改善卫生面貌。

(三) 加强交通卫生检疫

由于上海天花流行形势严峻,为防止扩散,须加强交通检疫,中央卫生部于1951年1月9日宣布上海为"天花疫港",并颁布了详尽的检疫办法。中央卫生部强调:"凡与上海有直接通航或通车之地区,如南京、徐州、济南、天津、北京、武汉、杭州、南昌、衡阳、广州、青岛、大连等,其交通检疫所及地方卫生

---

① 上海市卫生局.上海市普遍种痘实施办法[J].上海卫生,1951(1)。

② 上海市卫生局.为呈送本市1951年春季普遍种牛痘计划及中央卫生部种痘暂行办法(1951年2月14日)[Z].上海市档案馆藏.档号:B242-1-294。

③ 上海通志馆.上海防疫史鉴[M].上海:上海科学普及出版社,2003:23-24。

④ 上海市卫生局.上海市控制天花流行的报告(1951年6月)[Z].上海市档案馆藏.档号:B242-1-293。

机关得对上海开来之车船及其服务员工、搭乘旅客等实施检疫,或对前往上海之上项人员实施种痘工作。"①卫生部发布通知,要求加强车站码头检疫,"凡是与上海有通车、通航的地区,都要对旅客及服务员工进行检疫,实施种痘工作"②。从1951年2月10日起,上海全市开始实行凭种痘证购车票的政策。上海车站配置卫生人员为旅客接种,以防疫情扩散。严密的交通检疫有效控制了天花疫情的蔓延。

(四) 加强宣传,动员民众接种牛痘

当时许多民众对天花缺乏免疫学常识,上海通过报纸等媒介进行种痘宣传,动员民众接种预防。例如《文汇报》提出"防止天花,现在就该种痘,不要等到春天",呼吁市民"自动向附近公私立医院去种痘。如果发现邻居患天花,请速送传染病医院,切勿延误或观望"③。上海市卫生杂志编写《预防天花歌》,在市民中组织传唱,扩大影响。种痘队则挨家挨户向民众进行天花预防知识的讲解宣传,根据《种痘队工作简则》,种痘队的任务是在实施种痘时,须事先通知居民准备,并向被种者讲解说服。种痘队与群众建立紧密联系,说服市民种痘,由于种痘队与市民在一线接触,更有利于教育,发挥重要的宣传组织作用。政府与群众订立爱国公约,运用多种形式开展预防天花的卫生宣传,取得很大成效。

表1-10 1951年上海市种痘率和天花病例数④(含重复种痘人次)(单位:例)

月 份	累积种痘率	天花病例	月 份	累积种痘率	天花病例数
1	11.5%	958	5	110.3%	55
2	19.1%	646	6	110.4%	18
3	88.1%	722	7	110.5%	10
4	108.0%	325	8	110.6%	0

通过上表可见,上海市人民政府从1951年3月15日到4月底的一个半月时间里,组织医生突击开展全市种痘工作,在497万以上的人口里面,一共接种了452万次牛痘,种痘人数占全市人口的95%以上。由于施行普遍种痘,种痘率达到110%以上,对于天花的流行起到极大的防控作用。因此到

①② 卫生部. 为通报对上海天花疫港规定检疫实施办事由(1951年1月27日)[Z].上海市档案馆藏. 档号:B242-1-297。

③ 市民必须注意,天花日益蔓延[N].文汇报(上海版),1950-12-27。

④ 黄树则,林士笑. 当代中国的卫生事业[M]. 北京:中国社会科学出版社,1986:307。

1951 年年末,上海基本消灭天花,是全民计划免疫取得的显著成效。

四、上海天花事件的结果和影响

上海天花事件的成功防控,创造了城市消灭天花的成功典范,创设通过全国计划免疫防治烈性传染病的模式。上海市人民政府组织医务人员,开展全市种痘工作,截至 1951 年 6 月底,上海市共完成 5 886 871 人次的接种工作,占当时上海总人口的 110.63%[①]。1951 年 7 月上海消灭天花,比全国早 9年,比全球早 26 年,取得通过全民计划免疫防控传染病的成功经验。

上海天花防治推动全国计划免疫活动。20 世纪 50 年代中国政府推行全国普种牛痘免疫政策,1950 年各生物制品研究所整顿生产,提供安全有效的疫苗。1954 年我国学习苏联牛痘苗规程,制定全国统一的牛痘苗制造规程,进行广泛的疫苗生产,满足人民的种痘需要。政府加强检疫,提高疫苗的质量,保证全民种痘的需求。全国普种牛痘,政府采取免费强制性的方式,进行全民性的计划免疫,深入城乡各地进行宣传,专门设立种痘队伍,通过宣传教育深入基层,得到民众的积极支持和配合。政府通过发放种痘证,对于种痘进行有效的管理控制,实现人人种痘,预防天花的防疫目的。1949—1952 年我国共种痘 5 亿多人次,每年使用 1 亿多痘苗;到 1950 年 11 月,全国已有 4000 万人种了牛痘;到 1951 年 10 月,全国已有 2 亿人普种牛痘[②];1952 年计划增加种痘人数 2.6 亿。我国种痘率达到 90%[③]。

表 1 - 11　1951—1962 年全国天花病例数[④]　　　　　　（单位:例）

年份	例数	年份	例数	年份	例数	年份	例数
1950	43 286	1954	847	1958	583	1962	0
1951	61 546	1955	343	1959	77		
1952	10 349	1956	2 553	1960	315		
1953	3 320	1957	683	1961	27		

1955 年卫生部将天花列为甲类传染病,各级卫生部门加强对天花疫情的报告,对天花病人进行治疗、隔离、护理,切断传播链,有效控制天花的传播。中国政府建立国境免疫带,在缅甸、印度、尼泊尔边境加强国境卫生检疫。云

---

① 　上海市卫生局.上海市控制天花流行的报告(1951 年 6 月)[Z].上海市档案馆藏.档号:B242 - 1 - 293。

② 　李德全.为进一步提高人民健康水平而奋斗[N].人民日报,1951 - 10 - 29。

③ 　李德全.全国防疫工作的报告[J].新华月报,1952(2)。

④ 　黄永昌.中国卫生国情[M].上海:上海医科大学出版社,1994:103。

南省对国境线近国界 50 km 范围居民实行 3 年普种牛痘的办法加强免疫。由于结合疫情紧急防治,我国天花的发病人数逐年下降。世界卫生组织 1958 年制订扑灭天花计划,1967 年开始全球扑灭天花活动,1977 年天花才被根治,中国在 60 年代基本消灭天花,比亚非流行国家提前 16 年。

传染病防治是政府公共管理职能,计划免疫是有效防控传染病的重要方式,而计划免疫的经费、人力、物力需要政府进行投入支持。政府免费对天花进行全民计划免疫,体现政府对人民健康的高度关注,反映卫生防疫与社会政治、经济发展的辩证关系。我国在短短几年内就消灭流行多年、危害极大的天花,体现"预防为主"方针的指导力量,采取全民计划免疫,为控制消灭其他传染病提供成功经验,成为党领导社会卫生建设的重要篇章。

计划免疫是预防传染病的关键,需要政府主导,保障疫苗的生产质量与民众免疫活动的顺利开展。疫苗是公共卫生品,由政府免费生产提供,这是政府重要的公共卫生职能,要保障其公益性与有效性。由于政府监管疏漏,企业唯利是图造成一些疫苗生产者造假,疫苗不合格导致严重后果,危害公共安全。2017 年 11 月,我国发生疫苗事件,吉林长春长生生物科技有限公司生产的百白破疫苗效价指标不符合规定;2018 年 7 月长生公司冻干人用狂犬病疫苗生产存在记录造假行为,造成严重后果,受到公众与社会舆论的谴责。中央政府指示依法惩处责任人,赔偿有关受害公众,加强疫苗的监管。2016 年国务院修订《疫苗流通和预防接种管理条例》,2018 年国家市场监管局公布《疫苗管理法》,引进惩罚性赔偿,将疫苗放到维护国家安全的高度,疫苗治理机制全面升级。关系人体健康的计划免疫疫苗应当借鉴 20 世纪 50 年代我国天花免疫的经验,由政府公立机构投入经费统一生产,免费提供给民众,保障它的安全性与公益性,才能顺利实现计划免疫的目的,实现传染病预防的公共卫生目标。

第五节　1988 年上海甲肝事件

改革开放以来我国以发展经济为主要导向,商品贸易活动日趋活跃,自然环境受到污染,食品卫生监管不力,往往造成食源性传染病,上海甲肝事件即为例证。1988 年上海很多人食用被污染的毛蚶,引起甲肝暴发,31 万余人患病,31 人死于此病,造成严重的社会后果。

一、 上海甲肝事件发生的背景

甲型肝炎是一种由甲型肝炎病毒(HAV)引起的,以肝脏炎症病变为主的传染病,病人出现疲乏、食欲减退、恶心呕吐、肝大、肝功能异常、黄疸等现象,暴发急性肝炎的病死率甚高,达 50%,危害比较严重。目前全世界采用灭活疫苗,有效控制甲型肝炎的流行。甲肝治疗以支持治疗为主,辅以适当药物,急性黄疸型肝炎宜住院隔离治疗,病人避免饮酒、疲劳、卧床休息,逐步增加活动,以不感到疲劳为原则。甲肝预防方法是养成良好的个人卫生习惯,对一些食物如螺蛳、贝壳、螃蟹,尤其是能富集甲肝病毒的毛蚶等海水产品,食用时一定要煮熟蒸透,杜绝生吃、半生吃等不良饮食习惯。对密切接触者给予丙种球蛋白注射,进行医学隔离,切断传播途径,保护易感人群,以控制流行。

甲型肝炎以粪口为主要传播途径,水和食物的传播,特别是粪便或生活污水污染的贝类如毛蚶成为传播甲型肝炎的重要载体。毛蚶俗称毛蛤,是软体动物,属海产贝类。毛蚶价格便宜,味道鲜美,深受上海人的青睐,当时 5 毛钱就能买到 1 kg 毛蚶,成为上海人的家庭美食。上海人吃毛蚶有自己独特的方式,开水烫后便吃,认为这样更鲜美,如此"贪鲜"的吃法却埋下祸患。

20 世纪 80 年代以来我国实行改革开放的国策,商品经济开始发展,沿江、沿海的水产养殖业比较兴盛,80 年代山东潍坊水产品占领整个上海市场。1987 年上海为提高航运能力,实施长江口及黄浦江航道全面的疏通工程。在工程实施中,与上海毗邻的江苏启东江段淤泥中发现大量野生毛蚶,有 20 余 km 的毛蚶聚集带,成为新闻,百姓纷纷前来挖掘分享,并进行加工销售,组成船队运到上海。启东毛蚶产量大,价廉物美,很快抢占了上海市场,成为上海市民菜篮中的美味。1987 年启东肝炎流行,当地居民粪便入水未经无害化处理,直接污染水源,毛蚶受到甲肝病毒污染,商家为了牟利,大量收购被污染的毛蚶运到上海销售,上海食品卫生检验部门没有进行严格的检验。上海人偏爱生食毛蚶,容易使甲肝病毒直接进入消化道,导致 1988 年上海甲肝暴发流行,疫情严重。

上海甲肝事件是居民食用受病毒污染的毛蚶引起的。当时正值改革开放初期,人们片面追逐经济利益,忽视食品安全,没有进行严格的监督检查,导致大量携带病毒的毛蚶进入上海市场。1987 年 12 月上海食品监督检验所接到水产批发部的电话,称从启东运来 8 吨毛蚶,质量好,是否可卖进上海。食监所开始认为不了解情况要调查,对方称是老关系,让船老大送部分货看一看,感觉新鲜,在没有严格检测的情况下,就同意这批货出售。水产部门大力调集启东毛蚶,节日期间在上海大量上市。在 1987 年 12 月到 1988 年 1 月集中采购 341 274 kg 毛蚶,价格低廉,大量投放市场,市民又生吃毛蚶,感染甲肝①。根据上海防疫人员调查,市民食用毛蚶者有 31.44%,230 万人吃过毛蚶,吃毛蚶者甲肝发病率达 11.27%,未吃的发病率仅 0.48%②。吃污染毛蚶是市民感染甲肝的关键原因,食品卫生监管缺失是甲肝流行的根源。

1982 年 12 月到 1983 年 4 月,上海市民食用毛蚶引起甲肝流行,发病43 980 例,发病率 370.4/10 万,1988 年上海地区因市民食用污染毛蚶引起甲肝大暴发。从下表可见 20 世纪 80 年代上海甲肝发病率较高,1988 年发病率最高,危害最大。

表 1-12　上海甲肝流行统计表③　　　　　　　　　　(单位:例)

年份	发病例数	发病率 (1/10 万)	死亡人数	死亡率 (1/10 万)	病死率 %
1982—1983	43 980	370.4			
1988	352 048 (市区 310 746)	2 803	31	10.0	

二、 上海甲肝流行过程

1988 年 1 月初,上海市发现大批腹泻病人。上海市副市长谢丽娟收到一份关于急诊肠道传染病病人急剧增加的报告,基于曾做内科医生的经验,她敏锐地判断这是极不正常现象,立即进行报告,并做相关调查,采取措施紧急应对。

甲肝疫情迅速蔓延。上海从 1988 年 1 月 19 日起发病人数不断增长。1月 19 日 134 人,1 月 21 日 380 人,1 月 22 日 808 人,1 月 23 日 1 447 人,1 月24 日 2 230 人,1 月 27 日 5 467 人,1 月 31 日 12 399 人④。1988 年 2 月 1 日甲肝发病量高达 19 013 例,流行期间的 1 月 30 日至 2 月 14 日,每天发病人数均超过 10 000 例⑤。1988 年 3 月上海市卫生局报告,从 1988 年 1 月 19 日到 3 月 18 日,上海全市"甲型肝炎按累计发病 292 301 例,直接死于急性、亚急性黄色肝萎缩 11 人,没有出现第二个流行高峰"⑥。上海甲肝来势凶猛,引起人们极大恐慌,大量病人涌入医院。上海市传染病医院院长巫善明回忆,

① 郭新彪.突发公共卫生事件应急指引[M].北京:化学工业出版社,2005:52。

② 方育.科学的答案——上海防疫人员奋战甲肝追记[J].自然与人,1988(5)。

③ 《上海卫生志》编纂委员会.上海卫生志[M].上海:上海社会科学院出版社,1998:180-181。

④ 吴群红.突发公共卫生事件应对[M].北京:人民卫生出版社,2009:195。

⑤ 《上海卫生志》编纂委员会.上海卫生志[M].上海:上海社会科学院出版社,1998:181。

⑥ 《上海卫生志》编纂委员会.上海卫生志[M].上海:上海社会科学院出版社,1998:74。

"传染病医院的停车棚里、浴室里都睡满病人,老百姓拎着钢丝床、被褥挤在病房外面要求住院"①。上海医院病房告急,走廊里都加了床位,到处都是面色枯槁暗黄的甲肝病人。

甲肝流行引起社会恐慌,人们议论纷纷,谈"肝"色变,繁华都市霎时陷入恐慌之中。上海甲肝暴发的消息传遍全国,与上海有关的一切都与"甲肝"挂钩遭到排斥。一些饭店、旅馆公然表示不接受上海顾客,上海生产的食品也出现严重的滞销现象。面对疫情,及时找出传染源,进行有效切断是防控传染病蔓延的关键。上海市卫生局组织流行病学专家带领科研小组迅速奔赴毛蚶的原产地——江苏启东,对直接捞出的毛蚶进行实验室检测,结果证实,启东产的毛蚶确实含有甲型肝炎病毒,卫生部防疫司宣布,"根据流行病学调查,临床及实验研究证实,此次肝炎患者中87%至90%有食毛蚶史,生食毛蚶者发生甲型肝炎的危险性较未生食毛蚶者高23.48倍"②。上海市政府紧急成立调查小组,由副市长谢丽娟负责。为查明致病原因,科研人员成立流行病学调查小组进行调查,研究人员"用核酸杂交新技术,以最快速度证实1987年年底本市供应的毛蚶体内存在甲肝病毒,生食被污染的毛蚶是造成1988年初甲肝暴发的直接原因"③。上海医科大学公共卫生学院流行病专家俞顺章教授、徐志一教授等到启东产地打捞毛蚶,在毛蚶身上找到甲肝病毒。他们调查近3万例毛蚶食用者,获得毛蚶传播这次甲肝暴发的血清流行病学证据④。医学专家们依据大量数据得出结论:急性肝炎与食用不洁毛蚶有关! 专家们根据流行病学规律分析指出上海"30天前许多市民食用不洁毛蚶,毛蚶对病菌有一定积聚功能,加上人们传统的食用方式不可能杀灭肝炎病毒,发病高峰正与肝炎发病的潜伏期相吻合,可以说不洁毛蚶是引起本市这次肝炎发病的重要因素。有人统计急性肝炎患者中,有85%以上的人曾食用不洁毛蚶,流行病学的规律可以说明,急性肝炎暴发与食用毛蚶的密切关系"⑤。专家们研究的结论解除了人们的疑虑,不洁毛蚶是致病元凶,为政府采取应对措施提供重要的科学依据。

---

① 刘建平."特别"的新市长[N].南方周末,2003-03-06。

② 卫生部公布上海疫情[N].人民日报,1988-03-21。

③ 《上海卫生志》编纂委员会.上海卫生志[M].上海:上海社会科学院出版社,1998:73。

④ 《上海卫生志》编纂委员会.上海卫生志[M].上海:上海社会科学院出版社,1998:412。

⑤ 急性肝炎与食用不洁毛蚶有关[N].文汇报,1988-01-30。

三、 上海甲肝事件应对措施

(一) 禁止售食毛蚶，及时阻断传染源

面对甲肝疫情，上海市政府采取果断措施，严禁销售、食用毛蚶，组织全市医务人员救治患者，增加开设大量病房，隔离甲肝患者，进行疫情通报与预防知识教育，调集药品进行预防治疗，安定民心，稳定局势，控制疫情的蔓延发展，顺利处理甲肝流行事件。

到1988年1月4日，已经有两千多人因食用毛蚶患肠道疾病。为防控甲肝疫情，上海市政府立即采取紧急措施禁止销售、食用毛蚶，教育人们不生食毛蚶，控制疫情。1988年1月4日上海市卫生局、工商行政管理局联合发出通知：禁止销售毛蚶，一经发现，立即重罚。禁止上海各市场出售毛蚶，对现存毛蚶集中处理。1月5日上海市教卫办召开紧急会议，提出不得销售毛蚶，上海市食品监督检验部门通令，各市、县副食品公司外出采购贝类水产品必须向所在区、县卫生防疫站申请，个体户不得经营蚶类、牡蛎类水产品，要求郊县工商部门认真查处。1月6日，上海市工商局和卫生局采取联合行动，没收和销毁了"带毒"毛蚶60多吨，并封堵了正在运往上海的300多吨毛蚶。秉承"阻断一切毛蚶出现在餐桌上"的宗旨，上海市各部门采取联合行动，交通、公安、港监、市场管理部门齐心合力，在通往市区的所有陆路、水路设立关卡，严查死守，不让受污染毛蚶进入上海，切断了传染源。

(二) 调集卫生资源，及时救治

面对危局，国务院召集有关负责人会议，研究疫情，提出具体的要求。上海市政府动员全市人民团结起来，战胜困难，上海市政府发出《关于制止急性肝炎进一步蔓延的紧急通知》，上海市委成立肝防领导小组，上海市政府召开紧急会议应对疫情，募集物资，开设病床，调集药品进行救治。根据"条包块管"的原则，各行业紧急动员，共同努力收治甲肝病人，缓解社会恐慌情绪。上海市政府部署甲肝防治采取的措施有：

1. 开设临时病房，调动医疗资源进行救治

上海市政府调动一切资源，增加病床与药材，全力救治病人。卫生部门组成肝炎防治小组，动员各方力量增加病床，增设临时病床。据报道1988年1月下旬增加大量肝炎病床，"近日新增肝炎病床854张，近郊四县形成400余张肝炎病床能力。市传染病防治院腾出办公用房增加97张病床，近日再增加120张，第一时间不能住院的急性肝炎患者，在医院指导下设立家庭病床，

做好病人的防治工作"[①]。第二军医大学在疫情发生后,迅速作出反应,几天内就新增了 600 张床位。市传染病医院传染病房 290 张床位全满,在外面找到两栋新盖的楼房开设病房,增加到 1 518 张病床。全市累计新增临时病床 10 万多张[②]。同时,上海市政府还组织动员在一些新建成的办公大楼里装备设施,开设临时病房。市政府调动社会力量,对病人采取"以区为主,按块收治"的方式,组织本区范围内的各级医院及企业、部队医院收治肝炎病人。政府要求各区政府统筹安排,设立隔离点,尽可能收治病人,各区卫生防疫人员做好消毒工作,防止疫情蔓延。

2. 购销药品,施惠于民

上海市药材公司为保证肝炎治疗用药,派人用电报、电话、电传等形式紧急到各地组织药材原料,如山栀、茵陈、板蓝根等抗病毒药,药厂突击加班制成成药,有板蓝根冲剂、黄疸茵陈冲剂等,及时投放到市场。政府请中医专家配合,提供治疗甲肝的中药配方。治疗及预防甲肝的药品走俏市场,丙种球蛋白、板蓝根冲剂、葡醛内酯这些甲肝防治药物,被抢购一空。茵陈从 1.10元/kg 上涨到 8 元/kg,板蓝根从 2 元/kg 涨到 5 元/kg。全国 85 个单位援助,生产 58 万 kg 药品运送到上海,药价普遍高于上海药品价格。上海市政府号召以保全人民生命为宗旨,市药材公司为市民提供价格低、药效好的药品,采取"高进低出"的营销方式,医药公司 10 天就亏损 130 多万元。全国支持上海,湖北黄石市组织价值 200 多万元药品 2 月 27 日运送到上海,有肌苷片、肌苷口服液、肝炎冲剂等,缓解了上海药品紧缺状况[③]。

3. 采取严格隔离与消毒措施

针对甲肝的传染性,对病人进行隔离,调集人力、物力设立隔离点,组织进行消毒,增设病人隔离点 2 000 多个,每个隔离点费用约 1.6 万元。根据统计,上海"2 月底全市累计设立隔离点 1 254 个,肝炎病床 11.8 万张,家庭病床 2.9 万张"[④]。开展有效的消毒措施,采用新型消毒剂,消毒高出以往 5~6 倍,市、区卫生防疫站调动 30% 的工作人员与 400 名街道消毒人员,突击培训消毒员 1 000 多人,使得病人及污物、粪便、污水得到及时处理[⑤]。市医药部门组

① 上海市卫生局. 卫生部门加强对急性肝炎治疗,新增病床千余张[N]. 文汇报,1988 - 01 - 23。

② 吴群红. 突发公共卫生事件应对[M]. 北京:人民卫生出版社,2009:196。

③ 湖北黄石支援申城防治甲肝[N]. 文汇报,1988 - 02 - 28。

④ 《上海卫生志》编纂委员会. 上海卫生志[M]. 上海:上海社会科学院出版社,1998:73 - 74。

⑤ 《上海卫生志》编纂委员会. 上海卫生志[M]. 上海:上海社会科学院出版社,1998:185 - 186。

织消毒药品货源,保证消毒药物及时供应,确保消毒工作落实到位。对高危人群及患者的家庭成员进行丙种球蛋白预防接种,全市共接种丙种球蛋白20多万人份,学龄前儿童80%以上接种了丙种球蛋白,以提高其免疫力。

(三) 疫情信息公开与卫生宣教

甲肝流行时期引起上海市民极度恐慌,谣言四起,为了安定民心,上海市政府通过媒体把甲肝疫情信息公开告知民众。政府实行每天疫情报告制度,在报纸和电视台及时、准确地发布疫情信息,增加疫情透明度,使得公众了解甲肝疫情发展动态,减少谣言造成的恐慌。媒体充分发挥舆论导向作用,安抚了人们的紧张情绪,协助政府稳定了社会秩序。

上海市政府组织专业人士进行甲肝防治宣传教育,告知市民肝炎的防治知识。上海传染病医院院长巫善明频频出现在电视和电台上,将甲肝疫情告知公众,传播甲型肝炎防治知识,稳定公众情绪①。《新民晚报》《文汇报》和《解放日报》等新闻媒体开辟专栏,向市民宣传甲肝的防治知识。上海电视台《医药顾问》栏目邀请肝病防治专家到电台对民众宣传肝炎防治知识。上海市、区卫生教育部门先后印发了400万份文字宣传资料,摄制播放卫生科普电视片5部,发放幻灯片200多套。中华医学影像出版社发行《肝炎防治专辑》磁带。1988年4月13日,上海市科委医学专业委员会、上海市慢性肝病防治中心联合对市民进行甲肝康复咨询讲座,邀请肝病专家张孝秩、姚光弼等人,对市民进行甲肝治疗康复知识教育。通过媒体宣传,消除市民的紧张疑虑,积极配合政府进行甲肝防治。

甲肝事件发生后,正值元旦春节,时任中央军委主席的邓小平从杭州赶赴上海,与上海市民一起过春节。工作人员说,上海正在闹"毛蚶病",是否过一个阶段再去,邓小平说:"那我们更要去,我要和上海人民共同过春节,毛蚶病有什么了不起啊。"②1988年2月16日,84岁的邓小平在时任上海市委书记、市长江泽民的陪同下,观看了当地的春节联欢晚会。当时上海市民因为甲肝很恐慌,人们之间不握手,唯恐感染,因此为安全计演出后没有首长接见演员的安排,然而在表演结束后,邓小平主动和前排演员握手慰问,亲吻了一个名叫金恋的杂技小演员,以实际行动告诉世人甲型肝炎是不可怕的,上海人民因此受到鼓舞。

邓小平表现了政治家的博大胸襟,以及应对突发事件的高超政治艺术,他以实际行动破除人们对于甲肝的恐惧心理,对安定民心、鼓舞上海市民奋

---

① 许涯文,吴元栋. 真相和流言的辩证法——从"甲肝"事件谈新闻传播的客观真实性[J].新闻记者,1988(6)。

② 彭瑞高.邓小平在上海过年[M].上海:文汇出版社,2004:88 - 89。

力防疫发挥很大作用。

四、上海甲肝事件的影响

甲肝流行事件给上海造成巨大经济损失。根据有关资料统计,1988 年第一季度甲肝病人对上海南市区造成的经济损失,以人均日创净产值计算,就高达 7 635 万元,人均上缴税利计算为 3 206 万元。同期上海市区因甲肝流行导致社会经济损失,以人均日创净产值计算高达 5.57 亿元,以人均日上缴税利计算达 2.34 亿元[①]。甲肝事件影响水产养殖业发展。受甲肝事件影响,居民不敢再购食毛蚶,水产养殖业损失较大。以宁波为例,宁波市毛蚶养殖户总损失达 915.6 万元,浙江省损失达 2 000 万元[②]。1988 年 12 月江苏省颁布《关于禁止捕捞、销售、生食毛蚶》的紧急通知,对于毛蚶养殖业是致命打击。甲肝造成的直接和间接经济损失超过百亿元。启东毛蚶也影响到其他省区,1988 年春节前期启东毛蚶大量向苏、浙、鲁、皖四省输出,使甲肝疫情在四省扩散,江苏、浙江因毛蚶的销售量大,疫情严重,两省各报告发生甲肝 20 多万例。山东、福建路途较远,毛蚶的销售量较少,两省各报告发生甲肝数万例。

甲肝造成民众高昂的医疗费用。根据医疗费用统计报告,1988 年第一季度全市 306 632 例病人,估算到 1988 年 5 月上海市区甲肝门诊、隔离和康复医疗费用分别为 3 025.65 万元、4 449.37 万元、386.22 万元,合计高达 7 861.24 万元。调查 3 199 户居民预防费用,因甲肝流行预防支出费用占 61.74%,无病户均支出 50 元,有病户均支出 155 元。以全市 216.25 万居民计,估计 133 万户支出预防费用 9 942 万元。上海开设 124 个临时隔离点,开设一个临时隔离点平均投入 1.6 万元,共 2 000 万元以上,总体费用达到 5 亿以上[③]。企业事业单位的预防、消毒、隔离等费用也很大,难以估算。甲肝的间接损失也比较大。研究人员对甲肝流行严重的上海南市区调查,1983 年南市区因甲肝流行造成的间接经济损失,包括社会经济损失和家庭经济损失为 155 万元;1984 年甲肝非流行年间接经济损失为 68 万元;而 1988 年第一季度的甲肝病人对南市区造成经济损失以人均日创净产值计算高达 7 635 万元,以人均日上缴税利计算为 3 206 万余元。

---

①　吴建华,顾杏元,冯学山. 1988 年春季上海市甲肝暴发流行间接经济损失分析[J].中国公共卫生管理,1990(4)。

②　崔均鸣,栗倩云.甲肝余波[J].中国水产,1989(4)。

③　冯学山.上海甲型肝炎暴发流行的直接经济损失[J].中国社会医学,1990(4)。

表 1-13　上海市民甲肝医疗费用表①

时间	1988 年 5～6 月				
项目	门诊	隔离	康复	隔离点	预防
费用	3 025.65(万元)	4 449.37(万元)	386.22(万元)	2 000(万元)	9 942(万元)
合计	7 861.24(万元)				

甲肝事件促进了我国公共卫生事件的法制建设。1989 年 2 月 21 日,《传染病防治法》在第七届全国人大通过,自此应对传染病事件具有了法律依据。此外,政府加强了对食品卫生的监管,建立上海食品卫生联席会议制度,研究决定重大食品卫生问题。上海市水产局、工商局制定食品卫生管理办法,加强对个体饮食经营户和水产食品卫生管理,规定对影响健康的食品不准上市出售,发现后严肃处理,限制生食水产品的经营,暂停经营毛蚶、宁蚶、牡蛎、泥螺贝类水产品,其他贝类产品必须报食品卫生监督检验所同意才能经营。上海市工商局统一换发个体饮食经营户执照,进行法制与道德教育,加强食品卫生监管。

甲肝事件的暴发以及处理,反映我国城市公共管理职能的滞后,没有应急管理意识,缺乏把经济与社会各方面结合进行系统管理的思路。甲肝事件发生后上海市委领导进行反思,江泽民指出,“甲肝流行暴露反映出我们工作上的若干问题,管理这么大城市如何保护市民的健康是一个系统工程,从商品流通、工商监督、食品检验、卫生习惯上,直到对防治各种传染病知识的普及,都要一环扣一环,不要麻痹大意”②。我国当时对公共卫生事件没有制定应急预案,在事件应对中存在失误,造成疫情扩散。

甲肝事件反映我们不够尊重与重视科学规律。1983 年上海市民食用毛蚶引起甲肝流行,有两万多人患病。事后 250 多名专业人员作流行病学调查,结论是甲肝与食用有毒毛蚶有关。有 19 位权威专家签名的调查报告称:“毛蚶等贝类水生物除应注意运输、销售过程中的污染外,尤其要注意捕捞或养殖区水体污染……因此,捕捞地区要注意水质卫生管理,在采购货源时要掌握当地疫情,要做好毛蚶等贝类的卫生监督。本次调查还提示,在今后肝炎防治工作中,要注意抓第四季度工作,因这段时间是毛蚶等销售旺季。”③但是

---

① 吴建华,顾杏元,冯学山.1988 年春季上海市甲肝暴发流行间接经济损失分析[J].中国公共卫生管理,1990(4)。

② 认真吸取渡口事故和甲肝暴发教训[N].文汇报,1988-04-10。

③ 程美东.透视当代中国重大突发事件:1949—2005[M].北京:中共党史出版社,2008:346。

有关部门无视这个科学的结论,认为甲肝与食用毛蚶没有太大关系,没有做好水产养殖业的科学管理与监督。上海市卫生局副局长王希孟组织医学专家写文章认为毛蚶与疫情有关系,发表在《中华传染病学杂志》上,但是杂志发行少,很多民众不知情。1985 年上海市卫生防疫站肝炎研究室主任胡孟冬趁到慕尼黑大学进修的机会,根据对 1983 年甲肝流行资料的研究,得出毛蚶在污染的海水中生活一定时期,可摄入浓缩甲肝病毒颗粒的结论。1986 年上海据此制定法规。1988 年 3 月 5 日,胡孟冬经过标本研究向新闻界发布了一条极短的科学新闻,"引起上海甲肝流行的毛蚶有甲肝病毒"。在 1988 年甲肝流行之前,政府没有及时采取防范措施,加强水产品的卫生监督。1988 年甲肝流行初期,没有及早接受医学专家的建议进行预防。忽视科学,追逐利益,漠视监管,是上海甲肝暴发流行的重要因素,教训十分深刻。经济的无序发展,食品安全问题,往往会造成公共卫生事件,需要辩证统筹认识商品经济发展与社会卫生的关系,遵循科学规律,才能促进经济社会可持续发展。

第六节　2003 年非典型肺炎事件

2003 年春天,一种新的传染性疾病出现,称为传染性非典型肺炎(Severe Acute Respiratory Syndrome,SARS),是由一种全新冠状病毒引起的呼吸系统传染病。2002 年 11 月从广东发生,蔓延至北京、上海等大部分地区,影响全国,波及世界。到 2003 年 7 月 11 日中国内地累计病例 5 327 人,死亡 348 人。SARS 疫情引起社会恐慌,造成严重的影响。

一、"非典"事件发生的背景

"非典"事件的产生,反映我国改革以来在公共社会领域累积的问题。

首先,我国公共卫生职能削弱。改革开放以来我国政府以经济建设为中心,教育、医疗及公共卫生事业的发展受到一定影响。1990 年 7 月卫生部颁布《关于加强卫生防疫机构有偿服务管理工作的通知》,很多卫生防疫机构开始进行趋利化经营,忽视传染病监测等公共卫生工作。1997 年卫生部颁布《中共中央、国务院关于卫生改革与发展的决定》,把卫生事业定位为"政府实行一定福利政策的社会公益事业"。由于一些地方政府片面追逐经济利益,减少对公共卫生事业的投入支持,造成传染病疫情监测系统薄弱,导致传染病控制弱化。

其次,经济发展影响生态平衡,出现新的传染病。商品经济发展导致物品丰富,人们生活饮食方式发生变化,影响生态系统平衡。山珍海味、飞禽走兽成为美食,野生动物上餐桌,生猛海鲜受到人们的青睐,成为传染病发生的诱因。"非典"事件发生于广东省,广东地处亚热带,终年草木葱茏,饮食习俗很有特色,以海鲜著称,粤菜名扬天下,野味山珍均入食材,虫、猫、蛇、雀是佳肴,选材博杂,注重生鲜。专家们认为非典型肺炎病毒是动物源性的,果子狸被怀疑是重要的动物宿主。中国内地和香港的科学家从蝙蝠、猴子、果子狸、蛇体内分离到"非典"病毒,检测到冠状病毒的基因①。科学家研究发现,蝙蝠携带有类"非典"病毒,野生蝙蝠可能是"非典"的源头宿主,而果子狸不过是将病毒从野外传染到人类身上的中间宿主。早期的"非典"病例多有与动物接触史,"非典"病毒的来源至今仍是未解之谜,但是与野生动物有一定关系。

最后,医学发展的特殊性,产生新型病毒。野生动物体内产生的病毒,会由于环境的变化传染人类,造成新型传染病。科学家研究认为引起 SARS 的病原体是一种新型冠状病毒。根据资料记载,"1937 年第一个冠状病毒从鸡分离出,1968 年观察此病毒,因其包膜有类似日晕的棘突,形似王冠结构,命名为冠状病毒。2003 年 3 月,WHO 的工作人员 Urbani 第一个意识到"非典"的暴发,在越南治疗患者时不幸感染去世。"②"非典"病毒潜伏期有 3～15 天,目前尚无特效抗非典型肺炎病毒药物。

二、"非典"事件发生的过程

(一)"非典"在广东佛山、河源发端

非典型肺炎称为重症急性呼吸综合征,是一种由 SARS 冠状病毒(SARS-CoV)引起的急性呼吸道传染病,主要传播方式为接触患者呼吸道分泌物或近距离飞沫传播。加拿大、美国在内的 11 个国家和地区通力合作研究,宣布其病因是一种新型的冠状病毒,称为非典型肺炎冠状病毒。非典型肺炎起病急,传染性强,患者高热、畏寒、咳嗽、乏力,严重者呼吸急迫,伴有头痛、肌肉酸痛、全身乏力和腹泻,出现频繁咳嗽、气促和呼吸困难,易出现呼吸窘迫综合征,严重者导致死亡。非典型肺炎治疗主要是抗炎、抗病毒以及对症支持疗法,一般采取解热镇痛、镇咳祛痰、吸氧等,重症上呼吸机,采用机械通气,应用糖皮质激素及抗菌药物等,至今尚无有效根治的药物。预防主要是加强疫情报告、隔离治疗患者,切断传播途径,保护易感人群,保持良好的个人卫生习惯,加强社区综合性预防,减少大规模集会等。

非典型肺炎首先在广东发生,佛山市、河源市是最早发现非典型肺炎病

① 李勤,曾光,欧剑鸣,等.一起 SARS 暴发传播链的调查分析[J].中华医学杂志,2003(11)。

② 郑力.SARS 与突发公共卫生事件应对策略[M].北京:科学出版社,2003:3-4。

症的地区。中国内地第一例非典型肺炎病人在佛山被发现,根据新闻报道:
"2002 年 11 月,广东佛山市阐城区张搓镇弼唐乡 45 岁的庞先生发热、头痛,
高烧不断,住佛山市第一人民医院治疗,医生作为伤寒病来治疗,采用呼吸
机,插管手术。陪护家人有 4 人受到感染。经过抗病毒药物治疗一个多月后
病愈。检验病毒样本与非典型肺炎病毒一致,医院不清楚病因,没有进行上
报。"①中国内地第一起报告的非典型肺炎病人是广东河源市人黄杏初。36 岁
的黄杏初在深圳餐馆做厨师,"2002 年 12 月 15 日他感到发热、畏寒,到河源
市医院治疗,参与治疗的 9 位医务人员感染有非典症状。后被送到(原)广州
军区医院抢救,向上级做汇报。"②此后,河源市医院又收治郭杜程等病人,病
情与黄杏初相似,后转入深圳福田医院。2003 年 1 月 1 日河源市卫生局向广
东省卫生厅汇报疫情,引起重视。2003 年 1 月 2 日广东省卫生厅组织的由医
疗专家与疾控中心研究人员共同组成的专家会诊小组抵达河源市,广州市呼
吸病研究所副所长任组长,专家组会诊后形成非典型肺炎病症的第一份重要
报告——《广东省卫生厅赴河源会诊调查专家组工作报告》,报告认为:"河源
市人民医院内一区医务人员所出现的病症,是一起病因未明的局部暴发的传
染病,考虑为非典型病原体所致。目前对病人采取隔离措施。"③报告认为其
病症是非典型病原体引起的不明原因肺炎,要求目前对病人采取隔离措施。
由于对非典型肺炎传染性情况不明,疏于防范,大量医务人员受到感染。

　　非典型肺炎发端在广东河源市,河源市政府采用传统信息策略,控制新
闻媒体,维持社会稳定。河源市媒体对事件的报道迟缓,医学专家在电视上
澄清"谣言",1 月 3 日当地报纸刊登卫生局"没有流行病"的声明,医务人员采
取有效防控措施暂时控制疫情,平息市民恐慌,防止社会动荡。这一切使得
疫情的危害性被低估,降低对风险的感知,误导地方政府的行政策略,导致此
后社会风险加剧。

　　广东疫情在扩大。2003 年 1 月 20 日中山市的医院收治 15 名病人,医务
人员 13 名被感染,震惊了广东医学界。1 月 21 日广东省卫生厅组织专家到
达中山市会诊,专家们将该病症诊断为非典型肺炎,并注明病因未明,病毒感
染可能性大。2 月上旬广东进入发病高峰期,感染病例骤然增加,疫情不断扩
散,广东政府调集医务力量进行紧急救治,民众出现社会性恐慌。截至 2 月 9
日,广东省报告发现非典病例 305 例,死亡 5 例。2 月 13 日,广东省卫生厅召

---

①　唐贵江. 中国首例 SARS 病人还是在广东佛山[J]. 新闻周刊,2003(19)。

②　何静文. 寻找黄杏初 追访"中国首例非典报告患者"[N].南方都市报,2003 - 05 -
16。

③　茉莉,王东.SARS 之疫源起南粤调查[N].经济观察报,2003 - 05 - 12。

开新闻发布会,公布疫情,防治非典型肺炎开始成为人们生活的焦点。

表 1-14　非典型肺炎广东疫情发展阶段①

时间	第一阶段	第二阶段	第三阶段	第四阶段
	2002 年 11~12 月	2003 年 1 月	2003 年 2 月 1~15 日	2003 年 2 月 16 日
疫情报告	河源发现疫情	中山、佛山、顺德发现病例	广州病例多发	广州波及范围增加,病例数下降
特征	河源聚集性病例	散发感染性病例	散发聚集性感染	散发型病例增加
反应	未引起警觉	市民恐慌,政府辟谣	市民恐慌抢购,政府公布疫情	政府加强各方防控措施

从上表可以看出,非典型肺炎作为一种新的传染病,从发生到发展 3 个多月时间,由于有关部门的懈怠,违背科学防疫的规律,没有及时了解和公布疫情信息,更没有迅疾采取隔离防治措施,导致疫情发散扩大,引发民众的疑惧与社会性恐慌,造成严重的后果。

(二) 广东谣言传播,引发抢购热潮

由于广东省政府没有迅疾公布疫情信息,导致谣言传播,发生抢购潮。首先在河源市流传一个传言,"河源受一种不明病毒袭击,已有 1 人死于此症,医护人员亦同时患上此病"②。河源市发生恐慌,人们在 2003 年新年纷纷到药店抢购抗病毒药品,抢购罗红霉素。河源市政府在《河源报》上进行辟谣,指出河源没有流行病毒,要市民不要听信谣言,不要抢购、乱服药。1 月 16 日,中山市"肺炎流行"的谣言四起,市民纷纷去药房购罗红霉素等抗生素药防备。一盒普通的罗红霉素 10 多元,大多数市民一买就是好几百元。中山市最大的药品连锁店"中继大药房"罗红霉素脱销。2 月广州疫情严重,社会流言四起,一则手机短信传言颇为流行:"春节期间从顺德、中山传进广州一种怪病,症状是发热,胸片呈肺炎性病变,一天就发病,很快会发展成呼吸衰竭,该病现在并无药物医治,已经造成多名病人死亡。"③根据广东移动通信统计,1 月 8 日,短信流量达 4 000 万条,9 日 4 100 万条,10 日 4 500 万条。谣言很快通过网络和手机短信等形式传播,影响人们的行为。节后上班,广州市场防感冒、抗病毒类药物异常走销,各大小药店、医院、医药公司和药厂的板蓝根制品和其他抗病毒类药品大都接近脱销。广州兴起抢购风,导致醋、板蓝

---

① 邓铁涛.中国防疫史[M].南宁:广西科学技术出版社,2006:678。

②③ 王雷.广东肺炎谣言始末调查[N].南方都市报,2003-02-12。

根的价格上涨。5 元一包的板蓝根,价格却涨到 30 元一包;白醋每瓶从 10 元涨到 100 元。

面对紧急情况,广东省政府与媒体加强信息公开,进行辟谣应对。2003 年 2 月 10 日呼吸疾病专家黄文杰接受记者采访时说,"非典型肺炎患者死亡 8 小时"是一个谣言,市民不必恐慌,不需要购买板蓝根、醋。2 月 11 日广东省卫生厅、广州市卫生局同时召开新闻发布会,广东省卫生厅公布疫情:截至 2 月 9 日,广东省报告发现"非典"病例 305 例,死亡 5 例,其中医务人员感染 105 例。广州市通报到 2 月 9 日广州市发现非典型肺炎 100 多例,死亡 2 例①。广东省卫生系统实现零报告疫情制度。广州市政府承诺,在现代科学技术的指导下,全市人民团结一心,广州有信心有能力应对任何疾病的挑战,稳定广州市民的情绪。

(三) 非典型肺炎疫情向全国蔓延

非典型肺炎由呼吸道飞沫传播,传染性强。由于对非典型肺炎病毒的茫然无知,传染病监测信息工作的滞后,非典型肺炎发生初期,中国地方政府没有及时采取公开发布信息与隔离应对措施,新闻媒体对非典型肺炎的报道很少,没有引起社会民众的重视,对非典型肺炎的防范救治不力,使非典型肺炎迅速播散全国,造成巨大影响。

广东:截至 2003 年 2 月 9 日,广东省报告发现"非典"病例 305 例,死亡 5 例,其中医务人员感染 105 例。到 2003 年 4 月 26 日,"非典"病例累计增加到 1 379 人。

北京:2003 年 3 月初发现"非典"患者;4 月 20 日卫生部宣布,北京报告"非典"病例 339 例;4 月 27 日,北京"非典"病例累计突破 1 000 例;5 月 7 日,突破 2 000 例②。北京成为"非典"疫区。

上海:2003 年 4 月初,一名女商人从香港到上海出现发热,确诊为非典型肺炎。

四川:2003 年 2 月四川广元市吴某赴广州探亲,返回广元患病,确诊为非典型肺炎。

湖南:2003 年 2 月,湘籍打工者从广东返乡感染成为"非典"病人。

山西省:2003 年 3 月,北京患者于某就诊山西人民医院,感染 5 名医务人员,疫情扩大。自北京 301 医院到山西人民医院就诊的岳某,因乡人探望感染,导致 3 人死亡。

---

① 邓铁涛.中国防疫史[M].南宁:广西科学技术出版社,2006:678 - 679。

② 阎晓明,王建新,赖仁琼.决战在没有硝烟的战场——北京抗击非典纪实[N].人民日报,2003 - 05 - 31。

内蒙古：2003年3月，发现"非典"疑似病例，至4月病例很快增多。

福建：2003年4月初，福建厦门发现2例疑似"非典"病例报告。2人从香港淘大花园来。

宁夏：2003年4月7日发现首例"非典"病人，从内蒙古感染而来。

河南：2003年4月22日，发现3例"非典"病人，曾在北京打工。

香港：2003年3月10日，香港报道威尔斯亲王医院有7名医生、4名护士出现发烧、上呼吸道感染症状。17日感染病例突破100。18日香港出现了首宗本地感染及死亡病例。

台湾：2003年3月14日，台湾地区发现首例"非典"疑似病例。据台湾公布的数据，5月10日全台通报病例1 061人，疑似病例228人，死亡81例。

2003年4月20日，江西、江苏、浙江、甘肃、陕西都报告"非典"病例。2003年4月25日，全国"非典"疫情高发，累计"非典"病例2 753例，形势比较严峻。到4月30日全国报道有"非典"病例省份26个，"非典"疫情迅速蔓延，全国民众紧张抗击"非典"。

非典型肺炎从中国传染到世界，很多国家发现不同程度的病例。越南河内在2003年2月出现"非典"病例，患者曾到过香港，到6月底出现63名"非典"患者。新加坡在2003年3月发现病例，到6月底出现203例"非典"病人。美国等国都发现病例。根据世界卫生组织报告截至2003年7月11日，"非典"全球病例8 437例，死亡813例，治愈7 452例。"非典"病例主要分布在亚洲地区，中国内地病例数最高。

世界卫生组织高度关注"非典"，2003年3月派专家到中国，检测部分病人的血液、唾液样本。2003年2月越南人约翰尼·陈感到疲劳、高烧，住进河内法国医院，意大利人乌尔巴尼医生在观察分析后，提出是严重急性呼吸系统综合征，向全球发出疫情警告。3月15日世界卫生组织将此病定名为非典型肺炎，发布紧急旅游警告，宣布它构成世界性健康威胁，敦促所有国家追查原因加以控制。3月23日"世卫"专家到北京，与中国卫生部交流；4月到广东考察，认为广东的"非典"防治很有成效，其经验可以借鉴，加强国际合作。

（四）非典型肺炎病原研究与衣原体之争

在"非典"疫情扩散时期，我国关于此病原研究取得突破。2003年2月9日卫生部派专家组到广州，对病情进行研究，得出结论是"非典型肺炎"，并带回2例死亡病人的肺部切片，进行病原研究。2月18日中国疾控中心洪涛院士在标本研究中发现衣原体，认为是SARS病因，中国疾控中心在电视上介绍衣原体的发现。但是广东以钟南山为代表的专家组认为衣原体与临床表现不符合，觉得非典型肺炎病原像是一种新病毒。广东疾控中心抽取病人血清进行检测,结果在 90 例中有 17 例阳性,占 18.9%,不能证实"非典"患者是衣原体感染。2003 年 4 月 16 日,世界卫生组织确认"非典"病原体是冠状病毒的一个变种,否定衣原体之说①。

我国的"非典"科研一度走在前列,军事科学院微生物传染病研究所 2003 年 2 月底在一例非典型肺炎尸体标本中,分离出冠状病毒,因没有其他证据未正式报告。4 月 15 日我国在世界上完成新的冠状病毒基因四株测序。中国疾病预防控制中心(CDC)病毒研究所在 4 月从 40 个标本中得到 34 个冠状病毒强阳性报告。4 月 11 日新华社发表中国军事科学院微生物感染性疾病的发现。4 月 12 日钟南山主持的新闻发布会上宣布从广东的 SARS 患者器官分泌物中分离新型冠状病毒 2 株,可能是非典型肺炎的主要原因。攻关组在 3 月 18 日分离出冠状病毒,上交有关部门,未公开发布②。4 月 16 日荷兰实验室基于非洲绿猴的实验,证实了非典型肺炎的病原是一种新的冠状病毒,成为世界卫生组织认可的正式结论。

三、"非典"事件的应对举措

2003 年 3 月后,"非典"疫情严重,面对危机中国政府采取有力的应急措施,全国建立防治"非典"指挥部,组织全国医务人员进行全力救治。战胜"非典"疫情,是对我党和政府应对突发事件、驾驭复杂局面能力的一次严峻考验。中央政府明确提出了"沉着应对、措施果断,依靠科学、有效防治,加强合作、完善机制"的总要求,确定了"早发现、早报告、早隔离、早治疗"的措施,制定了"就地预防、就地观察、就地治疗"的原则,成立全国防治"非典"工作指挥部,省、市、县三级政府防治工作领导机制,同世界卫生组织和一些国家合作,争取各方面的理解和支持。

(一)"非典"初期疫情信息瞒报及危害

"非典"事件初期,我国疫情信息不公开发布,造成严重影响。"非典"时期由于北京召开"两会",广东召开广交会等政治经济因素,传染病监测工作滞后,地方、军队等不同系统之间的医院病患信息不畅通,导致非典型肺炎发生初期我国对疫情信息统计不准确,使得非典型肺炎暴发初期,地方政府媒体对疫情没有及时通报,及早采取隔离措施,导致疫情大面积扩散,造成严重后果。2003 年 2~3 月,广东疫情已经通过交通工具向外扩散,医务人员紧张奋战。2003 年 3 月北京出现"非典"病例,病毒迅速感染,北京成为疫情严重

---

① 邓铁涛.中国防疫史[M].南宁:广西科技出版社,2006:682-683。
② 廖怀凌.诚实的胜利——非典病原体确认为冠状病毒始末[J].南风窗,2003-05-16。

地区。4月3日卫生部部长张文康在新闻发布会上宣布："'非典'疫情得到有效控制,在中国工作、生活、旅游都是安全的。"①4月10日北京市市长孟学农会见日本东芝株式会社社长时说:"对于1 300万人口的北京市,22个病例占比例并不大,已经得到有效控制,完全没有担心的必要。"②但是实际上2003年4月4日北京已经有50多人感染,6人死亡。4月4日北京301医院72岁的退休外科医生蒋彦永洞悉实情,给CCTV和凤凰卫视发电子邮件,披露301、302、309医院收治"非典"病人的真实状况,"302医院有近10名医护人员被感染,301医院有5名医护人员感染,309医院收治近60例'非典'病人,有6人死亡","我觉得医生不说真话,死人要多,国家要吃亏"③。4月8日境外媒体进行报道,国内外对中国"非典"疫情严重性有认识,世界卫生组织把北京定为疫区。

"非典"事件初期我国地方政府对于疫情信息报道的不实行为,使得政府与媒体失去民众的信任,政府的公信力严重受损,损害中国的国际形象,许多国际活动受到限制。疫情信息不透明导致公众不知情,谣言纷纷,引起社会性恐慌。地方政府行为迟钝,没有及时采取有效防控措施,导致疫情严重扩散,产生社会风险。"非典"事件促使中国政府治理突发事件的思维与方式产生重大转折,信息开始公开化,处理措施规范化,执政理念与风格发生很大变化。

(二)建立疫情信息报告制度

中央领导高度重视"非典"防治,提出要把保护民众生命健康放在第一位。2003年4月2日,我国成立非典型肺炎防治工作小组,设立部际联席会议协调解决有关问题。4月13日,温家宝召开全国防治非典型肺炎工作会议,提出要充分认识防治工作的重要性,正确对待因此造成的旅游、商贸等方面影响。4月14日,胡锦涛到广东视察,提出要依靠科学防治非典型肺炎,完善治疗方案,要准确掌握疫情,如实向社会公布疫情信息,不得瞒报。

中央严明党纪国法,对于瞒报疫情、防治"非典"不力的官员进行严肃处罚。2003年4月20日,中国政府明确提出要以对人民负责的态度,在第一时间报告疫情,不得拖延报告和隐瞒疫情。4月20日,中共中央免去卫生部部长张文康和北京市市长孟学农的职务,吴仪兼任卫生部部长,王岐山代理北京市长。两位干练的领导干部承担起全国防治非典型肺炎的重任。4月26日北京市纪委、监察局发出《关于严明纪律,确保非典型肺炎防治工作顺利进行的紧急通知》,

---

① 卫生部部长张文康就非典型肺炎防治情况答记者问[N].光明日报,2003-04-05。
② 橡子.非典风雨洗涤政府思维[J].南风窗,2003(9):14-16。
③ 思岚.蒋彦永:披露疫情真相的第一人[J].中国社会导刊,2003(6)。

规定凡擅离职守、临危退缩的共产党员一律开除党籍。启动官员问责制,到 5 月
8 日,全国 15 个省市有 120 多名官吏因防治"非典"不力而受到惩处。

2003 年 4 月 20 日,中国政府建立"非典"疫情日报告制度,从 4 月 21 日
起将疫情一日一报。通过政府网络、报纸进行每日疫情通报,保证民众对疫
情信息的知情权。"非典"疫情公开透明发布,各级政府认真对待,采取严格
有力的措施积极防范防治,得到民众的支持认同。

非典型肺炎的防治依靠法律法规。2003 年 5 月 9 日我国颁布施行《突发
公共卫生事件应急条例》(以下简称《条例》),为及时有效处理突发事件奠定
法律基础。《条例》明确提出突发事件发生后建立全国应急处理指挥部,负责
统一领导指挥,各省、市成立地方突发事件应急处理指挥部,负责领导指挥本
地区的应急处理工作。《条例》还设定"责任追究制度",对隐瞒疫情、事件救
援、处理调查不力的领导人员给予行政处分,在突发事件中玩忽职守、失职渎
职的给予警告处分,对于直接责任人给予降级撤职处分,构成犯罪的依法追
究刑事法律责任等;规定卫生部门的责任义务,明确职责,体现在突发事件处
理中依法问责的精神。2004 年 4 月,"传染性非典型肺炎"被国家列入法定传
染病范畴管理。卫生部颁布《传染性非典型肺炎防治管理办法》等技术指导
文件,使"非典"防治工作有法可依,有章可循,提高了依法行政的能力和水
平。国家对防治"非典"提供重要的经济支持,财政部建立预防和治疗 SARS
基金 20 亿元,北京市投资 10 亿元。卫生部、财政部通知对农村与城镇贫民的
SARS 患者免费救治等,为防控"非典"提供重要保障。

(三) 动员组织,加强"非典"检测防治

"非典"的防治形势严峻,卫生部出台指导文件,要求在主要省市地区设
立定点医院进行专门收治,设立隔离病区与发热门诊,有利于对病人更好地
治疗,颁布《非典型肺炎防治技术方案》《非典型肺炎病例或疑似病例的推荐
治疗方案和出院诊断参考标准(试行)》。4 月 21 日北京确立 6 家"非典"定
点医院,广州指定 6 家医院作为定点医院,天津指定 3 家"非典"定点医院,
浙江设 13 家"非典"定点医院,江苏设立 82 家"非典"定点医院,湖南设
25 家。北京小汤山专门防治"非典"医院是由政府拨专款而建立的特殊
医院。

1. 广州"非典"防治及经验

(1) 钟南山及其团队防治"非典"的贡献

广东"非典"防治处于领先地位。广州呼吸研究所所长钟南山院士等专
家制定救治工作方案,建立病人收治、转诊和危重病人会诊救治等工作制度,
形成较为完善的临床诊断标准,经卫生部修改后成为"国标"指导"非典"防

治。钟南山出身医学世家,是广东医疗卫生界首位中国工程院院士,在呼吸道疾病的诊治方面造诣精深。他担任广东省非典型肺炎医疗救护专家指导小组组长,临危请命,要求把危重病人集中送到广州医学院附属第一医院救治,各部门迅速设立"非典"病区及病房,他说:"医院是战场,作为战士,我们不冲上去谁上去。"在他的带动下,医院形成团结协作的治疗团队,成为战胜"非典"的支柱。他领导的呼吸病研究所成了非典型肺炎救治的技术核心,组成攻关小组,查阅文献,观察病人,探索治疗方法,终于有所突破。钟南山院士总结提出的治疗方法"中西医结合治疗、按需适当的大剂量皮质激素、无创通气与重视继发感染、及时将危重患者集中专科医院治疗"等非典防治方案[①],在很多地区推广。他们在许多研究和医疗实践中找到治疗方法:当患者肺部阴影增多,血氧监测下降时及时采用无创通气,患者的氧气吸入量增加,改善病人症状;当病人发高烧和肺部炎症加剧,适当给予皮质激素,有效减轻肺泡的炎症,阻止肺部的纤维化病变;当病人继发细菌感染时,有针对性使用抗生素。这一行之有效的救治方法,提高危重病人的抢救率,降低死亡率。广东省卫生厅立即组织专家对这一治疗方案进行修缮,以《广东省医院收治非典型肺炎病人工作指引》下发各地指导治疗。广东"非典"病人治愈出院率占总病例数 86.3%,死亡率仅 3.5%,是"非典"防治成绩最好地区之一。钟南山院士不顾 67 岁的高龄,奋战在防治"非典"的一线。他尊重科学规律,不惧触犯权威的风险,认为"科学只能实事求是,不能明哲保身,否则受害的将是患者"[②]。在钟南山的倡议下,广州市科技局、广州市疾控中心、广州医学院附属第一医院等与香港大学医学院微生物学系协作的"广州市非典型肺炎流行病学病原学及临床诊治课题"联合攻关项目启动,4 月 12 日分离出 1 株新型冠状病毒,显示非典型肺炎的主要病因极可能是冠状病毒的一个变种。这一结果得到世界卫生组织正式确认,是中国科学界对"非典"病因研究的重要贡献。钟南山在香港做讲座讲 SARS 的治疗方法,受到世界卫生组织专家的好评,创造中国防治"非典"的经验。钟南山提出防治非典型肺炎主要经验:一是重视流行病学与临床医学的信息交流;二是总结四项有效的临床治疗经验,中西医结合治疗;三是及时集中危重患者到专科医院,减少传染机会。世卫组织专家伊文斯博士(Dr. Evans)在广东考察后曾对记者说:"钟南山教授他们的经验十分丰富,这些经验对于全世界抗 SARS 工作都是宝贵的财

---

① 广州市卫生局.广州抗击非典纪实,217,251。(档案资料)
② 广州市卫生局.广州抗击非典纪实,250-251。(档案资料)

富。"①钟南山院士的科学勇气与无畏奉献精神成为一道丰碑,他对于非典型肺炎的防治功不可没。

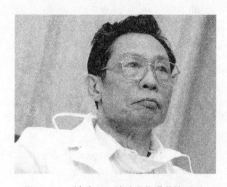
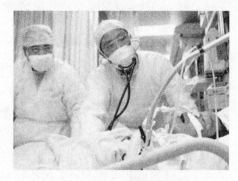

图 1-5　钟南山,抗击"非典"的斗士　　　图 1-6　医务人员救治"非典"病人

《广州抗击非典纪实》

　　广州市总结的"四早三合理"(早发现、早报告、早隔离、早治疗,合理使用激素、合理上呼吸机、合理治疗并发症)的治疗原则,抢救很多危重病人,为全国抗击"非典"提供有益的经验②。广州设立定点医院,抽调医务技术力量,专款购置医疗器械物资,设立隔离病区与发热门诊,加强定点医院的治疗能力。广州市规范与完善病人收治工作,对"非典"患者进行密切观察与分类管理,防止误诊、漏诊与延误治疗。加强医疗安全保障,广州建立医疗资源配置中心,统一部署预防和控制用品。为保护医务人员,广州开辟专门病区收治感染"非典"的医护人员,建立健康监测系统,合理安排医务人员作息,增加营养,提高抵抗力,稳定医护人员队伍。广东省加强社会预防,建立专业"非典"防护网络,把防控网络深入到城市社区与乡村,建立市、县、镇、社区四级疫情监控网络,建立防控体系,加强社会防控"非典"机制。

　　(2) 广州市"非典"监测防治政策

　　为抗击"非典"疫情,广州市出台一系列政策措施给予保障。首先加强防范,重视疫情监测监控工作。2003 年 4 月 29 日,广州市发布《关于加强广州地区进出旅客非典型肺炎检测工作的紧急通知》,要求"各车站、机场、码头加强清洁消毒,严把旅客出入关,进一步强化对疑似非典型肺炎病人的监控措施,对所有进出我市的旅客均要进行严格的体温检测,发现有疑似非典型肺

---

　　① 张先贤.钟南山在抗击"非典"斗争中的重要贡献[J].广州社会主义学院学报,2003(4)。

　　② 广州市卫生局.广州抗击非典纪实,216-217。(档案资料)

炎症状的,要立即果断采取临时隔离,向所在地政府和卫生防疫部门报告"①。2003年4月30日,广州市发布《关于进一步加强非典型肺炎防治工作的补充通知》,要求"要特别重视农村地区的防范监测工作,严防非典型肺炎向农村地区蔓延;要切实做好企业、工厂防治工作,保证员工安全;切实加强出租屋外来暂住人员的防治工作"②。

2003年4月30日,广州市发布《广州市人民政府关于加强传染性非典型肺炎防治工作的决定》,决定成立市医疗资源调配中心;明确广州市第一人民医院等6所医院为一级收治单位和医学观察单位,广州市第二人民医院等13所医院为二级收治单位和医学观察单位;严格执行传染性非典型肺炎的报告制度,发现疑似病人在6小时内报告③。2003年8月4日,广州市发布《关于进一步科学规范非典型肺炎防治措施的通知》,要求"调整体温检测和旅客登记制度;继续保留定点收治医院;各级卫生部门要严密监视疫情,发现疫情及时报告和处理;抓好公共卫生应急机制的建设"④。这一系列措施提高了市民对疾病的整体抵抗能力。

(3) 加强抗击"非典"第一线职工的政策保障措施

广州市加强对于抗击"非典"人员的支持保障,并对防治一线的医务防疫人员发放补贴。2003年5月28日,广州市总工会发布《关于转发广东省总工会、广东省民政厅〈帮助抗"非典"一线医务人员家庭解决有关困难的工作方案〉的通知》,要求利用工会组织和民政部门的各自条件和优势,分工协作,采取包括帮助一线医务人员解决子女看护和上学、老人照顾、家庭卫生防疫等各方面的措施,同时给予必要的精神关怀,为战斗在抗"非典"第一线的医务工作者解除后顾之忧,保障"非典"防治工作的顺利进行。

2003年5月30日,广州市发布《转发省人民政府关于积极做好非典型肺炎防治工作经费保障问题的紧急通知》,明确指示"对第一线的医务和防疫人员给予每人每天100元的特殊临时性工作补助,对因参与非典型肺炎防治工作而受传染的医护人员及其家属发放一次性补助每位病人2万元,对因公殉

---

① 广州市政府.关于加强广州地区进出旅客非典型肺炎检测工作的紧急通知,广州市档案馆文件,全宗号97,页号234。

② 广州市政府.关于进一步加强非典型肺炎防治工作的补充通知,广州市档案馆文件,全宗号97,页号231。

③ 广州市政府.广州市人民政府关于加强传染性非典型肺炎防治工作的决定,广州市档案馆文件,全宗号97,页号280。

④ 全国防治非典型肺炎指挥部.关于进一步科学规范非典型肺炎防治措施的通知,广州市档案馆文件,全宗号97,页号307。

职的医务人员家庭发放慰问金10万元"①。这对于在一线奋战抗击"非典"的医务人员是很大的支持鼓励。

（4）制定发放《广州市预防非典型肺炎指引》，加强预防宣传

广州市加强对重点部位的监控防范，开展全民预防教育。经专家论证，制定印发覆盖个人、家庭、公共场所、企业、交通工具、地铁、羁留场所等地预防非典型肺炎指引，开展广泛的非典型肺炎防治知识的宣传教育，政府"颁布《广州市预防控制传染性非典型肺炎工作指引汇编》12万册，向学生发放预防疾病健康教育折页450万份，向农户印发《农村地区传染性非典型肺炎工作指引》折页60万份，每户一份"②。根据指引内容的不同，由不同的部门负责工作指引的印发事项，明确指出不同单位、场所等防控的具体措施要求，对防控"非典"发挥重大指导作用。

2. 北京市抗击"非典"的斗争

（1）实行严格隔离与监测措施

北京"非典"疫情在2003年3月趋于严重，4月20日北京公布确诊病例339例，4月29日新增病例152例，5月7日北京"非典"病例累计突破2 000例，北京被恐慌气氛笼罩。北京成立防治联合工作小组，会议隔日举行一次，保证各项问题及时解决。2003年4月7日，北京市发布《关于加强防治非典型肺炎工作的决定》，暂停娱乐场所经营，公布疫情与隔离区信息。4月23日，北京颁布《北京市对非典疫情重点区域隔离控制通告》，依法进行严格强制隔离。4月24日，北京市的大中学校关闭，持续6周，对"非典"传播进行有效预防。北京市政府发出疫区隔离通告后，北大附属人民医院首先封闭隔离，这里有19名"非典"病人，1000多医务人员。北京宣武医院成为专门收治"非典"病人的三甲医院之一，宣武医院在48小时内腾出600多张病床，将100多位病人运送到天坛医院、友谊医院等地。这些医院改造消毒病房，接待"非典"病人。解放军301、302医院，承担主要防治"非典"病人的重任。

（2）北京小汤山医院防治"非典"成效

为了加强非典型肺炎的防治，集中力量提高效率，北京市动员部队及地方医务人员，组织施工以最快速度建立小汤山"非典"患者定点医院。小汤山医院严格按照传染病医院标准设计建造，5月1日竣工启用，占地122亩，有1 000张病床，是集多功能设施为一体的国家一级标准的传染病野战医院，对防治"非典"患者发挥重大作用。中央军委调集1 200名医务人员支援北京建

① 广州市政府.转发省人民政府关于积极做好非典型肺炎防治工作经费保障问题的紧急通知，广州市档案馆文件，全宗号97，页号257。

② 广州市卫生局.广州抗击非典纪实，219－220。（档案资料）

立小汤山"非典"定点医院,组织充足的药品与医疗器械。很多医务人员誓师参加,医院院长要求每个科室负责人签"零感染"责任状,实行严格的管理,每天医务人员要穿上3层防护服,经过4道消毒程序,才能走进病区;从病区出来,再一层层脱掉防护服,鼻子、耳朵、手、脚用碘酒消毒,确保医务人员健康安全。5月1日首批患者156名顺利入住,5月3日97名,5月4日93人,5月5日69人等,到6月20日小汤山医院收治患者680人,死亡8人,无一名医务人员感染,军队有1 383人参加工作,受到国家嘉奖①。在北京市抗击"非典"的关键时刻,小汤山医院收治了来自北京市60多家医院的非典病人,使分散在各处的病人迅速集中,并得到有效治疗,这对控制传染源,提高治愈率,降低病死率起到了至关重要的作用。小汤山医院抗击"非典"贡献卓著,其运作模式受到世界卫生专家的称赞。

(3) 防范"非典"有效的预防宣传

面对严峻的形势,北京市全民动员抗击"非典",加强对非典型肺炎的疫情信息通报与有效的预防宣传。北京疾病预防控制中心开通24小时咨询热线电话——64274209,市民可以拨打了解非典型肺炎疾病知识。疾控中心还印制预防宣传折页,介绍非典型肺炎症状及预防措施,放在医院及公共场所,发放给市民。疾控中心同时还成立6个应急小分队,日夜工作值班,应对突发事件。北京市卫生局成立防治非典型肺炎小组,制定政策措施,对北京市公共场所定期进行卫生消毒,保障首都的公共卫生安全。同时,北京市医药公司每日向市民提供10万瓶预防非典的中药;中国烹饪协会要求加强食品卫生与安全,提倡分餐,加强个人卫生管理,增强体质,减少感染。

3. 安徽等地加强农村检疫隔离与防范

完善的监控防疫是控制传染病的重要方面。"非典"时期中国政府采取严格的措施隔离患者和可疑接触者,加强检测防范,减少人口流动。政府规定设立"非典"病人和疑似病人留验站,各车站、港口加强旅客体温检测和消毒制度;学校对学生进行体温监测。我国加强农村与城市社区环境的整治,形成严密疫情防控体系。

安徽地区"非典"疫情并不严重,但是由于从北京、广东返乡的民工流动性大,安徽加强对流动民工人口的管理。阜阳市采取措施防控非典型肺炎向农村蔓延。阜阳市2003年4月有6例"非典"临床诊断患者,5例皆为农民工,1名是列车乘务员。阜阳首例也是安徽省第一例输入性"非典"患者,经过22天的治疗治愈出院。阜阳市是民工流动较大的城市,常年有160多万农民

---

① 张雁灵,徐达穗. 小汤山日记——决战 SARS 一线 1 383 名医护人员心灵语录[M].北京:解放军文艺出版社,2003:28 - 30。

在外地打工,多在广东、北京地区,农民科学知识与防范意识较差,容易受到非典型肺炎侵害。阜阳市针对实际情况筑立农村防非的防线,采取防范措施,对返乡、外来人员在车站、机场交通要道进行监测,密切观察阻止疫情蔓延。首先,加强对外来与返乡人员的登记、初检工作,每村村头设立登记检验站,专门负责监测,全天候工作。其次,对每个返乡人员登记、检查、隔离。严格规范隔离秩序,"所有返乡人员都在家隔离14天,一人一间房,每天量体温,凡是发现发热病人,按照程序送到医院治疗,有专职人员负责。"①阜阳市"非典"防治工作指挥部2003年6月1日发布《关于外出返乡人员"非典"防治隔离观察有关问题的通知》,指出对返乡人员实行"八个一"防控措施,即落实"一个查验站、一张体检单、一个行为规则卡、一间单独隔离房、一把门锁、一名负责人、一名监督人、一张公示卡的要求,切实阻断疫病在我市农村输入传播途径"②。这些措施有效防止"非典"向农村扩散,并加强劝阻外出人员返乡,对困难家庭进行帮扶。阜阳市政府严令加强流动人口的防控。政府发文,对阜阳辖区内所有监控、登记、留验站,凡因登记、查验、监控不力,导致"非典"病例或疑似病例可能造成传播扩散的;对从疫病高发区返回原居住地未能按要求医学隔离观察两周,导致"非典"病例或疑似病例可能造成传播扩散的,其责任单位和属地管理单位主要负责人、直接责任人和当事人是党员的开除党籍,是干部职工的开除公职。我国实行社会的广泛动员,严密的隔离措施是切断非典型肺炎传染源的重要方面。

4. 内蒙古防治"非典"政策措施及成效

"非典"流行时期,内蒙古自治区受到较大影响。2003年3月,有北京乘客患"非典"感染客机乘务人员孟某,到呼和浩特市医院就医,成为传染源。此后,在北京医院进修的李某、因公出差到北京的赵某感染,包头市田某在北京301医院感染,回到内蒙古引起疫情蔓延。根据卫生部门统计,"截至6月30日,内蒙古累计报告'非典'病例582例,其中诊断病例282例,死亡28例,报告出院254例。共流行60天"③。内蒙古自治区卫生厅积极应对,建立以村为基础的农村牧区疫情监测报告体系,防止疫情向农村牧区扩散。

内蒙古二连浩特市是北部开放窗口,在2003年5月有1例"非典"病例,2例疑似病例,市卫生局下发了《关于加强非典型肺炎防治工作的通知》和《二

---

① 阜阳市"非典"防治工作指挥部. 我市筑立农村抗非防线[N]. 阜阳日报,2003-06-05。

② 阜阳市"非典"防治工作指挥部. 关于外出返乡人员"非典"防治隔离观察有关问题的通知[N]. 阜阳日报,2003-06-03。

③ 尹赤林. 抗击非典零距离:内蒙古自治区卫生战线防治SARS工作回顾[M]. 呼和浩特:内蒙古科学技术出版社,2003:2。

连市重大疫情处理预案》,提出了 6 条应对措施:"一是加大投入,千方百计购入必备药品和设备。建立防治组织机构,从 4 月 10 日至 5 月 7 日,二连市累计投入 386.29 万元。专家组研究决定把口岸办公大楼改建为'非典'专治医院,启动该医院预计投入 500 万元。二是迅速成立专家小组,全面开展救治和流调工作。共组成由 10 人组成的'非典'病例分析小组、11 人的诊断治疗小组和 17 人组成的流行病学调查小组 3 个专家工作组。全市抽调流调人员 69人,开展流调工作。截至 5 月 5 日,调查住户 12 945 户,调查人数达 35 365人;调查本市学生 10 025 人,并建档立卡,其余 385 名学生正在排查中。对我市在外地上学的 688 名返市学生全部进行了登记造册。三是严格执行首诊负责制。四是加强交通检查,切断传播途径。指挥部设立了 4 个交通检查站,对公路通道实行 24 小时交通检查,对各类车辆进行严格消毒。截至 5 月 5 日,公路查验车辆 2 062 次,体检人员 7 616 人,遣返 902 人。铁路、公路口岸共检查入境人员 9 823 人次,有 174 个外国旅客因体温异常被遣返。五是严格控制人员外出和大规模聚集活动,实行分级隔离。六是向社会发放指挥部及其办公室的通告、公告等宣传资料 2.8 万份。"①通过宣传教育增强人民群众的自我防范意识,防控"非典"疫情的蔓延。

内蒙古自治区加强防治"非典"的宣传,呼伦贝尔电视台宣传有关非典型肺炎的科学防护知识,努力做到家喻户晓、人人皆知。根据统计,"截至 2003年 6 月 6 日,蒙、汉语各节目部门共播出有关'非典'内容的新闻 280 条,电视讲话 1 个,电视公告 10 条,图文公告、通知 28 条,飞走字幕 1 000 余次,广告中播出小常识 350 余次,专题节目 14 期,公益广告 4 篇,MTV 2 部。向内蒙古台传送新闻 59 条"②。在当地起到很大的宣传效果。

(四) 加强科研攻关,科学防治"非典"

传染病的防治主要依靠科技的力量。"非典"发生后,我国政府高度重视,2003 年 4 月,我国中央政府设立"非典"防治基金,总额 20 亿元,主要用于农民和城镇困难群众的"非典"救治工作,支持"非典"防治的科研攻关等。4月 14 日卫生部和科技部紧急筹措 1 000 万元实施"非典型性肺炎防治紧急科技活动"。为加强"非典"期间科研攻关的合作领导,我国成立了由 10 个部门选派 68 名工作人员参加的"全国防治非典型性肺炎指挥部科技攻关组",集中全国科研优势力量进行联合攻关。国家高技术研究发展计划(863 计划)、国家重点基础研究发展计划(973 计划)、国家自然科学基金委员会都启动"'非

---

① 二连浩特市人民政府. 关于防治"非典"和经济工作的报告,内蒙古档案馆藏,2003/459 号。

② 呼伦贝尔电视台."非典"防治报道形式丰富多样,内蒙古档案馆藏,2003/320 号。

典'防治专项计划",组织国内优势科研力量开展"非典"防治的科研攻关。

(1) 863 计划中设立"非典型肺炎防治关键技术及产品研制"专项

按照"立足近期,兼顾中长期,突出临床,集中解决关键需求"的原则,重点围绕 SARS 病原学及诊断技术、临床治疗、应急药物、试剂和疫苗以及紧急防护装备等方面开展研究和开发工作。截至 2003 年 5 月 9 日,累计安排了"中西医结合治疗 SARS 的临床研究"等 48 个课题,总经费 5 850 万元[①]。

表 1-15 "非典型肺炎防治关键技术及产品研制"专项课题

研究内容	课题数(个)	经费(万元)
临床研究	5	750
药物研制	18	2 620
防护技术	14	1 650
流行病学	11	830
总计	48	5 850

(2) 973 计划中设立"SARS 防治基础研究"专项

国家科技部于 2003 年 5 月 29 日发布了《关于申报 973 计划"SARS 防治基础研究"专项的通知》,组织国内优势科研力量,运用多学科手段进行科研合作攻关,对 SARS 致病机制、病原生物学、疾病控制技术开展系统、深入的研究,为有效防治 SARS 提供理论依据和技术支撑。

(3) 国家自然科学基金委员会的"'非典'防治专项计划"

"非典"发生后,国家自然科学基金委员会研究决定拨专款 600 万元,紧急启动"防治非典型肺炎"基础研究项目。国家自然科学基金委员会于 2003 年 5 月 16 日通过特殊的评审程序,急速启动资助 22 个项目,涉及 7 个方面的工作,包括实验动物模型的建立(2 项)、病原学的研究(2 项)、病毒的致病和发病机制研究(5 项)、疾病的预防和流行病学研究(3 项)、中西医治疗的研究(1 项)、疾病的免疫学研究(5 项)、疫苗研制的基础研究(4 项)。

卫生部、科技部筹措 1 000 万元实施"非典型肺炎防治紧急科技行动",加强研制开发。政府调集科研人员对"非典"的病因、诊断与防治药物和防治方法进行科学研究,获得丰富的成果。

(1) 在病因研究诊断方面

2003 年 4 月 7 日广州医学院附属第一医院与香港大学微生物系合作开展研究,在患者分泌物中分离出 2 株冠状病毒,成为广东地区最早分离鉴定出

---

① 郑力. SARS 与突发公共卫生事件应对策略[M].北京:科学出版社,2003:132。

非典型肺炎病毒的单位之一;4月12日广州市非典型肺炎流行病学课题组分离出2株新型冠状病毒,显示一个变种可能是主要病因。在非典型肺炎诊断方面,4月19日军事医学科学院和中国科学院开发了一小时快速检测试剂盒,为诊断非典型肺炎带来了极大的方便。

(2)治疗方法研究方面

广东钟南山院士在大量临床实践中,总结提出的治疗方法"按需适当的大剂量皮质激素、无创通气与重视继发感染"等[1],在很多地区推广,成效卓著,对"非典"病人的治疗发挥重要作用。302医院提出重症"非典"病人早期诊断标准,研究出的血清铁含量实验方法被列为临床辅诊项目。

(3)药品试剂方面

第二军医大学研究猪肺表面活性物质药物进入临床研究,批量用于"非典"病人。国家中医药局研制成功的"痰热清"注射液与复方中药"解毒丸"具有明显的治疗效果[2]。2003年6月14日,SARS辅助机器人开发成功,成为百毒不侵的"非典"助手。

(4)检测及防护设施方面

2003年5月16日,上海药物所和生化与细胞所联合攻关,成功克隆了SARS病毒中的S、M、N、E及RNA聚合酶、(3CL)蛋白水解酶6种主要蛋白基因,并用于抗SARS病毒药物的体外筛查。西安工程科技学院徐青青教授的"新一代连体及分体透气透湿防护服"的研究成果得到一线医护人员的肯定。广州医学院第一附属医院与上海复旦大学、香港大学等合作研制出世界首创的滴鼻疫苗样品,作为紧急预防措施[3]。

"非典"时期科研合作政策的实施,加强了针对非典型肺炎研究的合作,在病毒病因、快速检测、诊治疗法、防护装备等方面均有很大突破,对全球"非典"的防控发挥了重要作用。

(五)开展科普宣传,有效防控"非典"

"非典"事件中我国政府加强科普教育,引导民众理性防控非典型肺炎,成效显著。2003年5月25日,《中国青年报》以《SARS病毒寻源》一文对"非典"冠状病毒的发现、病毒性质、病毒来源等内容作了详细的报道。网络媒体成为"非典"时期应急科普形式,拓展科普渠道,提高应急科普作用。公众卫生预防措施方面,包括对口罩正确选择和使用、个人卫生、健身注意事项、住

① 广州市卫生局.广州抗击非典纪实,217,251(档案资料)。

② 霍仲厚.从SARS事件看应急科研体系建设[J].中华医学科研管理杂志,2003(3)。

③ 刘宇平.科学探索和联合攻关在抗击SARS工作中的主导作用[J].中华医学科研管理杂志,2003(4)。

所通风等方面的教育宣传。如4月27日新华网报道"注意个人和寝室卫生，勤洗手，勤换衣；下班后不要去玩游戏机、看录像和酗酒，加强体育锻炼，保证睡眠；少到人群聚集的公共场所，必须去时应做好防护措施比如戴口罩等"①。5月3日《广东科技报》报道"人的一只手上大约黏附有40多万个细菌，注意科学洗手防'非典'"②。5月4日《北京青年报》报道"长时间戴口罩容易导致呼吸不畅，造成轻度缺氧，给人体带来一些不适，如头晕、憋气等，因此并非所有场合都需要戴口罩。因为'非典'病毒属于近距离传播，所以只要空气流动条件好，周围人群不是特别密集，不戴口罩照样是安全的"③。5月20日卫生部发布《公众预防传染性非典型肺炎指导原则》，对公众在个人生活及工作中的预防办法作了简要指导。5月20日卫生部发布《公共场所预防传染性非典型肺炎消毒指导原则》。在有关消毒剂使用方法上，指导公众合理、适量使用等。政府与媒体关于非典型肺炎防治的科普宣传，产生正确的舆论导向，使得民众了解科学知识，消除恐慌，理性积极防范。

四、"非典"事件的结果和影响

非典型肺炎这场现代瘟疫持续数月，对中国产生巨大的影响。

(一) 提高公众卫生文明意识，影响社会生活

非典型肺炎严重危害很多人的生命健康。据世界卫生组织2003年7月11日报告，"全球有8 437例感染病人，其中813例死亡。中国内地感染5 327例，死亡为348例"④。由于治疗时期运用激素，大量"非典"病人都留下严重的后遗症，有些甚至致残终身，留下永久的伤害。

"非典"事件深刻影响人们的社会生活。由于隔离与干预，中断正常的社会生活秩序，"非典"时期人们产生群体性心理恐慌，表现为焦虑紧张，恐惧抑郁，缺乏信心，认识水平下降，产生认知偏差，出现盲从迷信倾向，缺乏科学理性应对"非典"的能力。"非典"时期的患者及疑似患者长期隔离，产生较严重的心理问题，感到恐惧、孤独，有敏感、狂躁、多疑等心理障碍，影响治疗及康复。在一线的医护人员由于工作压力大，担心感染病毒，以及对家人的影响等，也产生很大的心理压力。"非典"时期的心理干预非常重要，北京从2003年4月到6月开通"非典"心理援助热线，累计接到1 743人次打来的电话，提

---

①　佚名.戴口罩注意有效期[N].北京青年报，2003-05-04。

②　石太能.科学洗手防"非典"[N].广东科技报，2003-05-03。

③　佚名.戴口罩注意有效期[N].北京青年报，2003-05-04。

④　钟其浪，周润华，李莹.我国传染性非典型肺炎发病情况的分析[J].中国国境卫生检疫杂志，2003(5)。

供"非典"信息知识和心理调节疏导支持④。

"非典"事件促使人们提高卫生意识,提倡文明生活方式。在 SARS 期间,教育部门开设"空中教室";新闻出版署发出读书倡议,加强人与人之间的友善关怀。各地政府在"非典"发生之后,动员市民开展卫生活动。广州市从2003 年 5 月开展爱国卫生运动,改善市区环境卫生面貌。北京、上海、杭州等城市开展卫生活动,严厉查处随地吐痰与乱扔废物行为。"非典"事件树立"大卫生"预防观念,提高了全民的卫生文明素质。

(二)造成经济损失及经济影响

"非典"事件造成明显的经济损失。根据亚洲开发银行 2003 年度分析,受"非典"影响 2003 年中国经济损失为 177 亿美元,占当年 GDP 的 1.09%。根据统计,全国"一季度社会消费品零售总额增长 9.2%,5 月份仅增长 4.4%。二季度国内旅游收入将减少 840 亿元,外汇收入减少 40 亿美元。商贸、餐饮业明显萎缩,工业增速减缓"⑤。"非典"暴发流行对我国旅游业、交通运输、餐饮服务、农产品、纺织轻工业等造成直接经济影响。

"非典"事件使得我国经济发展受到明显影响。从行业来看,交通运输业在 2003 年 4、5 月客运量出现负增长,旅游业也是负增长,餐饮业、商品零售业有所下降。从区域发展来看,"非典"重灾区北京,2003 年第一季度经济增长率 12.7%,4 月为 9.9%,5 月下降至 4.8%,在全国中下降幅度最大;上海一季度经济增长率为 12.8%,4 月为 12.0%,5 月下降至 10.3%。从增长率看,我国 2003 年第二阶段受"非典"影响出现下降趋势。统计数据表明,2003 年1~3 月经济增长率 9.9%;4 月经济增长率为 8.9%,比一季度下降 1.0 个百分点;5 月份经济增长率在 7%⑥。"非典"事件对于中国经济增长有显著影响。广东外经贸工作受到冲击,广交会成交额大幅度下滑,与去年同期相比下降 14.88%。大部分招商活动被取消,外贸受到直接冲击⑦。餐饮、商业、农副产品加工业也受到严重冲击。

"非典"影响我国的工业发展及国内消费。我国 2003 年一季度工业增长17.2%,4 月为 14.9%,5 月为 13.7%,6 月回升至 16.2%。轻工、纺织行业影响较大,订单、订货大幅度减少。我国的农产品、工业产品等销售到海外受到

④ 钟杰,钱铭怡,张黎黎,等."非典"心理援助热线来电初步分析报告[J].中国心理卫生杂志,2003(9)。

⑤ 马力强."非典"对我国经济的影响究竟有多大[J].当代经济,2003(7)。

⑥ 胡鞍钢.透视 SARS:健康与发展[M].北京:清华大学出版社,2003:65-66。

⑦ 广州市政协.关于转发市政协《关于非典型肺炎对广州的影响及对策》的通知,广州市档案馆文件,全宗号 97,页号 1135。

更多更严苛的检验检测,在出口销售中受到国外歧视,并有一些不合理的限制,企业的销售、盈利额度明显下滑。

"非典"疫情影响少数民族地区中小城市经济发展。据内蒙古自治区通报,"非典"对乌盟非公有制经济产生负面影响,根据有关统计,部分个体私营户自行关闭生产经营门店 7 165 户,全盟限期暂时关闭停业的个体私营户共计 16 876 户,占全盟注册登记个体私营户总数的 54.9%。"非典"时期"政府为控制传染源,强制关闭个体私营企业 9 711 户(其中旅店业 1 016 户、餐饮业 4 674 户、酒吧 1 062 户、网吧 461 户、歌舞厅 1 062 户、个体行医门诊 406 户、其他行业 1 030 户)。部分与乌盟签订合作意向的外地客商,延迟履行合资、合作协议"①。

(三) 促进政府民主化进程及民众社会参与

中国政府在危机面前勇于承担责任,改变人们对政府的态度,重塑中国国际社会形象。

面对"非典"疫情,我们实行全民动员、群防群控。在 2003 年 4 月中央政府"非典"防治指挥部成立,形成全民抗击非典型肺炎的格局。广大人民群众表现出高度的政治觉悟,积极支持各项防治措施的落实,形成了社区为防、村庄为防、人自为防的局面,以实际行动有力地支援了"非典"防治工作。在群防群治的防治战略中,社区作为基层防线发挥重要作用,政府制定社区"非典"防治指引规范,各街道、居委会专职负责落实病患隔离、消毒、宣传、疫情发布监督等繁重工作,尤其是广州、深圳的社区,为"非典"防治作出重要贡献。广州市荔湾区是老城区,人口密度大,流动性强,社区坚持预防在先,加强预警网络建设,"开通 24 小时疾病防治热线,快速反应,及时送治,第一时间锁定感染者,是社区防治传染病的重要屏障。区政府拨款 20 万元用于疾病预防工作,基本控制疫情"②。这种社区居民自治,应对突发事件的社会管理方式,提供了社会基层应对突发事件的有效经验。"非典"时期人们更加关注疫情与政府举措。根据央视一项调查反映,"非典"时期有 69.5%的北京市民非常担心"非典"疫情,73.8%的市民关注与"非典"疫情有关的报道,市民自愿参加防范"非典"的活动③。农村村民组织起来开展防治措施,很多农村用民兵应对,农忙之余义务站岗巡逻,配合组织对民工的隔离,协助做好"非典"病

---

① 乌盟.非典对我盟公有经济的影响及对策,乌盟防治非典工作通报 115 期,内蒙古档案,2003 年全宗号 372。

② 广州市卫生局.广州抗击非典纪实,259 - 260 页。(档案资料)

③ 胡琳琳,黄海莉.走出恐慌,重塑生活——"非典"对北京市民的影响及建议[J].国情报告,2003(6)。

例排查工作。中国大地出现全民动员、群策群力防控"非典"的新气象。在抗击"非典"的过程中,人们的社会公德得到重塑。从戴口罩、自觉隔离、维护环境卫生、关爱患者等行为中,提高社会公德意识,激发社会责任感。医务人员义无反顾抢救患者,市民义务劳动、捐助、参与社会事务,呈现了较高的公共道德水平。

(四) 提升民族精神与社会凝聚力

"非典"事件提高了我们的民族精神与社会凝聚力。胡锦涛总书记指出:"越是困难的时候,越是要大力弘扬民族精神,越是要大力增强中华民族的民族凝聚力。在当前这场防治非典型性肺炎的斗争中,我们要大力弘扬万众一心、众志成城,团结互助、和衷共济,迎难而上、敢于胜利的精神,形成抗击疫病的强大合力,彻底战胜'非典'。"①

中华民族精神在"非典"时期得到充分的弘扬。临危不惧、勇于担当的精神,以国家民族、人民利益为重的意识,贯穿在"非典"防治时期人们的心中。医护人员奋勇争先,以生命实践他们救死扶伤的誓言。叶欣、邓练贤、陈洪光等优秀医护人员殉职,发挥模范榜样的力量;很多共产党员冲在危难前面,他们视死如归的献身精神激发全民族奋斗的勇气与信心,成为战胜"非典"的重要精神力量。"非典"事件促使我们民族精神的凝聚升华,激发民众对于民族和国家的强烈认同感,成为构建民族精神、民族认同感的契机。"非典"时期中国民间发起展现"中国精神"的大型抗炎活动,香港溢达集团董事长杨蕙敏女士指出,"当 SARS 打击时,我们曾经感到彷徨无助,作为一个民族、一个国家,我们中国人不断跨过数不尽的困境,从每次的逆境中都能领悟出中国精神的新精髓,找寻到新力量。SARS 让我们再一次反思以及重视在危难中人与人之间的关爱"。一位网友称:"我们需要中国精神,在这个外来文化冲击的中国,我们少了一些中国精神,我呼唤中华民族精神,我的同胞不要为了个人利益,把中华民族的形象、中华民族的精神给玷污了。它激发我最心底的民族精神。"②在危机与灾难中,中华民族精神力量得以凝聚,坚定人民战胜灾难的信心。

"非典"时期加强人文关怀与人文精神熏陶。社会对"非典"时期的患者,进行各方面的关爱抚慰,减少他们的焦虑痛苦。2003 年 5 月杭州"非典"隔离患者这样说:"被隔离了难免孤独,可单位、社区一天好几个电话,还送来鲜花、报纸,送来慰问信、消毒药,心情变得与平时一样平静平和。"③医护人员为

---

① 中共中央文献研究室.十六大以来重要文献选编[M].北京:中央文献出版社,2005:403-405。

② 胡鞍钢.透视 SARS:健康与发展[M].北京:清华大学出版社,2003:103-104。

③ 王明旭,张文.抗击非典精神的反思[J].中国医学伦理学,2003(3)。

抢救患者不顾自身安危。广州中山大学附属三院邓练贤等人在给狂躁状"非典"病人插气管时病人喷射分泌物,他们坚持抢救不幸感染,以致邓练贤献出生命。广东中医院护士长叶欣,在防治"非典"的过程中冒死抢救病人,不顾个人安危,面对危重传染病人,她身先士卒,说"这里危险,让我来",为抢救病人而殉职。医务人员以自身的行为与语言体现对"非典"病人的人道关怀。文艺界进行抗击"非典"、弘扬民族精神的宣传,创作歌曲《一路同行》《生命如此精彩》《白衣天使》等,拍摄影片《刻不容缓》等,演艺界开展公益性综艺活动,支持抗击"非典"。

(五) 党组织凝聚力量,发挥战斗堡垒作用

面对"非典"疫情,我国政府充分发挥党组织的战斗堡垒作用,团结带领群众奋力抗击"非典"。胡锦涛指出,"面对'非典'疫情,广大基层党组织战斗在第一线,广大党员干部冲锋在最前面,成为群众抗击'非典'的主心骨、贴心人。在艰巨的防治任务和生死考验面前,各级基层党组织和广大共产党员视人民的利益高于一切,挺身而出,冲锋在前,为群众作出表率"[①]。"非典"时期基层党组织开展思想宣传教育,以理想信念相感召,以组织纪律相规范,以模范榜样相激励,以维护民众根本利益相要求,采取多种组织宣传措施,宣传"非典"防治知识。广大共产党员发挥中流砥柱的模范作用。天津市各医院党委发出了《告全体党员书》,向党员发出了投入"非典"战斗的倡议书,提出"抗击'非典',党员当先"。广州第八医院医务人员告急,医院党委紧急动员,党员都被动员起来投入救护工作。广州市第一人民医院组织临时病区救治"非典"患者,成立临时病区党团小组,向医护人员及家属写慰问信,送慰问品,关心医护人员健康。在党员精神的感召下,有12位年轻医务人员提出入党申请书。广州市第八医院重症监护中心护士李淑萍,向党组织递交入党申请书,"'非典'在明媚的春光里洒下病毒,打破了我们平静的生活。冲锋在前的同志绝大多数是党员,我深受感动。希望党组织考验我,让我参加到抗'非典'战斗中来"[②]。据不完全统计,到2003年5月底,广东全省有2 000多名医疗卫生工作者申请入党,已有325名第一线医务人员光荣加入中国共产党。

"非典"时期基层社区党组织发挥重要的社会凝聚作用。天津要求社区加强"非典"防治宣传,社区党员通过个别谈心、办好社区宣传专栏、举办知识讲座等多种形式,及时把中央和天津市关于防治"非典"工作的部署、措施和各项要求及时传达给广大群众。河北廊坊广阳区发挥基层党组织作用,区委

---

①　中共中央文献研究室.十六大以来重要文献选编[M].北京:中央文献出版社,2005:403-405。

②　倪迅.从抗击非典看共产党员的先锋模范作用[N].光明日报,2003-07-03。

成立抗击"非典"战役指挥部,建立"非典"防治典型档案,建立疫情定点报告、24小时值班、防疫责任逐级追究、防疫典型事迹信息反馈等制度,为抗击"非典"提供强有力的组织保障和制度保障。

"非典"时期党组织把组织功能延伸到每一个工作岗位,把关怀体贴送给每一位人员。一位染病的护士动情地说:"在隔离的日子里,来自党组织的一次次探望、一句句问候,给我们很大的鼓舞,大家感到有人领着共度危难,心里踏实多了。"①广州市胸科医院临床第三党支部书记杨建春为自己定下一个特殊任务,就是在一线员工中"发现问题",发现医务人员的病情,党支部及时找谈话并强制休息,保护了不少医务人员。

在抗击"非典"的斗争中,各级党组织领导宣传动员党员冲在最危险的地方,以身作则,率先垂范,动人事迹感动很多民众,充满神圣的感召力。内蒙古苏尼特右旗旗委书记、防控"非典"工作副总指挥额尔敦陶格陶同志,起早贪黑奔波在牧区,建立起了严密的防控体系,返乡民工和学生得到了有效的控制,至今苏尼特右旗广大牧区没有一个"非典"病例。他告诫干部:"牧民连续几年遭灾,牧民的生产生活已受到很大影响,如果疫情再传入牧区,我们就无法向党和人民交代。"2003年5月7日,他在深入牧区督促工作中,因极度疲劳,突发脑出血,不幸以身殉职,终年51岁②。人们怀念这位心系民众的优秀共产党员。

在抗击"非典"的斗争中,党员和党组织经受住了考验,党的优良传统在这场没有硝烟的战斗中得到了发扬光大,广大党员在抗击"非典"的斗争中,展示了勇于牺牲、无私奉献的崇高风范,发挥了先锋模范作用,具有极大的感召力,成为凝聚人心、战胜"非典"的关键因素。

(六) 促使理论创新与政策改革

西方哲学家库恩在《科学革命的结构》中认为公共政策是某一时期官僚体系的政治承诺、共同信仰、施政观念指导下的行为产出,指出大量"异常事件"的存在、积累,是对旧政策范式的挑战,政府必须进行政策变迁,调整、修正、改变。"非典"事件的冲击,开始促使我国政府进行理论创新,注重经济社会的协调科学发展。胡锦涛指出,"通过抗击'非典'的斗争,我们比过去更加深刻地认识到,我国的经济发展和社会发展、城市发展和农村发展还不够协调,要进一步加强经济社会协调发展的工作。要坚持以经济建设为中心,在

---

① 张寿生. 广东省卫生系统抗击非典事迹:党旗在抗非一线高高飘扬[J]. 国际医药卫生导报,2003(13)。

② 内蒙古苏尼特右旗. 为牧民鞠躬尽瘁死而后已,内蒙古档案馆藏,2003,全宗号372,编号227。

经济发展的基础上实现社会全面发展。我们要更好地坚持全面发展、协调发展、可持续发展的发展观"①。在"非典"事件过程中,党与政府树立以人为本、科学发展的理念,是科学发展观形成的重要因素。

"非典"事件促使了我国公共卫生政策的转型。"非典"事件反映了我国公共卫生建设薄弱的问题,在资源配置上存在很大差距。政府投入占卫生防疫站收入的比重呈下降趋势:1997 年,在卫生防疫站总收入中,政府预算拨款只占 28%;1999 年,在卫生事业费中,防治、防疫机构占比 20%左右②。卫生经费投入"重视医疗,轻视预防"倾向明显。在"非典"事件之后,我国的公共卫生政策发生很大变化,突出保障社会公共安全与民众生命健康。2003 年党的十六届三中全会提出要提高公共卫生的服务水平和应急能力。2005 年中央"十一五"规划提出要加大卫生投入,完善公共卫生和医疗服务体系。2006 年中央十六届六中全会提出加强政府责任,提供安全有效、方便价廉的公共卫生和基本医疗服务。2007 年党的十七大进一步提出要坚持公益性,建设公共卫生服务体系,完善国民健康政策。党的十八大以来我国加强公共卫生与民生建设,加强卫生体制改革,建立健全突发事件应急管理体系。中国实行政府主导、高覆盖的公益性卫生政策模式,公共卫生、公共产品的公益属性得以回归。

"非典"事件使得我国高度重视突发事件的应急管理,开始从现代公共危机管理的角度审视突发事件的应急处置。2003 年 5 月国务院颁布《突发公共卫生事件应急条例》,建立疫情信息通报及应急处理制度,建立责任追究制度,包括行政责任和刑事责任,成为我国突发公共卫生事件应急处理工作的法律依据,以法律规范保障突发事件的应急管理处置。制定国家突发事件应急预案,建立完善的公共卫生事件应急处理机制,加强公共卫生事件应急管理体系建设,建立健全各级疾病控制预防中心,提高应急管理能力。

科学研究需要严谨,科学结论尤其需要审慎。2004 年 1 月香港大学、广东专家公布:广东市场果子狸病毒基因结构与疑似病例基因片段相似,"非典"冠状病毒可能来源于果子狸,建议严格控制。国家林业局要求全面隔离果子狸;2004 年 1 月 5 日广州市发布《印发关于杀灭果子狸防范"非典"传播行动方案的通知》,制定了杀灭果子狸的工作任务。通知指出:"立即采取措施,扑杀果子狸、獾等可疑携带"非典"病毒的野生动物。全市范围内进行清查,消毒处理,及时扑杀果子狸、獾等。禁止果子狸、獾等野生动物的经营、运

---

① 中共中央文献研究室. 十六大以来重要文献选编[M]. 北京:中央文献出版社,2005:403-405。

② 孟庆跃."非典"防治策略对公共卫生体系改革与发展的启示[J]. 中国卫生经济,2003(7)。

输和出入境。广泛开展宣传教育,引导市民不饲养、不销售、不吃果子狸等。"①并作出行动安排,林业部门牵头工商、农业、卫生等部门联合各地政府进行清查处理,要求在5天内扑杀全省的果子狸。林业部门统计从2004年1月5日到10日,清理果子狸养殖场65个,清理果子狸2 894只,予以扑杀②。扑灭果子狸是严防"非典"的非常举动,鉴于"非典"病毒来源至今仍然是个谜,需要从科学角度反思,如何使人与野生动物自然相处,尊重生态系统的整体和谐,尊重科学规律,不能将人类健康安全建立在对动物、自然的毁灭性活动中。

"非典事件"作为全球性的公共卫生危机给全世界敲响了警钟。由于全球环境变化,人口增长与流动频繁,城市化、全球化的发展,烈性传染病往往会迅速传播,由一国传布全球,需要全球国际通力合作,共同应对人类健康的敌人。2014年在非洲暴发埃博拉病毒,埃博拉病毒是一种十分罕见的病毒,感染后发热、乏力、肌肉疼痛,随后会出现呕吐、腹泻、皮疹,肾脏和肝脏功能受损。数万非洲人民死于灾难,致命的埃博拉病毒从西非向世界扩散,威胁人类的安全。世界卫生组织通过监测埃博拉病毒病,促进有风险的国家制定防范措施来达到预防埃博拉疫情的目的。我国派出传染病防控队伍前往塞拉利昂,对非洲进行医疗援助,加强传染病防控,确保零感染零输入;在国内建立疫情联防工作机制,加强国境检疫与疫情监测,加强埃博拉病毒的防控研究,有效防控。

当代学者安东尼吉登斯指出,现代社会已经进入风险社会,需要一种有效的全球性的公共治理以应对各种社会问题的挑战。他认为:"一个更富有活力也更有责任和责任能力的公民社会,将与国家组成良好的伙伴关系,这有助于我们共同应对一个高风险时代的挑战和问题。"③"非典"事件给我们提出警示,面对危机我国需要树立风险意识,加强风险预测监测,建立建设政府风险防范及应对的有效机制,增强对风险的制度性防范,加强民众的风险危机教育,提高政府与公民应对社会危机的能力,提升政府风险应对的政策水平,加强政府应急管理效率,从容应对国内外风险危机。

---

① 广州市政府.关于杀灭果子狸防范非典传播行动方案的通知,广州市档案馆文件,全宗号97,页号366。

② 邓铁涛.中国防疫史[M].南宁:广西科学技术出版社,2006:692。

③ 陆士桢."非典"之后的国家与社会[J].中国青年政治学院学报,2003(4)。

第七节　2004—2005 年高致病性禽流感事件

2004 年在"非典"事件刚平息不久,一场人禽流感在我国发生并蔓延,带来巨大损失,涉及动物流行病症对人的感染,引起国际社会的高度重视。中国政府面对禽流感疫情,迅速采取应急措施,依靠科学与法律,有力防控禽流感疫情蔓延,展现政府的新形象。

一、高致病性禽流感事件发生的背景

(一)禽流感及其流行

禽流感(Avian Influenza,AI)被称为真性鸡瘟,是禽流行性感冒的简称,被感染的禽类急性病例表现为发热、拒食、神情恍惚,头部和颈部出现水肿,症状发生后往往很快死亡,死亡率接近 100%。专家指出"禽流感可分为高致病性、低致病性和非致病性三大类。低致病性禽流感可使禽类出现轻度呼吸道症状,食量减少、产蛋量下降,出现零星死亡。高致病性禽流感最为严重,发病率和死亡率高,感染的鸡群常常'全军覆没'"①。禽流感病毒易感动物主要包括火鸡、鸡、鸭,还有野禽、水禽、海鸟、鹅、鹦鹉、珍珠鸡等,携带禽流感病毒的鸟类已达 80 多种,具有广泛的传染性。

禽流感病毒的传染性很强,不仅是鸡,其他家禽和野生鸟类都能受到病毒感染,携带病毒的家禽与禽产品可以引起禽流感病毒的传播,造成暴发性流行。野禽易于传播病毒,私藏与走私珍稀禽类如斗鸡等行为也可导致病毒传播。禽流感发病突然,传播迅速,往往呈现地方性大流行的现象,造成严重的损失。1878 年发生最早的禽流感疫情,当时意大利鸡群大批死亡,被称为鸡瘟。1918—1919 年西班牙发生大流感,导致一亿多人口感染,流行病毒基因组部分就源自禽流感病毒。1955 年科学家证实鸡瘟病毒为甲型流感病毒,更名为禽流感。此后禽流感病毒不断变异,给禽类与人类带来很大灾难。根据记载"1957—1958 年亚洲发生大流感,全球有一百多万人死亡,其中部分病毒基因来自禽流感病毒"②。禽流感在世界多个国家、地区都有暴发,英国、美国、澳大利亚、意大利、墨西哥等都发生过,造成很大损失。1997 年 4 月香港地区养鸡场发生禽流感,导致 4 000 多只鸡死亡。1997 年 5 月在香港,一个 3

---

① 姜良铎.禽流感与人禽流感[M].北京:中国中医药出版社,2006:19-20。
② 吴群红.突发公共卫生事件应对[M].北京:人民卫生出版社,2009:260。

岁的男孩死于禽流感,死亡原因是感染了 H5N1 病毒,成为世界上第一个人类感染禽流感病例①。事件发生后香港政府迅速扑杀 150 万只家禽,将禽流感病毒列入《防止传染病蔓延规例》,制定实施预防人禽流感的具体措施,加强对活禽交易市场与禽类商品的检测,加强对家禽的疫苗接种,有效控制禽流感病毒的蔓延。

中国国内禽流感发生在 20 世纪,1996 年广东佛山发现鹅死亡现象,经专家诊断是高致病性 H5N1 病毒所导致。1998 年中国国内出现 H9N2 病毒感染人的情况。2000 年以来随着我国家禽养殖业的发展,家禽在饲养、运输与销售环节存在过于密闭、防疫薄弱问题,我国禽流感时有发生,根据记载"2001 年 8 月,山西省晋中某鸡场暴发禽流感,是由鸡痘疫苗中混入高致病性禽流感 H5N1 病毒所致,死亡与扑杀 22 000 多只鸡。2002 年 2 月,河南疫区运输鸡蛋的汽车、蛋箱进入养殖区带入病毒,导致太原地区某养殖区暴发禽流感,死亡与扑杀 10 000 余只鸡"②。由于我国家禽养殖及运输等存在的问题,导致禽流感疫情暴发蔓延。

(二) 禽流感暴发的因素

禽流感暴发的因素很复杂,它的发生"以晚秋和冬春寒冷季节多见。阴暗、潮湿、过于拥挤、营养不良、卫生状况差、消毒不严格、寄生虫侵袭等都可促使本病的发生或加重病情"③。禽流感发生因素涉及动物饲养环境、喂养状况、动物防疫、运输方式、消费方式等诸多方面。首先,家禽生长环境、饲养方式是重要致病因素。我国家禽饲养方式比较落后,以散养和小规模饲养为主,农村人、鸡、猪同在一个房间的情况很多。近来,随着家禽养殖业兴盛,养殖规模扩大,养殖户为牟取高额利润,管理粗放,禽类养殖场通风不足,卫生状况差,禽类饲养管理人员文化水平低,缺乏防疫知识与防疫经验,没有对禽类进行应有的免疫注射,禽类免疫疫苗质量差,达不到应有的效果。其次,活禽交易频繁和运输环节密闭,增加病毒交叉感染概率;活禽宰杀方式的粗放,容易造成禽流感病毒扩散。地方政府缺乏有效的检疫、监管,缺少快捷的诊断技术设施,难以及时检查处理病禽。禽流感暴发的实质,是我国地方政府及养殖户片面追逐经济利益,漠视动物卫生防疫,忽视动物安全健康与动物福利权利,破坏人与动物的平衡关系。

---

① 姜良铎.禽流感与人禽流感[M].北京:中国中医药出版社,2006:137。
② 姜良铎.禽流感与人禽流感[M].北京:中国中医药出版社,2006:6-7。
③ 赵学敏.禽流感防治与野生动物疫病[M].北京:中国林业出版社,2008:57。

二、 我国 2004—2005 年高致病性禽流感事件经过

21 世纪以来,禽流感在世界很多国家发生并蔓延,引起国际社会的重视。我国作为家禽饲养与进出口大国,也受到禽流感的袭击。2004—2005 年禽流感袭击我国,造成严重的影响。

(一) 2004 年广西隆安县首发禽流感疫情

我国广西隆安县最早确诊发生禽流感疫情。2004 年 1 月广西隆安县一个体户的鸭子大量死亡,专家初步诊断为禽流感疑似病例,向广西壮族自治区进行疫情汇报。事件发生后隆安县紧急组织干部进行疫情防控,当地政府按照《动物防疫法》的要求,迅速成立工作指挥部,封锁养殖场,隔离疫区,全面消毒,免疫与扑杀疫区家禽。警察在各个出入路口设立了隔离线,对发生疫情的养殖场进行封锁,对疫区进行消毒,扑杀家禽 1 225 只,都进行深埋消毒处理。严格检查漏网家禽,做到 100% 的强制免疫。政府做好严格消毒工作,根据报道:"1 月 24 日,当地政府组织对疫点四周 3 km 内的禽类全部扑杀,共扑杀家禽 13 596 只,家禽在疫情 5 km 内都要免费强制免疫,共免疫鸡 8 130 只、鸭 617 只。"[①]隆安县干部大批出动,宣传督促防控工作,加强对禽流感知识的宣传。捕杀家禽影响农民的经济收入,但是群众得到了一定的经济补偿,对于政府扑杀家禽,防治禽流感的措施比较支持理解,并配合政府行动,禽流感疫情得到有效控制。

(二) 2004 年我国主要地区的禽流感疫情

从 2004 年起,在我国其他地区发生不同程度的高致病性禽流感。湖北、湖南、安徽、河南、广东、浙江、甘肃、云南、新疆等地都陆续发生了禽流感,疫情严重。2004 年 1 月到 2 月,湖北武穴感染 5.37 万只禽,全部捕杀,并对 7.7 万只禽类进行免疫;鄂州瓜圻村 600 羽家禽感染,200 羽家禽死亡,400 羽家禽被扑杀;宜昌伍家岗 12 003 羽家禽感染,4 703 羽家禽死亡,12 013 羽家禽被扑杀;襄樊欧庙镇 4 200 羽家禽感染,118 597 羽家禽(3 km 内)被扑杀等。湖南武岗感染家禽 2 000 羽,死亡 1 300 羽,扑杀疫区家禽 13.2 万羽;岳阳平江县瓮江镇 2 400 羽家禽感染,2 380 羽家禽死亡,11 300 羽家禽被扑杀。安徽马鞍山雨山区向山镇 21 900 羽家禽感染并死亡;宣城广德县杨滩乡 3 700 羽家禽被扑杀;界首顾集镇王南湖村 2 700 羽家禽感染,2 300 羽家禽死亡,400 羽家禽被扑杀;巢湖市居巢区 8 160 羽家禽感染,1 520 羽家禽死亡,6 640 羽家禽被扑杀。广东揭阳揭东县曲溪镇 3 750 羽家禽感染,1 300 羽家禽死亡;

---

① 甘冰.广西隆安举行通报会:疫情处理工作进展顺利[N].中国青年报,2004 - 01 - 29。

潮安古巷镇水美村 1 800 羽家禽感染,22 羽家禽死亡,1 778 羽家禽被扑杀。甘肃靖远县东升乡 147 羽家禽感染,80 羽家禽死亡,5 155 羽家禽被扑杀;皋兰县忠和镇盐池村 1 200 羽家禽感染,200 羽家禽死亡,2 390 羽家禽被扑杀,285 羽家禽被强制接种疫苗。河南平舆县东皇庙 2 600 羽家禽感染,790 羽家禽死亡,1 810 羽家禽被扑杀。新疆生产建设兵团农十二师三坪农场 6 400 羽家禽感染,4 058 羽家禽死亡,2 342 羽家禽被扑杀。陕西西安长安区高望堆村 5 425 羽家禽感染,1 919 羽家禽死亡,66 298 羽家禽被扑杀,244 000 羽家禽被强制接种疫苗。云南昆明官渡区大板桥暴发禽流感,1 598 羽家禽感染,7 羽家禽死亡。上海南汇康桥怡园村暴发禽流感,300 羽家禽死亡。浙江永康市西城街道下山村暴发禽流感,550 羽家禽死亡①。全国大部分地区都发生程度不同的禽流感疫情,家禽死亡数量一个疫区都有几千只,造成很大的损失。

2004 年我国内地大部分地区暴发禽流感,疫情十分严重。根据发生地区来看,主要是落后地区的农村,家禽养殖及防疫条件差,容易造成病毒蔓延。湖北、湖南、安徽、河南、陕西、甘肃不发达地区比较严重,江浙一带较少,形成全国范围的禽流感疫情。由于禽流感的影响,成千上万只的家禽感染死亡,还有大量感染者被扑杀,很多家禽类市场被关闭,人们"谈鸡色变",不敢食用家禽,餐饮店中鸡、鸭都遭到冷遇,禽蛋等制品也滞销,并影响到出口贸易,造成很大的经济损失与不良社会影响。

(三) 2005 年我国禽流感疫情

禽流感发生在"非典"事件后,传染病防疫受到高度重视,疫情得到及时控制。在 2004 年禽流感疫情发生后,国家采取一系列的应急措施,有效防控禽流感疫情的蔓延。2005 年的禽流感暴发不严重,呈现局部流行状况,主要在偏远的少数民族地区。疫情主要发生区域是青海刚察县,519 羽禽类死亡;新疆塔城 2 177 羽家禽感染,460 羽家禽死亡,1 717 羽家禽被扑杀;新疆昌吉 180 羽家禽感染,63 羽家禽死亡,117 羽家禽被扑杀;西藏拉萨 2 608 羽家禽感染禽流感病毒,133 羽家禽死亡,2 475 羽家禽被扑杀;内蒙古呼和浩特市腾家营村 2 600 余羽家禽感染病毒,1 492 羽家禽死亡,91 100 羽家禽被扑杀,166 177 羽家禽被强制接种疫苗;安徽天长市便益乡梁营村 2 100 羽家禽感染禽流感病毒,550 羽家禽死亡,44 736 羽家禽被扑杀,140 000 羽家禽被强制接种疫苗;湖南湘潭市射埠镇湾塘村 687 羽家禽感染病毒,545 羽家禽死亡,2

---

① ② 戴维. 2004—2005 中国禽流感疫情[EB/OL]. [2005 - 11 - 07]. http://www. cnnb. com. cn。

487 羽家禽被扑杀,43 750 羽家禽被强制接种疫苗[②]。共感染病毒家禽一万多羽,采取扑杀与强制免疫措施,疫情得到控制。

通过分析可见,2005 年我国的禽流感疫情比 2004 年有所减弱,感染地区集中在少数民族边远区域,受到感染的家禽明显减少,影响区域也比较小,而且在禽流感疫情发生后通过接种疫苗、扑杀使疫情得到及时控制,损失有所下降。但是在 2005 年的禽流感事件中,我国发生几例人禽流感,虽然病例不多,但是因为威胁到人的生命健康,引起政府及科学界的高度重视,有关单位积极组织开展科学研究,有效防疫。

人禽流感在 20 世纪 50 年代欧美国家就发生过,20 世纪 90 年代以及 2000 年以后传播到亚洲、东南亚一带,2000 年以来全球人禽流感事件不断发生。根据报道记载:"2003 年 2 月,香港 2 人感染病毒 H5N1,1 人死亡。同年 2 月荷兰暴发禽流感疫情,83 人感染,1 人死亡。加拿大 2 例感染。2004 年 1 月泰国、越南 11 人感染病毒,其中 8 人死亡。越南 2004 年 3 人死于禽流感病毒感染,2005 年越南有 32 人感染病毒,死亡 23 人。柬埔寨 2005 年出现病例 3 例,印度尼西亚发生病例 9 例,死亡 6 人。泰国 14 例。"[①]人禽流感的出现,反映禽流感病毒的新变化,已经威胁人类的生命及健康,受到国际社会的高度关注,各国进行国际合作,开展人禽流感防治的科研,共同应对威胁人类健康的新病毒。

2005 年我国内地发生人禽流感,卫生部通报:"内地有两例人感染高致病性禽流感 H5N1 病例,其中湖南一例,安徽一例。2005 年 11 月 23 日,安徽一人感染禽流感病毒死亡。2005 年 12 月 6 日,广西发现一例人感染高致病性禽流感病例;12 月 8 日,辽宁黑山一人感染禽流感病毒;2005 年 12 月 7 日,我国江西一名 35 岁男子感染禽流感。"[②]防控形势严峻。

禽流感疫情给鸡、猪等养殖业带来很大影响,很多家禽市场关闭,活禽销售急剧下降,给养殖户、销售户带来极大损失。据统计,2004 年中国的家禽出口下降,2006 年家禽业的损失达 600 亿元,给农民收入造成极大影响,部分人生产生活陷入困顿。从 2004 年到 2010 年年底,禽流感已在中国发生 103 起,蔓延到 23 个省,同时有 38 例人感染禽流感,造成 25 人死亡[③]。禽流感疫情对人类和畜牧业经济安全是巨大的威胁。

三、我国政府对禽流感事件的防治措施及成效

面对禽流感,中国政府采取积极有效的政策措施,紧急应对禽流感疫情。

---

①②　姜良铎.禽流感与人禽流感[M].北京:中国中医药出版社,2006:202 - 208。
③　王克文.我国高致病性禽流感发生及流行的特点[J].中国牧业通讯,2011(9)。

2004 年 1 月 28 日,胡锦涛作出重要指示,强调要"依靠科学、依靠法制、依靠群众"做好禽流感防治工作。2004 年 1 月 30 日成立全国防治高致病性禽流感指挥部,各地党政领导成为禽流感防治第一责任人。各地区、各部门认真贯彻党中央、国务院的决策和部署,按照"加强领导、密切配合,依靠科学、依法防治,群防群控、果断处置"的指导方针,及早发现诊断,快速处理疫情,封锁疫区,隔离家禽,扑杀病禽,及时控制疫情蔓延。

(一) 封锁疫区,扑杀家禽,关闭市场

政府实行坚决的封锁、扑杀和免疫措施。对发生疫情的疫区按照"早、快、严"的原则,政府封锁疫区,国家严令对疫区 3 km 范围内的家禽进行扑杀,5 km 内的家禽进行严格免疫。对疫区进行严格消毒;强制关闭疫区 10 km 内的活禽市场。农业部总畜牧师贾幼陵说:"传统的防治措施是只扑杀,不免疫,而我国采取了两条腿走路的方法,不仅及时对发现的 49 个疫点进行了封锁、扑杀、销毁和消毒,同时又加大了免疫力度,建立了强制免疫区。这些措施比起绝大部分国家来说严厉得多。"①我国一共扑杀 900 多万只家禽,疫情很快得到控制。

(二) 加强免疫消毒,封锁外运,有效预防

强制免疫是防控禽流感最基本的手段。依照《动物防疫法》,国家实行对疫区 5 km 内的家禽进行强制性免疫政策。农业部要求全国实施家禽强制免疫,免疫率要达到 100%。在广西、湖北、安徽和其他地区,当地政府派出的免疫工作小组走村串户不懈工作,努力做到"县不漏乡,乡不漏村,村不漏户,户不漏禽,禽不漏针",对家禽实施强制免疫。北京市启动重大动物疫病应急防控程序,对 1 500 万只禽类动物进行了强制免疫②。广西启动全自治区家禽强制免疫工作,广西隆安共扑杀家禽 13 596 只,对 8 747 只家禽进行了强制免疫③。湖北畜牧部门调集疫苗对武穴等疫区家禽进行强制免疫。陕西省组织调运 50 万余份疫苗,并成立了专家组,对家禽严格免疫。群众将家禽送到相关部门,自觉配合政府防治禽流感。

(三) 依靠科学研究,科学防疫

我国充分发挥科学技术在禽流感防治中的作用。依照科学的方法,科学

---

① 徐京跃,黄全权. 中国内地禽流感扑灭 非凡 50 天彰显政府崭新形象[EB/OL].
[2004 - 03 - 16]. http://news. xinhuanet. com/newscenter/2004-03/16/content_1369409. htm。

② 徐飞鹏. 北京防控禽流感获阶段性重大胜利[N]. 北京日报,2004 - 03 - 26。

③ 刘万强. 广西隆安措施有力 禽流感疫情得到有效控制[N]. 广西日报,2004 - 01 - 29。

诊断并合格使用疫苗,采取综合性措施,才能有效预防、控制禽流感疫情。我国根据国际禽流感流行特点,重视运用科学技术防疫。在国家自然科学基金和国家"973"重点基础研究项目中,其重点就有禽流感免疫预防、禽流感病毒的分离技术。在禽流感的检测方法,血凝抑制试验,琼脂扩散试验,禽流感的流行病学、诊断、免疫防治等方面做了大量研究工作,取得多项研究成果。政府开发了一种用于 H5 亚型禽流感的灭活疫苗,"人用禽流感疫苗"的研制通过了科技部的验收,对于禽流感的防控发挥重要作用。

(四) 制定政策法规,依法防疫,加强宣传

"非典"事件之后,疫病防治的法制化进程大为加强,依法防疫成为共识。禽流感疫情发生后,2005 年国务院制定颁布《重大动物疫情应急条例》《国家突发重大动物疫情应急预案》等法律法规,对禽流感应急处理、法律责任等方面作了规定。2007 年国家先后颁布了《全国高致病性禽流感应急预案》《高致病性禽流感疫情处置技术规范》《禽流感等重大动物疫情防控行动方案》《活禽经营市场高致病性禽流感防控管理办法》等规范,明确规定禽流感防治的管理及技术方案,形成了完整的法规体系和技术规范。《动物防疫法》第 4 条规定,对于动物疫病"对人与动物危害严重,需要采取紧急、严厉的强制预防、控制、扑灭等措施"。2005 年 11 月农业部对《动物防疫法》进行修订,第 13 条修改后规定"国家对严重危害养殖业生产和人体健康的动物疫病实施强制免疫"[①]。违反法律规定要负法律责任,受到法律惩处。农业部将高致病性禽流感列入我国一类动物疫病病种目录,加强对禽流感等动物疫情的依法治理。

中国政府高度重视禽流感知识的宣传,大量制作发放高致病性禽流感相关的宣传材料。农业部门制作的材料包括禽流感知识、预防措施以及家禽饲养知识,以挂图、明白纸、口袋书等容易了解接受的形式送到饲养家禽的农民手中,生动、通俗、易懂。做到村村有挂图,户户有明白纸,提高公众对动物防疫工作的认识,有利于促进禽流感防治工作。媒体积极开展禽流感科普知识宣传活动,据调查"中国农民对禽流感的知晓率达到 98.6%,有 77.2%的农户知道禽流感的主要症状,90%的农户知道禽流感病毒具有传染给人的危险"[②]。政府的有效宣传增强了我国民众的动物卫生防疫意识。

(五) 制定实施国家补偿政策,加强对养殖业扶持

禽流感给农民养殖户造成很大经济损失,国家对发生疫情的养殖户采取

①　赵学敏.禽流感防治与野生动物疫病[M].北京:中国林业出版社,2008:197 - 198。

②　王克文.我国防控高致病性禽流感的对策[J].中国牧业通讯,2011(11)。

经济补偿政策。我国《动物防疫法》第66条规定："对在动物疫病预防和控制、扑灭过程中强制扑杀的动物、销毁的动物产品和相关物品,县级以上人民政府应当给予补偿。具体补偿标准和办法由国务院财政部门会同有关部门制定。"①2004年2月初,财政部宣布,国家合理补偿高致病性禽流感疫区3 km内扑杀的家禽的损失,并对5 km内的家禽实行强制免费免疫政策。这种兼顾个体利益的国家补偿制度,是政府防治传染病应当承担的公共管理成本。

由于政府实行合理补偿政策,在疫区扑杀家禽受到农民的支持理解。广西隆安政府拿出40万元补偿被扑杀家禽的村民,落实到位,很受好评,村民反映"一般一只鸡补偿25元,一只鸭子补偿15元,一只鹅补偿25元,一只鸽子补偿8元"。湖北武穴县政府规定:"每只鸡补偿15元,每只鸭补偿18元,每只鹅补偿20元,每只鸽子补偿5元,共需发放补偿款近100万元,全部由武穴财政支付。"②由于补偿款发放及时,村民比较满意。

政府为保护农民养殖户利益,2005年出台扶持政策,落实补偿补助,对有关企业减免税负。2005年11月到2006年6月,政府实行出口退税的增值税退税政策,扶持家禽产品的加工和销售业务,减少和免征土地使用税、房地产税,免征行政事业性收费,畜禽产品出口实行检疫费免费的政策。国家延长家禽养殖和加工企业的还款期限,享受国家贷款支持。受疫情影响被企业裁减的职工,享受失业保险待遇或纳入城市居民最低生活保障③。政府一系列的补助与扶持生产措施,对保护农民利益,扶持养殖业发展起到很大作用。

(六) 加强动物防疫,进行兽医体制改革

禽流感疫情事件促进我国兽医体制的改革。2004年7月我国建立了农业部兽医局,成立了国家首席兽医官,各地农业部门设立了兽医局或畜牧兽医局。国家颁布了《动物诊疗机构管理办法》《执业兽医管理办法》和《乡村兽医管理办法》等法规,目前执业兽医制度已在中国广泛推行。2006年成立了中国动物疫病预防控制中心,加强动物防疫和处理疫情工作。农业部门开展相应的疫情监测、排查、报告等工作,据报道:"在全国建立了450个重大动物疫情检测站,在全国90%的行政村设立了动物防疫员,共有村级动物防疫员64.5万名。"④建立健全了国家、省、地、县、乡五级全国动物疫情监测报告和快速反应系统。

---

① 赵学敏.禽流感防治与野生动物疫病[M].北京:中国林业出版社,2008:205。

② 刘炳路,胡杰,谢言俊.广西、湖北、湖南三地直击疫情阻击战[N].新京报,2004 - 01 - 31。

③ 姜良铎.禽流感与人禽流感[M].中国中医药出版社,2006:114 - 115。

④ 贾幼陵.人感染禽流感途径复杂 严格实行疫情报告[N].天津日报,2006 - 03 - 19。

从 2004 年始到 2010 年,禽流感在中国已发生 103 起,波及 23 个省,发生 38 例人感染禽流感病例,造成 25 人死亡。近年禽流感不断发生,自 2013 年 3 月底暴发 H7N9 禽流感疫情以来,截至 2013 年 4 月 21 日,全国共报告人感染禽流感 102 例确诊病例,其中死亡 20 人,康复 12 人①。2013 年 11 月我国发布《关于调整部分法定传染病病种管理工作的通知》,修订传染病法规,将人感染 H7N9 禽流感纳入法定乙类传染病,并纳入流行性病进行管理。2013—2014 年我国出现人禽流感疫情,2013 年我国内地发现病例 146 人,死亡 46 人;2014 年 1 月到 2014 年 6 月我国内地发现病例 289 人,死亡 115 人,涉及 14 个省区地区,广东、浙江比较严重。由于采取休市、免疫等措施,疫情得到控制。据统计 2016—2018 年中国内地共 8 个省份发现人感染 HPAI H7N9 禽流感病毒病例 32 例,死亡 13 例,病死率为 40.63%;2017 年我国家禽感染禽流感等疫病的发生仍以散发病例为主,未出现大规模流行疫情。但是受高致病性 H7N9 亚型禽流感的影响,禽肉及蛋价持续低迷,养殖户亏损严重。全国启动"H5+H7"疫苗强制免疫措施,人的感染病例迅速减少,降低了疾病的严重性。

禽流感事件表明,人类安全与动物紧密相连,人类的健康与动物健康息息相关,人类不仅要关注自身环境与健康的改善,也要关注动物的权利与福利问题。禽流感事件反映出公共卫生事件中的动物伦理问题。动物伦理源于环境伦理学,主张把道德关怀扩展到人之外的非人类存在物身上去,提出一些共识,认为野生动物关系到生态链的平衡,从人类视角提出保护动物。动物有道德权利,有自身的尊严,应该获得道德关怀,要关心动物的利益。

欧盟将动物福利条款写进双边协定;我国倡导保护野生动物,也逐步重视动物福利。动物的权利福利与人的健康冲突,引发公共卫生伦理问题。禽流感发生后,大量家禽被捕杀、强制性免疫,是出于疫情防控的需要,也是对动物权利的践踏。禽流感事件,使得人们思考在发展中考虑人与自然、动物的整体和谐关系,通过保护动物、保护生态环境的整体性,实现生态环境的平衡。在公共卫生事件中要注重对动物权利的保护,从"非典"事件捕杀果子狸,到禽流感事件大量捕杀家禽,忽视了对动物权利与动物福利的保护。公共卫生事件中的动物伦理是需要研究及实践的重要问题,目的是促进人与自然、生物的和谐平衡。

高致病性禽流感事件促使人们思索人类与自然、动植物的关系,产生对自然应有的敬畏,选择一种更负责的态度与自然相处,实现自然、人类与环境

---

① 人感染 H7N9 禽流感疫情信息[EB/OL].[2013-04-21]. http://www.gov.cn/gzdt/2013-04/21/content_2385336.htm。

的和谐。禽流感,尤其是人禽流感的发生,促使人类思考人对自然的改造影响了自然环境与动物关系问题。人类的发展与自然环境、动物生存发展,三者是利益统一的整体。如果自然环境、动植物受到危害,则最终人类将受到环境、动植物的影响。当人类为了满足自身欲望无度索取,竭泽而渔,在这个过程中自然、动植物的权利受到一次又一次的损害,人与自然、动植物的关系失去平衡,造成不可预见的疫病流行,威胁人类的生存。因此,我们需要认真反思,重新审视人与自然、动植物生存发展的关系,探究关系失衡引起的重大风险问题,寻求人与自然环境、动植物之间的平衡,走人与自然、动物和谐发展的道路。警惕人类对于自然、生物的开发过度,导致疫病产生并蔓延,出现强烈的社会风险,以保持经济、社会、环境的良性持续发展。

第八节 我国传染病事件发生、应对及经验分析

重大传染病事件的发生,造成很大的危害。对于重大传染病的应对处理与总结,对党与政府进行社会管理具有重要的经验启示。

一、 我国重大传染病事件的影响因素分析

传染病主要受到内部与外部因素影响,传染病事件与社会政治、经济、环境因素密切相关,需要引起高度重视。现代传染病疫情不是单纯的公共卫生事件,涉及面极为广泛,处理也极为复杂。我国发生的传染病事件,在不同的历史时期,具有不同的影响因素。

1. 战争因素

军事战争是造成传染病流行的重要因素,人类历史上有很多战争造成瘟疫、传染病流行的悲剧。古代希腊伯罗奔尼撒战争时期,瘟疫袭击雅典,造成众多死亡者,雅典在战争中败北。1345 年鞑靼人进攻中亚的热那亚领地法卡,将黑死病患者的尸体抛入城中,导致城中瘟疫流行,大多数居民死亡,黑死病蔓延影响到欧洲等地,造成极其严重的危害。1949 年初期,我国东北、内蒙古地区的鼠疫暴发,与抗日战争、国共内战时期的人口流动、社会动荡,导致鼠、蚤增长有直接的关系。长期的军事战争造成传染性疫病流行,尤其是日本曾在我国东北、江西、浙江等地区实施细菌战,日本 731 部队在东北进行细菌武器的研制开发,生产制造大量伤寒、霍乱、鼠疫等细菌。731 部队生产部部长炳泽十三夫供认,在充分利用生产条件下,731 部队一个月可培养鼠疫细菌 300

kg、伤寒症细菌 800 kg、霍乱细菌 2 000 kg、赤痢细菌 900 kg①。因此,1949 年初期传染病流行,很多是战争因素造成的。

2. 政治动荡因素

传染病与政治具有密切关系。政治动荡会造成卫生防疫薄弱、科学文化落后等,对传染病流行具有推助作用。清朝末年由于政治败坏,列强侵略,1910—1911 年在满洲暴发严重的鼠疫,清政府在奉天召开国际鼠疫防治会议,在列强压力下加强传染病防治。1949 年中华人民共和国建立以后,我国对于社会主义建设的探索在取得成就的同时,也出现"大跃进""文化大革命"的严重挫折,影响卫生防疫事业的发展。20 世纪六七十年代出现的严重传染病事件,与政治因素有密切关系,如 1966—1967 年发生的流行性脑膜炎,影响全国大部分省区,就与"文革"时期红卫兵"大串联"造成的交通拥堵、人口过度密集流动、卫生状况恶劣有直接的关系,反映政治动荡对于疫病流行的影响。

3. 经济因素影响

经济因素与传染病流行关系密切。政府经费的投入影响到疾病防疫工作的开展,商品经济发展造成商品的丰富与流通,监管疏漏出现食品安全问题,往往导致传染病流行。19 世纪中期,英国与法国在城市化扩张中,贫民窟霍乱流行严重,沿着道路与下水道扩散,伦敦与巴黎深受其害。我国 20 世纪80 年代改革开放后,一些地方政府片面追求经济发展,没有开展有效的卫生防疫,导致一些新旧传染病流行。如 1988 年上海暴发甲肝,民众食用受到污染的毛蚶引发甲肝流行,就是食品卫生疏于监控所致。2003 年的"非典"事件,此后的禽流感、甲流感事件,是部分地方政府片面追逐经济效益,忽视公共卫生建设造成的严重后果,具有重要的社会经济因素。

4. 科学文化素质较低

民众的科学文化素质对于传染病防治具有很大影响。在古代,科学文化落后,人们对于传染病防治往往采取迷信做法,排斥科学方法。中世纪天花盛行,很多地区民众排斥种痘,如 1331 年日本京都发生天花流行,天皇敕令百万遍念佛治疗疾病。中华人民共和国建立初期我国民众卫生科学素养较低,迷信愚昧,易造成传染病的发生蔓延。20 世纪 50 年代由于民众缺乏卫生科学素养,使得血吸虫病和天花疫情蔓延,疾病防治遭到阻碍。1950 年的血吸虫病事件主要是缺少医药与民众的无知蒙昧造成的。群众在生产中没有有效防护,接触"疫水"感染血吸虫病,而且很多人相信巫术"神针"而不配合医

---

① 佛洋.伯力审判——12 名前日本细菌战犯自供词[M].长春:吉林人民出版社,1997:216。

务人员治疗。在天花种痘免疫中,很多群众拒绝接种疫苗,造成天花感染蔓延。

二、 我国重大传染病事件应对的举措分析

传染病的应对措施,从医疗卫生方面主要是及时隔离病人、预防治疗、进行交通检疫、禁止大面积集会等控制传染蔓延。我国在不同的历史时期,对于重大传染病事件的应对有不同的举措和政策,并影响到党的政策方针,产生不同的效果。

(一)建立政府主导的领导处理机构

重大传染病事件处理需要调动各方面力量。我国政府具有高度权威性,因此处理突发事件的组织领导,是政府主导型。在突发事件处理中,从中央到地方政府建立具有权威的领导机构,保证对于各方资源的高效调度,尽快处理重大事件。1949 年察北鼠疫暴发,建立中央防疫委员会,集中国家各部门的力量全力进行防疫工作。2003 年"非典"时期,我国建立抗击"非典"指挥部,各地成立"非典"防治组织,加强各级疾控中心建设,调动各方力量进行抗击"非典"的斗争。政府主导,调集社会资源,对于突发事件的处理具有关键作用。

(二)发动群众性卫生运动

20 世纪 50 年代,我国就颁布"预防为主"的卫生方针,建立中央专门防疫机构,主要依靠人民军队的防疫力量,并开展群众性卫生运动,进行大规模的计划免疫,以及卫生防疫宣传,有效应对了传染病的暴发。在察哈尔鼠疫、高邮血吸虫病暴发事件中,人民政府采取应急措施,调集军队防疫力量进行预防救治,如东北解放军防疫队、苏北防疫大队等,采取雷厉风行的军事化做法,进行交通封锁隔离。同时大量发动群众,开展防疫预防活动,进行大规模捕鼠、灭螺的群众性卫生运动,对有效控制传染病的蔓延发挥很大的作用。在改革开放后,我国在突发事件中加强社会动员,采用社会动员的方式开展群众运动,加强基层社区的民众参与防控传染病,具有新时期的特点。

(三)开展多元化的卫生防疫宣传

我党重视群众性的卫生宣传。在传染病防治中,通过卫生宣传普及防疫知识,发挥了重要作用。在不同时期运用不同媒体进行宣传,从单一性到多元化。在中华人民共和国建立初期,面对来势汹汹的流行性鼠疫、天花、血吸虫病,各地建立了相应的防治机构,并加强向群众进行传染病防范的宣传,运用具有政治色彩的图片文字、宣传招贴画进行卫生知识宣传,关注人民的生命健康,及时防控疫病的暴发蔓延。改革开放后,在传染病事件中的卫生宣

传形式更加多样,效果更加显著。1988年上海甲肝暴发,政府就运用电视广播、热线电话等方式进行卫生防疫宣传。"非典"时期,我国更运用网络媒体进行全方位的卫生防疫宣传,成效卓著。传染病事件中疫情信息发布极为重要。改革开放前我国政府在疫情信息发布方面比较封闭,难以做到公开、透明和迅速发布。改革开放后我国交通讯息发达,政府的政务开始公开化,疫情信息的发布开始趋向公开、透明,使得民众能及时了解疫情,加强疫病的防控。

(四) 采取应急管理的举措

随着传染病事件的发生,公共应急管理作为新的模式被引进并受到重视。我国建立了突发事件应急管理体系与应急管理法规,颁布《突发事件应急管理条例》,各地政府建立应急管理部门,采取危机应急管理举措,建立并完善危机预警机制、危机处理机制、信息披露机制,制定突发事件应急预案,如"非典"时期及以后的传染病防治,吸纳公共应急管理体系方法,建立应急中心、疫情公开、快速反应等。传染病事件促使我国公共卫生应急管理水平不断提高,将传染病事件的处理法制化、规范化、科学化。

传染病防控从注重群众运动到重视依靠科学研究成果,是一个逐渐发展的变化。长期以来我国对于医学的研究重视诊疗,轻视基础医学与预防医学,投入的人力物力严重不足。改革开放后我国更加注重科技防疫,预防为主是传染病防治的基本方针,科学研究在传染病防治中发挥关键作用。传染病的疫苗免疫、诊断、治疗等都需要科技的支持,因此要加强传染病防治的科学研究。"非典"、禽流感时期我国调集全国力量进行疾病的诊断治疗与科学研究,以科学技术为先导,通过科技进步应对突发事件。

三、 重大传染病事件的经验分析

我国政府从民众的根本利益出发,根据传染病防控的规律,积极应对处理,成效显著,并在处理突发事件的过程中积累了丰富的经验。

(一) 防疫领导体系集中、权威、高效

突发传染病事件具有突发性、复杂性,需要及时领导,调集资源有效防控。因此,建立从中央到地方集中统一的防疫领导组织体系,建立健全领导管理机制非常重要,能够统一调集人力、物力资源,为传染病防疫提供领导及物质保障,体现社会主义集中力量的优越性。从1949年中华人民共和国建立初期的察北鼠疫防治,到2003年的"非典"事件,我国政府都注重建立从中央到地方、层级直属、统一集中的防疫领导体系,建立从中央到基层的高效的防疫组织机构。在察北鼠疫防治事件中,建立中央防疫委员会,各级政府建立

防疫机构,政府负责人兼任防疫机构的工作,各村、街道建立卫生小组,形成全民性卫生防疫网络,建立封锁、防疫、宣教一体的防疫系统,整合各方面资源,高效调集各类资源如防疫队、防疫物资、药品等,在很短时间内有效防控疫情,成为以后我国防治重大传染病的防疫组织经典模式。我国加强传染病的防治机构建设,成立国家防治办公室,层级呼应,各地成立相应的防治机构,全力以赴开展指导防治工作,发挥关键的领导作用。"非典"事件与禽流感事件中,我国从中央到地方建立各级抗击"非典"指挥部、抗击禽流感指挥部,高度权威的防疫领导体系,对疾病防控发挥了重要的作用。

(二)加强疫情信息公开与沟通

在传染病事件处理中,疫情信息公开极为重要,能够减少民众恐慌,防止谣传,配合处理事件。察北鼠疫事件突发后,中央防疫委员会刊印《中央防疫委员会简报》,确立疫情日报制度,将疫情如实地公开报道,加强政府与民众之间的信息沟通,破除谣言。察北鼠疫事件初期,康保县谣传吃葱蒜、喝酒能够预防鼠疫,导致发生抢购潮。《人民日报》辟出专版介绍疫情信息、鼠疫防治知识,从当年的10月27日到12月20日,《人民日报》刊登察北鼠疫及相关知识的文章有137篇,向民众普及鼠疫科学知识,坚定战胜疫情的信心。察北鼠疫事件创设的疫情日报制度,对于传染病法的疫情报告制度规范的建立具有重要价值。

将疫情公开报道,消除民众的恐慌情绪,有利于疫情的防控。"非典"初期由于疫情信息报告不及时,致使谣言传播,造成很大的被动。2003年4月20日后中央政府向社会完全公开"非典"疫情信息,实行每日疫情通报,网络疫情直播,显示政府的决心与责任,从而使事态向有利方向发展。禽流感与甲流感暴发后,我国政府加强疫情监测,向国内国际社会公开公布疫情,向民众进行防控知识宣传,赢得民众与国际社会的支持。保障民众对于突发事件的知情权、参与权,是现代政府民主治政的要务。通过满足民众知情权,动员民众参与取得民众的信任与支持,是应对突发事件的重要前提,是防控传染病的关键因素。

(三)传染病预防宣教活动丰富有力

传染病防治需要卫生宣教。卫生防疫宣教使得民众尽快了解疫情真相和科学防治知识,理性行动配合传染病防治。传染病事件发生后需要创设多种方式进行疾病预防教育宣传,宣传方式在20世纪50到70年代有候诊教育、群众大会、干部大会、图片宣传、挨户访问等,90年代到2000年后主要运用广播电视、网络、手机等新媒体。破除迷信,提高群众对疾病的科学认识,改变行为方式,在传染病防治中发挥着重要作用。1949年高邮血吸虫病事件发生后医务人员通过医院讲座、镜头实物宣传、漫画等形式,教育群众避免接触疫水,积极防范,开创对传染病防治的宣教模式,提出"重点治疗,全面预防"的方针,"防重于治",奠定了中华人民共和国卫生防疫宣教的基础。1950年上海预防天花活动中,充分开展宣传员,运用多种方式对民众进行预防天花、种痘的宣传教育,提高民众预防天花的知识,并与抗美援朝的政治形势结合,发挥很大的动员教育作用。1966年流脑暴发期间,各地积极组织开展预防知识宣传。要求居民与革命师生人人戴口鼻罩,应用中成药进行预防,开展环境卫生工作等,起到一定预防作用。从20世纪50年代开始我国在卫生防疫中注重群众运动,运用基层卫生组织积极宣教,对于传染病防治发挥重大作用。

(四) 发动群众广泛参与

重大传染病事件的处理,是以民众利益为根本,保护民众的生命健康,需要发动民众参与社会防疫事务。创设政府应急动员机制,集中社会资源,积极有效防治疾病。

1949年察北鼠疫防疫过程中发动群众捕鼠灭蚤,开展卫生运动,消除鼠疫蔓延的存在条件,提高卫生防疫能力。高邮新民乡事件发生后,政府进行社会资源动员,各路防疫医务人员汇集到高邮县新民滩,投入"人虫大战"。20世纪50年代初,上海天花防疫实行全方位的社会动员,一是组织动员。各级政府将种痘防疫作为政治任务来抓,组织力量深入到各个基层地区,从区政府到街道棚户的各级民众组织都被深入广泛地动员起来,组织医疗卫生力量进行全民的种痘运动。二是技术力量动员。政府组织专门的种痘队进行动员活动,对居民进行种痘以及宣传工作,富有成效。三是充分的宣传动员。运用多种方式对民众进行预防天花、种痘的宣传教育,传播有关防疫科学知识,发挥很大的教育作用。在党的领导下,组织发动群众开展传染病防治活动,是我国传染病事件处理的重要经验。

(五) 加强应急科学研究,进行科学防疫

公共卫生事件的处理需要具有科学态度,建立应急科研合作的组织机制,组织有关人员进行科学研究,能够有效进行传染病的防治。在察北事件中中央防疫总队长蒋耀德率人走访疫区,解剖了50多具尸体,得出结论,认为疫情是败血型鼠疫,不会大流行,可以解除封锁[1]。传染病防治需要疫苗和药物的科学研究,我国流脑等疫病的防治缺乏科学有效的药物。20世纪70年代研制成功多糖疫苗、A群流脑疫苗,提高了流脑的预防效果,使流脑发病率不断下降。在"非典"事件与禽流感、甲流感事件中,我国政府加强有针对性

---

[1]　李印文.建国初期张家口防疫纪实[J].党史天地,1999(4)。

的科学研究,通过疫苗注射有效防范禽流感病毒的侵入。传染病防治仅仅依靠群众运动是远远不够的,需要转变观念,依靠科技进步,加强应急科学研究是防控传染性疾病的重要经验。

(六) 协调人与生态环境、动物的关系

20 世纪以来,生态科学得到发展,阐述生态系统之间循环—平衡的关联性,任何一个环节的缺失都会招致严重后果,生态系统的破坏往往导致环境恶化等问题。美国学者康芒纳认为:"环境的恶化很大程度上是由新的工业和农业生产技术的介入引起的,他们被用于解决单一的彼此隔离的问题,没有考虑到那些必然的副作用。"[①]禽流感的暴发促使人们重新认识人与动物的关系。人类公共卫生安全与动物紧密相连,人类的健康与动物健康息息相关,因此人类不仅要关注自身的环境与健康的改善,还要关注动物的环境与健康问题,提高动物的福利水平,提倡科学、健康、卫生、规范化的动物饲养方式。我国基层动物防疫机构基础设施落后,技术人员缺乏,造成对人畜共患病防控策略、措施无力的局面。畜牧、卫生部门各自为政,各负其责,没有形成广泛和长效的合作机制,导致人畜间防控措施缺乏统一规划。应建立动物疾病管理防疫体系、动物疫情的管理与技术支持系统,构建一个良好的动物卫生环境,促进动物健康,从而保障人类健康。

总之,我国重大传染病事件的发生及处理,不同时期、不同事件在组织领导、防疫宣传、民众发动、防治措施、应急管理应对等方面都有所不同,反映不同历史时期我国政治、经济、文化、社会管理等因素的影响。在传染病事件处理中我党与政府进行了理论创新与制度创新,体现执政为民思想,提高了政府公共管理水平;受到群众的支持与信任,提高了政治威信。

---

① 巴里·康芒纳. 封闭的循环[M]. 侯文蕙,译. 长春:吉林人民出版社,1997:154。

第二章　我国重大食品安全事件应对及经验

第一节　食品卫生与食品安全政策及事件概述

一、食品卫生与食品安全概述

"民以食为天。"食品安全受到全球的关注,"从农田到餐桌"的过程充满风险,世界范围内发生过很多重大食品安全事件,危害人们的生命健康,造成严重的影响。世界各国为解决食品安全问题,采取各种措施,从各方面保障食品安全。

食品卫生是为防止有害因素危害人体健康而采取的综合措施。我国《食品卫生法》第六条规定:"食品应当无毒、无害,符合应当有的营养要求,具有相应的色、香、味等感官性状。"[①]食品安全指食品对人体健康不造成任何急性、亚急性或者慢性危害。1974年,联合国粮食与农业组织在报告中首次提出食品安全的概念。1984年,世界卫生组织在报告中提出食品安全是食品在"生产、加工、储存、分配和制作食品过程中确保食品安全可靠,有益于健康并且适合人消费的种种必要条件和措施"[②]。1996年,世界卫生组织在《加强国家食品安全计划指南》中指出食品安全是"对食品用途进行制作或食用时不会使消费者健康受到损害的担保"[③]。我国学者吴永宁认为食品安全包括一个国家或社会的食物保障,及食物中有害物质危害人体健康引起的公共卫生

---

① 中华人民共和国食品卫生法[M].北京:法律出版社,1995。
② 邵继勇.食品安全与国际贸易[M].北京:化学工业出版社,2006:2。
③ 魏益民,刘为军,潘家荣.中国食品安全控制研究[M].北京:科学出版社,2008:18-19。

问题①。食品卫生是指食物制作过程的安全性与适用性；食品安全主要是指食品卫生、质量符合指标，在食品生产加工、包装、运输、流通、消费等过程中确保其安全性。违反食品卫生及安全造成食品危害，主要体现在几个方面：食物添加剂的滥用、农药残留、化学成分、微生物危害、假冒食品等。

食品安全事件是由于食品污染，造成社会公众健康严重损害的重大食物中毒与食源性疾病，是"突然发生，造成或者可能造成社会公众健康严重损害的重大食物中毒事件"②。21 世纪以来，食品安全事件不断发生，成为公众关注的重要社会问题。目前，我国学者关于食品卫生与安全问题的研究相当充分，涉及食品安全的监管体制与政策法律研究，食品安全的危机管理、科技问题、重大食品安全事件的研究等，研究成果丰富。了解和认识我国食品安全政策的发展历史，对于分析重大食品安全事件具有重要意义。

二、 我国食品卫生与安全政策法律概述

食品安全与国家政治、经济、法制、科学、社会、文化等方面密切相关。20世纪 50 到 60 年代是我国食品卫生工作的起步阶段。新中国成立初期我国政府确立"预防为主"的卫生方针，注重食品卫生与劳动卫生、环境卫生。1950年在卫生部设立我国第一个食品检验机构——药品食品检验所，对食品进行化验和制定食品标准。1953 年我国建立县级以上卫生防疫站，设立食品卫生机构、食品检验机构，开展食品卫生监督工作。到 1956 年全国各省、市、县都建立卫生防疫站，加强食品卫生监管。1953 年卫生部颁布 1949 年后我国第一个食品卫生法规——《清凉饮食物管理暂行办法》，解决冷饮食物的卫生管理问题，防止肠道传染病与食物中毒。限制冷饮制售的发展，全市卖冰棍小车从 1950 年的 3 000 辆，减少到 1952 年的 1 179 辆③。1954 年卫生部颁布《关于食品中使用糖精剂量的规定》，1957 年又下发了《关于酱油中使用防腐剂问题》等，50 年代颁布食品卫生法规 20 个，主要对饮料、酱油、醋、酒及食堂卫生加强管理，并实行食物中毒调查报告制度，防止肠道传染病与食物中毒。1958 年"大跃进"运动中，由于大办人民公社，普遍推行公共食堂，故而需要加强食堂卫生工作。20 世纪 60 年代，我国对于食品卫生的管理比较全面，1964年国务院发布《食品卫生管理试行条例》，首次提出在我国要建立食品卫生标准和确定惩罚措施和办法。此外，我国颁布 13 项法规，7 项附有卫生标准，法规从单项向全面发展。20 世纪 70 年代，我国政府注重食品卫生标准建设，共

① 吴永宁. 现代食品安全科学[M]. 北京：化学工业出版社，2003：2-3。
② 万明国，王成昌. 突发公共卫生事件应急管理[M]. 北京：中国经济出版社，2009，235。
③ 北京档案馆. 国民经济恢复时期的北京[M]. 北京：北京出版社，1995：771。

发布 54 个卫生标准,形成规范的卫生标准体系,加强食品卫生规范化建设。
1974 年,我国颁布《关于防止食品污染问题的报告》,1978 年卫生部成立食品
卫生领导小组,1979 年国务院颁发《中华人民共和国食品卫生管理条例》,促
进食品卫生的法制化建设。

　　20 世纪 80 年代以来,我国商品经济流通活跃,食品工业稳定快速地增
长。由于部分地方政府忽视市场监管,一些企业经营者片面追逐经济利益,
忽视商业道德,产生食品污染问题。随着科学技术的迅速发展,高科技和新
工艺在食品的催化、色泽口感、保鲜、合成等方面发挥作用,受到生产经营者
的广泛使用,但是食品添加剂的超标滥用带来很大危害,影响食品安全。随
着工业化的快速发展,环境受到破坏,污染物如煤烟粉尘、重金属、酸雨、农药
等,危及人类饮食安全,带来严重的食品安全问题。

　　从 20 世纪 80 年代到 90 年代,我国商品经济发展,市场监管滞后,食品卫
生事件频繁发生,造成严重的社会危害。突发事件促使政府加强对于食品安
全的监管,重视食品卫生法制建设。继 1979 年,国务院颁布《食品卫生管理条
例》后,1982 年制定《中华人民共和国食品卫生法(试行)》,并建立了以《食品
卫生法》为核心的食品卫生法规、标准体系和食品卫生监督管理体系。《食品
卫生法》明确规定国家实行食品卫生监督制度,"卫生行政部门所属县以上卫
生防疫站或者食品卫生监督检验所为食品卫生监督机构,负责管辖范围内的
食品卫生监督工作,设立食品卫生监督员,由合格的专业人员担任,由同级人
民政府发给证书"①。1995 年,我国修订颁布《食品卫生法》,加强食品卫生管
理的法制化进程。

　　政府加强食品安全监管机构建设。1978 年 9 月中央工商行政管理局恢
复并改称为国家工商行政管理局,2001 年 4 月升为国家工商行政管理总局,
对生产领域和流通领域的食品质量进行管理。1998 年国家技术监督局更名
为国家质量技术监督局,并开始介入食品安全领域。国务院合并组成国家
出入境检验检疫局,统一管理全国进出口食品工作。2001 年国务院成立国
家质量监督检验检疫局,形成食品安全监管机构体系。2003 年国务院设立
国家食品药品监督管理总局,对食品安全综合监督,形成了"全国统一领导、
地方政府负责、部门指导协调、各方联合行动"的监管格局。2004 年我国颁
布《国务院关于进一步加强食品安全工作的决定》,明确规定农业、卫生、质
检、工商等部门的职责,形成了"分段监管为主、品种监管为辅"的食品安全
监管体制。2009 年我国颁布《食品安全法》,规定整合食品标准、废除免检

---

　　① 国务院.中华人民共和国食品卫生法(试行).中华人民共和国国务院公报,1982 -
11 - 19。

制度、确立惩罚性赔偿制度、建立食品安全委员会等,促进我国食品安全状况的改善。2013 年 3 月,中国政府将食品安全放在国家安全的高度,以民生为本,重点治理。李克强总理提出:建立从生产加工到流通消费的全程监管机制、社会共治制度和可追溯体系,健全从中央到地方直至基层的食品药品安全监管体制。用最严格的监管、最严厉的处罚、最严肃的问责,坚决治理餐桌上的污染,切实保障"舌尖上的安全"。2013 年党的十八届三中全会《关于全面深化改革若干重大问题的决定》指出,完善统一权威的食品药品安全监管机构,建立最严格的覆盖全过程的监管制度,建立食品原产地可追溯制度和质量标识制度,保障食品药品安全。2014 年中共中央《关于全面深化农村改革 加快推进农业现代化的若干意见》提出要强化农产品质量和食品安全监管,落实地方政府属地管理和生产经营主体责任。中央农村工作会议提出尽快建立全国统一的农产品和食品安全信息追溯平台,严厉打击食品安全犯罪。全国投入一百多亿元,用于建设覆盖省、市、县三级的食品检验检测体系。2014 年我国修订《食品安全法》,对落实监管体制改革、强化企业主体责任、强化地方政府责任落实、创新监管机制方式、完善食品安全社会共治、严惩重处违法违规行为等六个方面做了修改,增加了食品网络交易监管制度、食品安全责任强制保险制度、禁止婴幼儿配方乳粉委托贴牌生产等规定和责任约谈、突击检查等监管方式内容,强化政府和企业主体的责任,严厉查处违法违规行为,加大对食品安全问题的法律惩处,对食品安全保障具有里程碑意义。

随着市场经济的发展,我国食品安全工作出现了新情况、新问题,食品安全监管形势严峻。我国对于食品安全逐渐重视,上升到国家战略层面的高度。食品安全监管体制也经历了集中监管、分散协调、高度集中、全面覆盖的几个阶段,不断进行改革调整。食品安全监管机构及相关职能在不断强化,食品安全的法律法规建设不断完善,从《食品卫生法》到《食品安全法》是重大转变,加快了食品安全问题处理的法制化、规范化进程。

三、 我国重大食品安全事件概述

《食品安全法》第 99 条规定,"食品安全事故,是指食物中毒、食源性疾病、食品污染等源于食品,对人体健康有危害或者可能有危害的事故"[①]。2011 年《国家食品安全事故应急预案》中,明确规定食品安全事故分四级,即特别重大、重大、较大和一般食品安全事故。从中华人民共和国建立到改革开放,我国食品安全事件不断发生,影响大的主要事件有 1960 年山西平陆县民工中毒

---

① 食品安全法,2009 年 2 月,主席令第 9 号。

事件、1988 年上海甲肝流行事件、1996 年云南曲靖假酒中毒事件、1998 年山西朔州假酒中毒事件、2002 年南京汤山镇投毒事件、2003 年阜阳劣质奶粉事件、2008 年三鹿奶粉事件等。

21 世纪以来，食品安全问题更加严重，出现很多利用非法添加剂的食品安全事件。

2001 年浙江金华查获掺矿物油的"毒瓜子"，福建、江苏、广东等地也发现有"毒瓜子"。2001 年 11 月广东河源某饲料公司使用"瘦肉精"，导致河源 484 名市民因食肉中毒。2003 年 12 月查处，浙江金华某企业生产反季节火腿，添加农药敌敌畏来避免蚊虫叮咬。2005 年 2 月发生"苏丹红"事件，欧盟禁用苏丹红，英属公司发现苏丹红，影响中国。2006 年 6 月发生福寿螺事件，北京市民食用被污染的福寿螺，感染管圆线虫病患者 70 例。2007 年 4 月，台湾从昆山阳澄湖水产公司金钩大闸蟹中验出致癌物质硝基呋喃代谢物。2008 年，"人造红枣"流入乌鲁木齐市场，用酱油、甜蜜素浸泡青枣变成"红枣"。2012 年 7 月陕西汉中发生食用蘑菇中毒事件，有 50 多人中毒，7 人死亡。

2014 年 7 月，我国发生"福喜"事件，上海的"福喜"公司涉嫌用过期肉制作肉饼供应麦当劳、德克士等洋快餐，引发民众的激烈反应。

2015 年，云南糖厂发生甘蔗糖浆池中毒事件，导致 4 人死亡，8 人中毒，启动应急预案。2016 年 8 月，湖北武汉汉阳一家包子店老板因生产"有毒汽水包"引发食品安全问题。2017 年 5 月，我国发生"臭脚盐"事件，由河南省平顶山神鹰盐业有限责任公司生产、商标名为"代盐人"的深井岩盐（加碘），加热或手搓后，会散发出浓烈的脚臭味。中央督察组赴河南省督察异味食盐问题，5 月 4 日发布通知，要求各地区加强食盐质量安全管理工作。

食品安全事件的发生、影响因素比较复杂。传统的食物中毒事件的原因有植物因素中毒、报复投毒等。随着工业的发展，甲醇、三聚氰胺、农药残留以及各类添加剂等的滥用，造成食品安全问题。食品安全事件对社会政治、经济、道德、社会等方面产生深刻影响，对我国重大食品安全事件进行深入的研究，总结经验教训，对于了解党的方针政策，制定和调整我国食品安全政策，进行食品安全监管体制的改革，具有一定的价值和意义。

第二节　1960 年山西平陆中毒事件

20 世纪 60 年代山西平陆县发生食物中毒事件。在三门峡水利工程风南公路施工中，不法分子张德才投毒导致 61 位民工中毒，生命垂危。平陆县委及时联系卫生部，派空军空投特效药，挽救了中毒的民工。公安部门迅速侦破案件,投毒分子被公审判以死刑。平陆事件引发了新闻宣传热潮,促进了社会主义道德文明建设,产生很大的社会影响。

一、 平陆事件发生的背景

1949 年中华人民共和国建立以后,党与政府的政治声望高,人民建设热情高涨,为社会主义建设奠定了良好基础。但由于忽视经济发展的客观规律,"大跃进"运动失误造成国民经济失调,农业产量急剧下降。1960 年我国农业总产值只完成计划的 47.2%,比 1959 年下降 12.6%。粮食产量完成计划的 48.3%,比 1959 年下降 15.6%[①]。鉴于此,中央政府进行国民经济调整,投资支持农业生产,国家征集农民兴修水利,以工代赈,促进农业生产的发展。

1955 年 7 月,第一届全国人大二次会议通过《关于根治黄河水害和开发黄河水利的综合规划的决议》,决定兴建三门峡大型水库。三门峡大坝是"一五计划"中苏联援建的 156 个重点项目中的水利工程,工程于 1957 年 4 月 13 日开工,1961 年建成,被称为"万里黄河第一坝"。为配合三门峡水库建设,上马了一些配套工程,兴建风南公路是其中一。1959 年 10 月,芮城风陵渡西、东邻平陆县南沟的风南公路开始施工,公路总长超过 200 km,平陆县有 300 多农民组成张店公路营,负责风南公路张沟段施工。

二、 平陆事件发生的经过

平陆事件发生在三门峡水利工程建设中。为了保证三门峡水库提前完工,适应移民工作和县城东西交通的需要,全县动员了 3 000 多个民工,积极修筑风南公路在平陆县境内的路线。当时"修路民工都是干劲冲天,具体分段包干,以开门红、超计划、月月红的新成绩,迎接 60 年代的第一个春节。不料 2 月 2 日,在张沟段发生严重的中毒事件,使张店营第三连 61 个民工中毒"[②]。人们收工后端起高粱面条就吃,不料放下碗不久感到头晕腿软,狂吐不已,中毒民工出现恶心呕吐、腹胀腹痛、胃烧状况,接连倒下 60 多人,生命危在旦夕。投毒者张德才,做过日伪保安队勤务员、通讯员等,"肃反"中被判管制劳教 3 年。1959 年回乡参加建设修筑公路。开始他比较积极,做了排长,后来因他贪懒,消极怠工,工区组织民工对他进行"辩论"(批斗),并撤销了他的排长职务。张德才怀恨在心,偷懒不干活,引起民工不满。工地组织了对他的第二次"辩论"(批斗),批斗到深夜。他感到受了侮辱,产生投毒报复的念头。春节时期

① 何泌.中华人民共和国史[M].北京:高等教育出版社,1997:155 - 156.
② 中共平陆县委关于平陆事件的报告,藏平陆县档案馆.

张德才不愿加班干活,他"仇视不满,到处寻机报复,在1960年2月2号下午,把回申娃给药狐子的红信(砒霜)拿去,借到灶房打水之机,将红信投入锅内,致61名民工吃饭中毒"①。

三、 平陆事件应对措施

(一) 政府组织紧急救治

民工中毒事件发生后,平陆县委接到报告,立即组织医务力量紧急抢救中毒人员,县委书记郝世山召开紧急常委会研究全力救治病人。平陆县卫生院王院长率领5个医生在一个半小时内到达30 km外的工地,法院张大勇院长、公安局燕英杰局长和所率领的15个政法干部及时赶到工地了解情况。张村公社党委副书记兼公社主任刘才兆率领28个医护人员星夜到达出事地点,将中毒严重的14人即刻送到张村医院,"为了便于护理,把全部中毒民工都送到张村医院和医院附近,病床不足,就自动地从公社、管理区和学校腾出地方,还送来白面、豆腐、蔬菜等便于消化的食物。医务人员对所有病人进行包干,随即用甘草水和绿豆汤等土办法和注射吗啡等止痛催吐药品,起到一定作用"②。但由于民工中毒太深,当时没有特效药,解决不了治疗的根本问题。

(二) 千里救援,空投药品

经过对中毒患者检查,医生认为需要注射特效药"二硫基丙醇"才能见效,必须在4日凌晨前注射才能救命。于是出现各部门团结协作、千里急救的感人一幕。司药员王文明等2人连夜渡河求救,老艄公王希贤打破黄河冬季不夜渡的惯例,冒险带4名船工送他们渡过黄河。他们发现在三门峡市没有特效药,从卫生局获得信息,北京八面槽的特种药店有这种药。县委书记郝世山向卫生部汇报此事,请求支援,与北京八面槽特种药品商店联系。北京八面槽特种药店闻知消息,立即组织一千支"二硫基丙醇",职工王英浦用最快速度将药品从仓库取出,服务员李玉桥热心联系五洲电料行焊接上电灯发光设备,用木箱严密装好。为抓紧时间,卫生部请示中央后,派空军专机空投药品。空军派性能好的飞机与技术强的4215机组,做了充分的准备,克服天气、地形不熟悉的困难,在夜间穿云破雾,在2月3日午夜11点半左右安全把药品空投到平陆圣人涧。从县委下午3时电话联系,到药品空投到平陆,仅仅8个小时,显示惊人的高速度,充分体现团结协作、救人至上的精神。空投的药品立即被准备好的"解放"牌汽车送到医院,在凌晨5点前给中毒民工注射

---

① 平陆县公安局逮捕报告书,藏平陆县档案馆。
② 中共平陆县委关于平陆事件的报告,藏平陆县档案馆。

完毕。经过精心治疗,中毒的民工都被抢救过来,大部分人恢复了健康。

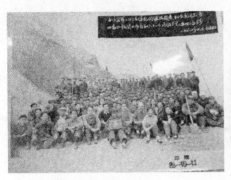
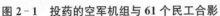
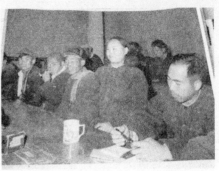

图 2 - 1　投药的空军机组与 61 个民工合影　　　图 2 - 2　部分抢救康复的民工
　　　　　　　　　　　　　　　　　　　　　　　　　　　　　　　　（平陆档案馆）

(三) 侦破案件,公审严惩罪犯

平陆事件调查后定性为反革命分子投毒案,事件发生后公安局立即介入调查。根据群众反映的线索,通过侦察很快查明投毒犯是张德才,因受批判怀恨投毒,砒霜是回申娃提供的,他是同案犯。中毒事件发生前,张德才曾到灶间舀水,趁机在饭中丢入砒霜,他没有吃饭,假装呕吐,避开医生,引起人们注意。这桩震惊全国的投毒案经过法院审理,张德才与回申娃被判处死刑,山西省高级人民法院下达命令,对两人执行枪决,平陆县人民法院的布告张贴在大街小巷:"反革命分子张德才,在 1949 年后犯有严重罪行,经人民政府改造教育,不但不悔罪自新,反而变本加厉,与反革命犯回申娃狼狈为奸,公谋毒害我六十

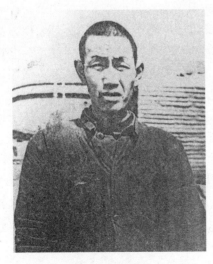
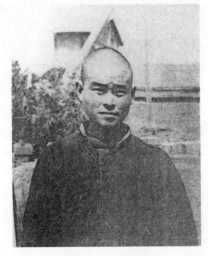

图 2 - 3　张德才　　　　　　　　　　　图 2 - 4　回申娃
　　　　　　　　　　　　　　　　　　　　　　　　（平陆档案馆）

一名阶级弟兄,破坏祖国伟大的社会主义建设事业。坚决与人民为敌,实属怙恶不悛,非杀不足以平民愤的反革命分子。本院特依据《惩治反革命条例》第九条第二款之规定,判处张犯德才,回犯申娃死刑,立即执行,并剥夺政治权利终身。"①1960 年 4 月 2 日平陆县召开万人公审大会,中毒民工进行控诉,群情激愤,解放军全副武装,执行枪决。

(四) 新闻舆论宣传风潮

平陆事件发生后,引发新闻报道舆论潮,着重宣传千里急救、团结协作的社会主义道德风尚,对我国突发事件的新闻报道具有很大影响。平陆事件充分体现我国政府以民众生命健康为第一要务的政治理念,政府具有高效的紧急调动能力,各个部门体现出无私奉献救人生命的道德风尚。平陆事件发生后,1960 年 2 月 6 日,《北京晚报》率先刊登杨树茫采写的通讯《千里急救》,北京市民被感人的急救事件所感动。次日《人民日报》全文转载这一通讯。《光明日报》《大公报》《健康报》也刊发这一消息。2 月 7 日《山西日报》第一版以《崇高的阶级友爱精神,伟大的共产主义风格,北京职工千里星夜送药,平陆中毒民工迅速脱险》刊出文章,并加编者按语。2 月 28 日《中国青年报》刊登文艺部记者王石与房树民的纪实性长篇特写《为了六十一个阶级弟兄》,引起轰动。文章以事件为线索,时空结合,生动叙事,情节曲折,图文并茂,具有强大的感染力,如开篇"一滴水能反映出太阳的光辉,一件平常事足以体现我们时代最美好的思想、最高尚的风格。党的教育在我们心里培育了多少最芬芳的共产主义鲜花? 你数不清! 这种思想使人们创造了多少共产主义大协作的奇迹? 你数不清! 但是这种平凡而伟大的事情,每天都在你的身边发生。现在,让我们讲一件给你听……"通讯报道 61 个中毒民工的抢救过程,歌颂社会主义的互助友爱精神,通篇洋溢着那个时代特有的激情,成为新闻经典之作。平陆事件新闻报道的格调不断升高,这一时期报纸上有关平陆事件的文章达 600 多篇,在我国新闻史上是空前的。

文艺界对平陆事件进行了大力宣传,很快出现话剧、评剧、晋剧、说唱、电影等多种宣传形式,创作 100 多个剧目。北京电影制片厂一个月内拍摄成《为了六十一个阶级弟兄》的故事影片。平陆县文化中心协助山西省博物馆,举办了"为了六十一个阶级兄弟"的展览,巡回展出。平陆县举办"平陆事件"专题展览,两个多月,全县组织群众看过 11 000 余次,出过 1 200 块黑板报,参观 15 475 次。县剧团、文工团向群众演唱过 650 场,619 个快板组编了 3 533 首

---

① 平陆县人民法院布告,藏平陆县档案馆。

快板,863 个美术员画了 2 538 幅漫画,2 769 个编写员编写了诗歌 11 882 首①。政府运用大量宣传工具进行深入宣传。《为了六十一个阶级弟兄》一文还入选当时的高中语文教材,产生巨大的社会影响。平陆事件宣传成为我国新闻灾难报道的典型模式,即突出政府救助的政策行为,弘扬团结协作的社会主义风尚。

四、 平陆事件的影响

首先,平陆事件体现政府对民众生命的高度重视。61 个民工都是劳动者,他们的生命受到中央政府的高度重视,得到及时的救治。中毒民工王万德、重仁明感叹道:"只有咱们的党,咱们的毛主席,咱们的人民政府,才把咱们的生命看得这样宝贵,为了救咱,不惜任何代价,这是旧社会根本不会有的事。"②读者贝石撰写文章指出:"25 年前,我大哥患重病需注射一种价格昂贵的注射液,当时药铺老板不肯赊账,母亲只好把我卖了,由于治疗不及时,大哥不久就死了。今天北京特种药品商店、空军某部五洲电料行的同志为了急救千里之外素不相识的人的生命,却能那样同心同力,这种阶级兄弟间的革命友爱多么的亲切可贵,只有在优越的社会制度下才能产生。"③平陆事件产生很大宣传效应,对于当时人们认识、坚定社会主义的信心,具有极大的影响力。

其次,平陆事件弘扬了社会主义道德风尚,体现全国人民大协作的精神。时任山西省委书记陶鲁笳撰写《全新的时代,全新的人》深入分析平陆事件,指出:"我们的社会是一个团结友爱的社会主义大家庭,在这个大家庭里,为着共产主义的共同理想,人们的生活准则应当是一人有事,万人相助,一处困难,八方支援。""要用这个精神武器来教育广大人民群众,教育青年一代,使他们不断地提高自己的觉悟而成为大公无私的为共产主义奋斗到底的全新的人。"④各地以平陆事件为切入点,纷纷开展发扬共产主义风格的教育活动,紧急救人的事迹层出不穷。1960 年 3 月山西阳泉市荫营煤矿发生瓦斯爆炸,全市煤矿动员派出救护队急救,很快扑灭大火。3 月运城县石家峪水库发生食物中毒事件,平陆县委立即派出医务人员带药品急救。互相帮助、舍己为人、团结友爱的社会主义高尚道德观在全社会得到弘扬。

再次,平陆事件增强了阶级斗争意识,加强公共安全制度保障。1956 年

---

① 中共平陆县委关于学习和发扬首都人民共产主义风格的报告,藏平陆县档案馆。
② 王万德. 平陆小报,1960 年 2 月 26 日,藏平陆县档案馆。
③ 贝石. 新旧社会大不同[N]. 人民日报,1960 - 03 - 02。
④ 陶鲁笳. 全新的时代,全新的人[N]. 山西日报,1960 - 03 - 16。

党的八大指出："国内的主要矛盾,已经是人民对于经济文化迅速发展的需要同当前经济文化不能满足人民需要的状况之间的矛盾。"①八大提出党的主要工作重点是保护与发展生产力。平陆事件使得我党重视阶级斗争。《人民日报》社论指出："平陆民工受毒害的事件清楚地说明,肃清残余的反革命分子,仍然是一个长期的斗争……要继续提高革命的警惕性,加强人民民主专政,继续坚决肃清一切反革命分子。"②各地政府召开座谈会深入学习讨论,深刻认识社会主义时期阶级斗争的持久性、曲折性。通过学习讨论,提高思想认识。制定公共安全制度,开展清查运动,加强公共食堂、保健院、自来水公司等的公共安全保障。对于人员进行清查甄别,要求政治严格把关,禁止"五类分子"在这些部门工作。各地制定严格的规范,开展清查活动,清查"五类分子"及政治不可靠者。山西太原各大厂矿清除一千多名"五类分子"。晋东南地区制定安全制度,对公共食堂进行严格整顿,选派部分政治可靠的共产党员等人补充到食堂工作。平陆县制定安全保卫制度,"全县普遍对炊事员、管理员、保管员、保健员、饲养员、保育员等六员进行调整。炊事员中清除"地富反坏右"分子43个,调整富裕中农70个。增加了贫下中农312个,管理员中清除"地富反坏右"分子264个,调整富裕中农44个,增添贫下中农373个。在炊事员、管理员中贫下中农占80%。全县形成人人警惕、个个防范的群众性安全运动"③。平陆事件引发清查安全运动,形成群众参与的安全保卫制度。

最后,平陆事件形成报道"突出救灾正面形象"的新闻报道模式。平陆事件新闻"主旋律"式的正面积极报道,冲击波似的宣传,对于凝聚人心,安定社会具有重要作用,这也是当时政府扩大宣传的意义所在。它确立我国政府在突发事件中新闻报道的思路理念,即大力宣传救助感人事迹的正面报道,对于我国救灾的新闻报道模式具有重要影响。在此后发生的唐山大地震、汶川大地震、"非典"事件等重大事件报道中,可以看到这种新闻报道思路的延续发展,弘扬主旋律的正面宣传成为我国突发事件新闻报道中的主体模式。

平陆事件发生后续篇不断,具有一定的社会影响力。平陆与北京结成友谊开展互访。1960年2月21日,平陆县卫生局局长范天福受平陆县委委托,代表平陆人民及61名中毒阶级弟兄,携带感谢信、锦旗到北京,到卫生部、空军、八面槽特药商店、五洲电料行进行致谢,受到热情接待。《人民日报》《解放军报》《北京日报》等刊登有关消息。卫生部为平陆拨付几台现代化医疗设

---

① 中共中央办公厅. 中国共产党第八次全国代表大会文献[M]. 北京:人民出版社, 1957:809 - 810。

② 平陆事件的教训[N]. 人民日报,1960 - 04 - 07。

③ 中共平陆县委关于学习和发扬首都人民共产主义风格的报告,藏平陆县档案馆。

备。民间掀起慰问活动,很多慰问信云集平陆,形成全国性的慰问活动。1960年3月31日空军慰问组到平陆慰问中毒民工,4月1日61名中毒民工被接到县交通局,与空军慰问组见面,民工感到很激动,互诉衷肠。空军慰问组在4月2日参加欢迎大会,县委向空军4215机组赠送锦旗。1960年5月平陆县委派出13人代表队专程到北京致谢。在空军基地、卫生部、特药商店等地受到隆重欢迎接待,中央音乐学院学生演唱《为了六十一个阶级弟兄》的大合唱。团结友爱的气氛达到高潮。

平陆事件反映的人道主义、友爱互助的精神,在社会主义精神文明建设中依然具有时代的光彩。20世纪90年代又掀起波澜。1994年王石的《爱心悸动:从60年代到90年代——"为了六十一个阶级弟兄"引起的对话》一文,引起人们对加强道德建设的反响。1996年2月,平陆县委为加强精神文明建设,组织县慰问团到北京,掀起新闻报道热潮。十名代表在县里的组织下到北京,受到热情接待。下榻北京龙凤宾馆,召开六十一个阶级弟兄回访慰问座谈会,中宣部、团中央、卫生部、空军政治部、北京市宣传部、各大报社等领导、媒体记者100多人参加,盛况空前。平陆县政府向有关部门赠送锦旗和礼品,并合影留念。慰问团走访卫生部、空军基地、特种药店、《中国青年报》社等地,相关单位组织来访者参观天安门、航空博物馆等,并为代表进行了体检。各媒体报纸作报道,"61个阶级弟兄"再次风靡北京。4月20日北京慰问团27人到平陆慰问,受到县政府热烈欢迎。慰问团送"三峰"牌救护车以及礼品给平陆县。在平陆县树立北京平陆友谊碑,一百多名中学生在友谊碑下上了一堂"为了六十一个阶级弟兄"的公开课。双方在傅岩山共植61棵苍翠的青松作为纪念,见证这一段难忘的历史。

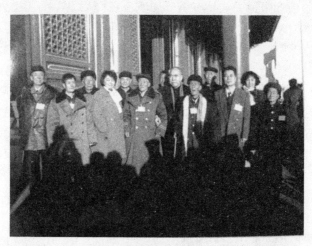

图2-5 1996年平陆事件代表们登天安门城楼

(平陆档案馆)

　　经过舆论宣传过后,61名"阶级弟兄"回归平凡的生活,在生活中经历坎坷。至2012年61名中毒民工健在的有11人,健在的李忠念老人,回忆当年中毒事件:"我是1930年生,张店镇风口村人。当时是村里民兵,参加修公路,是民兵排长。风南公路600多里,时间是正月初六,上面催得紧,61人都去了,一共131人,我管生活。当时民工待遇干一天活,有四五斤粮食,干一平方米补半斤粮食,一天能干10平方米。张德才是移民到前滩村的人,是排长,因贪污60块钱被撤职批斗,60年代生活困难,他一直旷工,报复投毒。民工吃饭时张小兰发现一块'红信'(砒霜),有二两多,没有化完。当时胃作烧,吐泻不止,头发掉,都被吓到了。当时家人吓得直哭,套车准备去拉人办后事了。医院到张沟急救,有40多人被送到张村医院抢救。多亏空军飞机送特效药来,县里派老牌'解放'汽车送到张村医院,脱离危险后送到县医院治疗,治了一个多月基本痊愈,后来继续上工。事后百姓评说,不是共产党中央送药,中毒民工都活不过来,非死不可。后开万人公审大会,公审后枪毙张德才与回申娃。我在工期完成后回家,与妻子儿女共九口人,四个姑娘,三个儿子。当14年生产队长,管林业11年,造一千亩林子,共产党救了咱,要为国家尽些力量。我造林组织8个工人,50头牛,主要种树,种洋槐、刺槐,1975年到现在有40多年。我原来住窑洞、草房,1990年盖瓦房,县里给买了冰箱、24寸彩电,生活挺好。我几次到过北京,1961年参加慰问团,1995年到北京作报告,2012年6月还去北京作报告,主要讲61位阶级弟兄的事,见过顾秀莲等中央领导。"①八旬老人李忠念怀着朴素的感情,过着简单的日子,矢志不移造林,做出不平凡的事情。

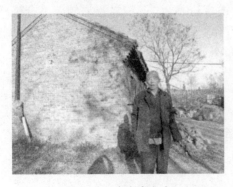
　　图2-6　李忠念老人

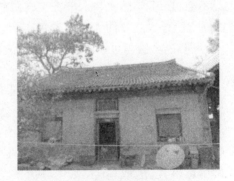
　　图2-7　张沟村东山坡中毒伙房旧址

　　2004年11月20日王石病逝,这位发表《为了六十一个阶级弟兄》的著名报人,怀着那个时代的精神走完他的最后一程。平陆事件是20世纪60年代

―――――――――――――

　　①　2012年10月30日平陆县张店镇风口村李忠念老人访谈录。

比较特殊的食品安全事件,具有复杂性,在当时产生很大反响。平陆事件主旨是弘扬社会主义团结协作的道德精神。拂去历史的尘埃,平陆事件体现出的生命至上、团结互助、友爱协作、无私奉献的社会主义道德风尚,在今天仍然具有比较耀眼的时代光芒,有值得借鉴的价值和意义。

第三节　1998 年山西朔州假酒中毒事件

1998 年春节前夕,山西省文水县农民王青华等人为牟利,用甲醇勾兑大量散装白酒,在山西朔州销售,导致朔州 200 多人中毒,30 多人死亡,形成震惊全国的朔州毒酒案。事件发生后王青华、杨万才等 6 名犯罪分子被判处死刑,其他 9 名被告人分别被判处了 5 至 15 年不等的有期徒刑。山西酒业遭受重创,失去信誉。

一、朔州假酒中毒事件发生的背景

20 世纪 90 年代随着我国市场经济的发展,有些生产经营者为追逐经济利润而不择手段,无视商业道德与法律,部分地方政府市场监督管理不力,假冒伪劣商品开始恣肆,坑害消费者,造成严重危害。随着人民生活水平的提高,白酒需求量增大,生产规模扩大。根据不完全统计:"到 1998 年全国白酒注册生产企业 37 000 多家,年产白酒 800 多万吨。散装白酒占生产的 15%。此外,有很多非法生产个体户数量难以估计。由于利润高,酒类造假伪劣产品不断,1997 年国家技术检查生产白酒不合格率为 24.5%,流通领域不合格率为 31.1%,假冒伪劣白酒占 15.5%。"①由于国内酒类市场较大,又缺乏规范管理,制售假酒可以牟取暴利,不法商贩制造假酒,甚至用工业酒精、甲醇兑制毒酒,严重损害消费者的权益。

甲醇是一种无色的可燃液体,是有毒的化工原料,有酒精的气味,可与水、乙醇、乙醚混合,一般饮用 5 毫升会引起严重中毒,有失明危险,严重的会导致死亡。由于我国部分地方政府酒类监管不力,不法分子制售假酒,民众饮用甲醇勾兑的假酒中毒事件不断发生。根据记载:"90 年代就发生 8 起甲醇中毒事件,造成 75 人死亡,700 多人中毒。1990 年成都 1 人误饮含甲醇 25 mL 的混合液 100 mL,出现头痛,视物不清,醉酒状,经医院抢救治疗视力预后不良。同年,杭州 1 人误食由甲醇污染水煮的饭,结果发生了急性甲醇中毒,经抢救出院,视力受到很大影响。1995 年在天津、潮州、佳木斯等地发生

---

① 杨越. 假酒不能再肆虐[J]. 中国市场,1998(3)。

急性甲醇中毒事件,其中 1 人失明。1996 年云南会泽县发生极为严重的假酒中毒案,制售者将甲醇直接勾兑成假酒,造成 192 人中毒,其中 36 人死亡,6 人失明。"[①]用甲醇制酒危害严重。

　　山西文水古称大陵,是女皇帝武则天的故里,也是民主革命时期女英雄刘胡兰的家乡。文水县拥有优厚的资源,有优质的泉水,盛产粮食,畜牧业发达,具有悠久的酿酒与肉类加工产业,白酒与牛肉是重要产品,民间素有酿酒传统,家家开酒坊,人人会酿酒。但是文水县生产的大多是散装白酒,价格低廉,没有形成品牌,部分白酒假冒名牌酒出售。肇事者王青华是文水县胡兰镇贯家堡村民,王青华小学未毕业,没有对甲醇或工业酒精的识别经验及危害的认识。他廉价买下酒梢加工制酒,为提高酒的浓度把甲醇兑入酒梢。愚昧和对非法利润的疯狂追逐,导致这起恶性案件的发生。

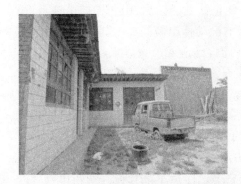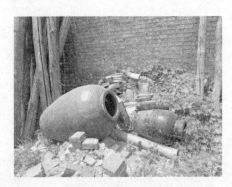

图 2‑8　文水县胡兰镇贯家堡村王青华制造毒酒的住处及器具

二、 朔州假酒中毒事件的经过

　　王青华 1996 年起用自家的简陋设备,无证加工散装白酒梢儿酒(用酒梢料加工的劣质酒)。酒梢是酒厂高浓度酒液流出的剩余物质,稀释后流出稀薄的白酒,被正规酒厂淘汰为饲料。王青华购买甲醇与酒梢勾兑成毒酒批发贩卖。王青华为牟取暴利,分别在 1997、1998 年从太原陈春明、陈广义父子经营的"宇誉溶剂加工部"购买甲醇 30 多吨,勾兑成毒酒贩卖。他将 3 桶甲醇(每桶 160 kg)与 3 桶半酒梢(每桶 190 kg)倒入大铁桶混合搅拌,抽入蒸锅加热后冷凝为液体流出,成为牟取暴利的毒酒。根据记载:"王青华将 30 多吨甲醇兑制成 50 多吨散装白酒,卖给经销商王晓东 20 多吨,由王晓东转卖给朔州商贩杨万才 17.4 吨、灵丘县刘世春等人 10 吨。根据王青华交代,用甲醇勾兑一吨白酒比生产一吨真白酒节省 900 元成本。制假酒贩用甲醇勾兑 60 多吨,

---

　　① 　王篍兰.从朔州假酒甲醇中毒讲起[J].劳动医学,1998(2)。

赚取 5 万多元,却致死几十条生命。"①1998 年 1 月,王青华将毒酒批发给朔州酒贩杨万才,杨万才没有到质检部门进行产品质量检测遂进行销售,以每千克 2.4～2.6 元的价格批发给朱永福等个体零售点。正值新年,朔州白酒销售颇旺,给朔州、大同等地民众造成极大灾难。

1998 年 1 月 23～26 日,农历新年将近,山西省朔州市平鲁区医院连续收治几名危重病人,症状都是呕吐、头疼、瞳孔散大、呼吸困难,还没来得及送入抢救室就死亡。医生们详细询问死者家属,得知他们发病前都饮过散装白酒,感到死亡与饮酒有关。病人被诊断为酒精中毒,尚不知含有甲醇。医务人员迅速汇报,1 月 26 日向区政府上报,又上报到省市有关部门,省技术监督局对酒进行检验,从太原、大同取回报告,酒中甲醇含量超过国家标准 902 倍(每升白酒含甲醇 361 g,国家规定每 100 mL 白酒甲醇含量为 0.04 g)。山西省朔州市政府紧急行动,迅速告知群众禁止饮散装白酒,山西广播电视台、电视台立即在除夕(1 月 27 日)中午 11 点前滚动播出新闻——"紧急通知:我市近日流入清徐、文水、孝义生产的散装白酒,已造成严重后果,望广大市民不要饮用此酒。"根据后来不完全统计:"1 月在朔州平鲁区、朔城区有 152 人饮用杨万才销售的白酒后甲醇中毒,死亡 20 人。朱永福购销杨万才批发的白酒,导致 109 人甲醇中毒,12 人死亡。因酒中毒住院治疗 261 人,其中中毒死亡可查有 32 人之多。"②其他未到医院治疗,因饮酒中毒死亡者具体数量不可考,大同、灵邱地区有部分饮散装白酒中毒致伤亡者。

朔州假酒中毒事件发生后,江泽民总书记作指示,山西省、朔州市领导高度重视,立即组织救治中毒群众,工商部门查封大量假酒,整顿酒业市场,公安系统组织侦破抓捕犯罪分子,公审严惩。假酒中毒事件对山西酒业的信誉造成严重损害,名牌汾酒也大受影响。

朔州假酒中毒事件发生后,全国主要新闻媒体进行了很多报道。报道山西朔州假酒中毒危害与救治状况,以及这一事件对白酒行业的打击和制售假酒治理情况。1998 年 2 月 5 日,中央电视台《新闻 30 分》报道"山西发生特大假酒中毒事件",引起很大的反响。2 月 5 日晚,中央电视台报道《甲醇流失是假酒中毒事件屡屡发生的重要原因》,将云南会泽假酒中毒事件与朔州假酒中毒事件进行比较分析,产生深广的宣传效应。新闻报道比较中性,重点报道事件的发生发展过程,分析原因、危害及教训,反映在改革开放的进程中我国新闻媒体的进步。

---

① 李秀平.朔州毒酒案始末[J].法律与生活,1998(4)。

② 朔州市中级人民法院判决书,1998 朔刑字第 4 号,山西省朔州市中级人民法院档案室,案卷号 04,分类号 3.1。

三、朔州假酒中毒事件处置措施

(一) 中央政府领导高度重视

朔州假酒中毒事件发生后,江泽民总书记作了三次重要批示,传达到山西朔州,对于抢救中毒群众、查封假酒、惩处犯罪分子起到重要作用。1月31日江泽民总书记严肃指出:"春节期间,因饮用假酒造成这么多人中毒和死亡,我很是不安,请转告山西省和朔州市,务必全力以赴抢救中毒群众,尽可能减少伤亡;要千方百计将不法犯罪分子已经售出的和还没有售出的假酒迅速收回和封存起来,防止再有人饮用中毒;对制造和贩卖假酒的犯罪分子要依法严惩。"[①]此后,江总书记关注事件的进展,2月5日他又指示工商管理与技术监督部门查处伪劣假酒,依法整顿市场,保障人民生命安全。山西省和朔州市政府高度重视,救治中毒群众,查获假酒,整顿市场,严惩罪犯。

(二) 全力救治中毒患者

朔州假酒中毒事件发生后,山西省委省政府紧急指示救治中毒群众,省政府领导到朔州市医院看望中毒群众。朔州市政府连夜召开紧急会议,布置应对措施,要求在1月27日11点前把禁止饮用散装白酒的通知传达到千家万户。甲醇中毒患者会出现眼睛失明、恶心、呕吐、头痛、腹痛、酒醉的状态,全身虚脱,中毒严重者导致死亡。朔州市成为最大的受害地区,有260多人中毒住院治疗,32人中毒死亡。平鲁区、朔城区受害严重。山西省派出由49人组成的两个医疗专家组到朔州城参与抢救,发挥重要的作用。医院针对患者病症进行对症治疗,对误服甲醇者采用灌胃、催吐,对明显酸中毒者注射碳酸氢钠改善眼部症状,使用乙醇作为解毒剂,口服白酒缓解症状。根据记载当时平鲁区人民医院收治中毒患者190余人,其中男性178人,女性12人,主要是井坪镇堡子沟村、向阳堡代家沟村农民及民工。医院组织医务人员成立抢救小组,由于人数太多,各个科室都腾出地方来救治中毒患者,进行对症治疗,给患者补充维生素等[②]。

平鲁区部分甲醇中毒病人病案:

(1) 李万先:男,24岁,平鲁区农民,1月29日入院。有饮白酒史,头痛,双眼水肿,结膜充血,呼吸急促。诊断为甲醇中毒。进行对症药物治疗。后脱离危险。(2) 郭守义:男性,44岁,平鲁区农民,饮散装白酒200 mL,全身不适,右下肢疼痛,1月29日入院。入院诊断为甲醇中毒,进行对症药物治疗,

---

① 张宿堂. 江总书记牵挂山西朔州假酒案受害群众[J]. 中国技术监督,1998(2)。

② 朔州市平鲁区人民医院病案室病案记录。(档案资料)

补充维生素等,经抢救痊愈……①

朔州市朔城区人民医院组织应急抢救小组,根据患者视物不清、失明,饮过劣质白酒的情况,很快判断是甲醇中毒,救治中毒患者30多人。患者分散在内科、消化内科、呼吸科、神经内科救治,创设以乙醇对抗甲醇的治疗办法,即让患者饮少量高质量白酒以缓解甲醇之毒,进行对症处理②。医院记载1998年1月26日抢救30多名甲醇中毒人员。事后抢救小组获市政府表彰。山西省卫生厅表彰"1·26"中毒抢救先进个人宋为民、殷继光、康崇、张翠英、朱宇萍、陈继汉6人,事迹收入朔城区人民医院2011年建院六十年纪念集③。抢救时期医院先垫付治疗费用,政府统一结算,以保证患者得到及时救治。经过救治,大多数患者恢复健康,少数因病重死亡,部分患者留下失明等后遗症。

对于朔州市很多市民来说,1998年是个黑色的春节。平鲁区、朔城区不幸有20多个壮年男性饮酒中毒死亡,一条条逝去的生命,诉说着一桩桩悲剧。

(1)张海,平鲁区井坪镇壮年男子,1月26日饮白酒约6两,很快大量呕吐,视物模糊,送到平鲁区医院未及抢救就死亡,留下5个未成年的子女。(2)梁卓武,男性,31岁,是自行车修车摊主,1月27日除夕饮1杯酒约2~3两,28日感到双目模糊,呼吸困难,神志不清,全身不适,极其难受,29日送到医院输液,脸色变黑,因为时已晚,不幸死亡。(3)赵兴顺,36岁,矿业公司司机,月收入1 000多元。腊月28日喝半斤散装白酒,次日感到浑身无力,疼痛,怀疑是感冒,到医院看,因中毒太深吐黑血而死。(4)郭守义与弟弟郭守星,是平鲁区井坪镇农民,兄弟双双中毒,弟弟在年初三病死。……④

朔州中毒事件发生后受到全国关注,一些单位向受害人员捐款。2月27日,江西赣州赣良啤酒厂职工自发捐款100 360元用于救治中毒群众,并发布《致山西朔州市消费者协会并蒙受假酒坑害的父老乡亲的一封信》,"假酒无情人有情,赣良工人与受害乡亲心心相印",呼吁"以法制假,群起治假,规范管理,建立文明有序的市场经济体制"⑤。安徽古井集团向受害者家属捐助20万元,董事长发表公开信,呼吁加强白酒市场的治理整顿。

---

① 朔州市平鲁区人民医院病案室病案16474,16484号。(档案资料)

② 朔州市朔城区人民医院访谈记录。

③ 朔城区人民医院.春华秋实庆华诞——朔城区人民医院建院六十年纪念集。(档案资料)

④ 朔州:黑色的春节——山西毒酒案的深思[J].中国民营科技与经济,1998(3)。

⑤ 致山西朔州市消费者协会并蒙受假酒坑害的父老乡亲的一封信[N].朔州日报,1998-02-27。

(三) 查封假酒,整顿酒业市场

朔州市毒酒事件发生后,当地政府紧急行动起来,查封假酒,整顿市场。首先山西省工商局采取应急措施,1月27日发出紧急通知,加强酒类销售管理,停止销售散装白酒,控制市场,向群众宣传,不要销售与饮用从文水、朔州购进的散装白酒。政府向文水、汾阳、朔州的平鲁区、朔城区等派出7个工作组,出动3 500多人,依法严厉查处。朔州市成立食品市场整顿领导组,从源头严格查处,开展全面的市场整顿,市工商局、技术监督局、卫生局、公安局联合发布《关于深入开展食品市场整顿的实施方案》,要求有关部门吸取教训,按照法律程序,严格检查各类生熟食品和饮品,重点查处在食品中添加有毒、有害物品的违法行为。1月26日,朔州市工商局查获了100个以上的散装酒销售点,市公安局逮捕大量涉及销售假酒的文水县商贩。朔州地区工商部门雷厉风行,迅速行动,查封白酒销售点,封存大量散装白酒,并抓获相关犯罪嫌犯,根据报道"截至1999年2月1日,朔州市共查封118个散装白酒销售点,查封白酒5万kg,收回白酒2万kg,抓获犯罪嫌疑人35人"[①]。在毒酒案发生后,"文水县共查封散装白酒4 000多吨,瓶装白酒7 600多箱,还封存了1万多吨已经装窖准备烧酒的高粱"[②]。山西全省停止销售散装白酒3 962吨,查扣假酒12.8万瓶,收缴散装白酒13.8吨,保障人民群众生命安全。山西省在全省整顿市场,暂停销售有假酒嫌疑的散装白酒近40吨,瓶装白酒近万瓶。全国工商部门开展了市场整顿与酒类市场治理活动,根据统计:"到1998年2月15日,全国工商行政管理部门出动33万人次,车辆7万多台次,检查各类企业、个体户100多万户,检查市场6 000多个,查获假酒222.3万瓶,3.3万箱,散装白酒4 088.27吨,勾兑白酒原料10吨。"[③]对于白酒类市场的整顿成效显著。

1998年2月,全国各地开展打击假酒活动,假酒案涉及的汾阳市杏花村中杏酒厂被查封,所生产的白酒200多吨含有甲醇,浓度不一,超标几倍、几十倍,流向全国。重庆查出来自山西汾阳市杏花村中杏酒厂所产的"龙凤呈祥""茅贡酒"等10余个牌子的酒13 600瓶流入市场,含甲醇超过国家标准5倍。河北查处2 257箱中杏酒厂所产白酒,吉林查封1 380箱中杏酒厂所产白酒。此外,北京查获假酒1 346瓶,天津查获假酒5 000多瓶、制假酒窝点8个,黑龙江查封假酒2 000多箱,四川查封假酒产品24 117瓶,福建查出19种国家

---

① 之凡. 朔州毒酒——贪婪勾兑愚昧酿就[N]. 人民法院报,2007 - 11 - 05。

② 尚宝铎. 朔州毒酒案推动酒类立法[N]. 华夏酒报,2008 - 11 - 12。

③ 全国工商行政管理机关. 全国工商行政管理机关认真学习贯彻江总书记指示迅速行动严厉打击制售假酒和其他假冒伪劣商品违法行动[J]. 工商行政管理,1998(5)。

技术监督局公布的禁销酒等①。山东省技术监督部门发起查处山西假酒的半月"会战",出动13 680人次,检查商店89 000个,查获假冒伪劣白酒127 490瓶,散装白酒6 500 kg,端掉45个制假窝点,取缔制售假酒商贩,起到震慑作用②。

为何假酒屡禁不绝,流毒广泛? 截至1998年,全国有白酒生产厂家37 000多家,未注册的制酒小企业、作坊则数不胜数,往往不具备基本的生产条件与检测仪器,为牟利生产销售白酒。从20世纪90年代以来,全国已经发生9起严重的假酒致死的恶性案件,主要发生在云南、贵州、黑龙江、河南、四川、广西等地。打击假酒成果显著,反映我国部分地方政府轻视监管,造成市场混乱,侵害消费者利益,影响经济、社会的发展。

表 2-3　1992—1998 年我国查处假酒案一览表③

时间	地点	案情	死亡人数(例)	重伤致残(例)	处理结果
1992.12	黑龙江佳木斯	工业酒精勾兑假酒1 750 kg	7	6	1人无期徒刑
1993.9	四川什邡	工业酒精勾兑假酒380 kg	4	7	2人死刑
1993.9	河南上蔡	工业酒精勾兑假酒	4	22	2人死刑
1994年年初	湖北荆门	工业酒精勾兑假酒250 kg	3	不详	1人死刑,1人死缓
1994.3	四川宜宾	甲醇勾兑假酒350 kg	8	1	1人死刑
1994.11	广西柳州	用甲醇勾兑假酒	7	5	1人死刑,1人无期徒刑
1995.9	贵州贵阳	工业酒精勾兑假酒	6	不详	1人死刑
1996.6	云南会泽	用甲醇勾兑假酒1万多kg	36	157	5人死刑,2人死缓
1998.1	山西朔州	用甲醇勾兑大量假酒	32	不详	6人死刑

---

① 迅速贯彻江总书记指示 各地围追堵截山西假酒[J]. 城市技术监督,1998(3)。

② 山西省技术监督部门. 大手织天网,探海捞细针——山东省技术监督部门查处山西假酒半月会战纪实[J]. 监督与选择,1998(5)。

③ 寒江. 悲剧不能再重演——山西朔州特大假酒中毒案引发的思考[J]. 中国酒,1998(2)。

（四）依法惩处不法犯罪分子

山西朔州假酒中毒事件发生后，公安机关立即行动起来，抓捕审理罪犯，依法严加惩处。公安部门很快抓捕制售假酒的王青华、武保全、王瑞、杨万才、朱永福等人，涉及案件共有 30 多人。1998 年 3 月，山西朔州市中级人民法院经过审理判决："依据《中华人民共和国刑法》第 144 条之规定，销售有毒、有害食品罪，判处经销商杨万才死刑，剥夺政治权利终身，没收宅院一处；依据《中华人民共和国刑法》第 143 条之规定，销售不符合卫生标准的食品罪，判处朱永福无期徒刑，剥夺政治权利终身，处罚金人民币 5 万元。"[1] 1998 年 3 月，吕梁市、朔州市、大同市三个中级人民法院经过公开审理，分别对假酒案作出一审判决。法院以生产销售有毒食品罪判决王青华、王晓东、武保全、高世发、王瑞、杨万才 6 人死刑，以生产、销售不符合食品卫生标准的食品罪判决武燕萍（王青华妻子）、贾建有、刘世春、朱永福无期徒刑，其他 9 人分别判处 5 到 15 年的有期徒刑[2]。法院从重从快惩处，依法严惩罪犯。

面对问题我国政府依法查处，公安部门严厉惩治，并加强了酒类市场的立法监管，在新形势下政府市场监管面临新挑战。

四、朔州假酒中毒事件的影响

（一）山西酒业遭受重创

1998 年的山西朔州毒酒案使山西白酒业陷入困境。全国各地查禁假酒，山西名酒遭受重创。山西酒的信誉及销售受到牵连，声誉降到谷底，酒业一蹶不振。山西汾酒是名牌，作为全国十大名酒之一，1997 年汾酒集团销售 3.2 万吨白酒，实现销售收入 8.3 亿元，利税 2.7 亿元。山西假酒案后，一些地方查封汾酒，1998 年汾酒的销量受到影响，销售数量严重下降，企业年利税从事件前的近 3 亿元锐减至 1 亿余元，损失惨重。白酒酿造是文水县支柱产业，朔州事件后，文水县全县近 80 家酒厂全部停产整顿。文水县的龙头企业则天酿酒集团公司 1997 年销售瓶装酒 1 000 吨，在 1998 年受到市场冷遇。汾阳市杏花村汾酒厂的产品因被假冒，列在查禁范围。杏花村汾酒具有较高品牌知名度，市场覆盖范围广，由于受到查禁，很多用户要求退货，销售点不愿接受，导致酒厂库存不断上升，市场占有率急剧下降，负面影响一直持续到 2000 年

---

① 山西省朔州市中级人民法院刑事判决书（1998 朔刑字第 4 号）山西省朔州市中级人民法院档案室案卷号 04，分类号 3.1。

② 山西吕梁地区朔州市、大同市中级人民法院. 我省有毒假酒案作出一审判决[N]. 朔州日报，1998 - 03 - 16。

以后。朔州的白酒被误解成"毒酒",在外地难以销售。朔州应县梨花春酿酒集团公司 1997 年利税 3 200 多万元,生产的"梨花老窖""特制二锅头"荣获国际金奖,受假酒案影响被查封停止销售,信誉受损[①]。山西省政府领导人参观考察梨花春集团公司,提出要打击假酒、保护真酒、扶持名酒。企业制售假酒急功近利的做法既害自身,也伤害山西酒业的信誉。

(二)加快酒类监管立法进程

朔州假酒中毒案促进了酒类市场监管的加强。1998 年 2 月 9 日,国内贸易部发布《关于加强检查、切实搞好酒类流通管理工作的紧急通知》,在生产、销售等环节从行政管理到立法都有所加强。我国政府开展了打击假冒伪劣酒、整顿白酒市场的行动。1998 年 2 月 12 日,国家经贸委等部门发布《关于严厉打击制售假冒伪劣酒类、产品违法行为的通知》要求各地整顿白酒生产、经销单位,规范酒类产品生产和流通秩序。中国轻工业总会要求全国酿酒企业强化质量管理,严禁用甲醇与工业酒精兑制饮料酒。

朔州毒酒事件推动了酒类管理立法。1998 年国家质量监督管理局发布了 16 号文件《酒类产品生产许可证实施细则》,规定了白酒工厂生产条件审查要求。1999 年国家质检总局发布 282 号文件《关于白酒产品生产许可证发证工作有关问题的通知》,规定了白酒生产许可证的审查、审验、核发程序,加强了生产许可证的统一管理。国家商务部实施《酒类流通管理办法》,加快了酒类管理立法的进程。近年很多专家呼吁建立酒类专卖制度。2009 年、2010年,全国政协委员蒋秋霞连续两年提交《关于尽快制定酒类管理统一法规的立案》,被全国政协提案委员会列为重点提案。全国人大代表、大湖水殖股份有限公司董事长罗祖亮 2010 年向全国人大提议,要净化白酒市场流通环境,建立白酒专卖制度,尽早出台《酒类产品专卖法》。中国政府注重酒类产品的市场监管,由商务部立项的《酒类行业流通服务规范》于 2013 年 11 月 1 日起正式实施,是我国关于酒类行业流通服务规范的首部标准。2015 年,由中国物流与采购联合会提出,全国物流标准化技术委员会制定《酒类商品物流信息追溯管理要求》行业标准通过审核,建立酒类商品物流信息追溯体系与信息管理,直接使用统一规范的酒厂码方法,消费者可通过手机扫码识别真伪,查询酒类产品生产物流各个环节的信息。在新《食品安全法》的监管下,对酒类产品的安全管理更加严格,建立健全酒类产品质量检测和追溯体系,积极推动应用互联网、物联网和云计算等现代信息技术建设追溯体系,坚持政府监管与社会共治相结合,创新治理模式,保障酒类消费安全和公共安全。

---

① 艾力,陈钠. 山西哭了——朔州假酒中毒大案发生之后[J]. 创业者,1998(6)。

第四节 2003 年辽宁海城学生豆奶中毒事件

2003 年,辽宁海城发生小学生饮用学校的"学生豆奶"中毒事件,造成 2 000 多人中毒,290 人严重中毒,1 人死亡。当地政府紧急处置,反映突发事件与政府、媒体应对的问题,产生很大社会影响。

一、辽宁海城学生豆奶中毒事件发生的经过

我国豆类资源丰富,豆制品可以改善国民的营养结构,提高全民体质。1996 年中国实行"国家大豆行动计划",1999 年教育部提出鼓励学生喝豆奶增加营养,结合中小学生营养餐推广,2000 年正式启动学生豆奶计划,首先在东北地区开展试点。然而由于市场管理的疏漏,学校与地方政府缺乏有效的食品安全监管,豆奶计划试点不久就出现学生群体性中毒事件。2003 年辽宁海城市发生严重的学生豆奶中毒事件,2000 多人中毒,290 多人中毒严重,1人死亡,造成很大的社会影响。

2003 年海城市教委开始实行"学生豆奶计划",鞍山市推荐鞍山市宝润乳业有限公司成为供奶企业。根据报道,2003 年 3 月 19 日上午,宝润公司向辽宁海城 8 所小学配送 4 300 多代豆奶,3 936 名学生、260 名教师集体饮用"高乳营养学生豆奶"。一些学生饮后出现腹痛、头晕、恶心等症状,学校当即派教师将学生送到医院检查治疗。3 月 21 日鞍山市将情况上报辽宁省省政府,据统计:"截至 2003 年 3 月 23 日,出现不良症状学生总数达到 2 500 多人,到医院就诊学生达 3 637 人次,其中治疗 2 261 人次,教师出现不良反应人数为 48 人。"① 2003 年 4 月 4 日早晨,饮用过豆奶的女学生李洋死后,引起家长恐慌,开始带孩子去北京、上海和其他地方治疗。4 月 8 日北京媒体因上百名海城家长包车进京求治而报道此事。4 月 7 日辽宁省上报卫生部,4 月 8 日卫生部成立专家组调查事件,4 月 9 日辽宁省公布豆奶中毒事件,鞍山市政府 4 月 11 日下午通报调查结果,确认不良反应是由饮用豆奶引起的,死亡学生李洋,死因系一氧化碳中毒。由于媒体报道,海城事件激起强烈的社会反响。

海城豆奶中毒事件发生后,被媒体曝光,引起社会各界的关注。2000 年 1 月我国颁布《食物中毒事故处理办法》第 7 条规定:"中毒事故发生在学校、地区性或者全国性重要活动期间的应当于 6 小时内上报卫生部,并同时报告同

---

① 辽宁海城学生中毒事件[EB/OL].[2004 - 02 - 03]. http://news. sina. com. cn/c/2004-02-03/08402750432. shtml。

级人民政府和上级人民政府卫生行政部门。"①由于当地没有及时上报与信息沟通,海城事件成为社会焦点,造成严重的社会影响。

二、 海城豆奶中毒事件应急处理

在海城豆奶中毒事件发生后,当地政府采取紧急措施,调查事件真相,全力救治学生。

(一)迅速调查事件原因

海城事件发生后,鞍山市、海城市建立一个联合事件处理小组。工作组责令厂家停止生产,接受调查。鞍山市卫生局、工商局迅速前往海城调查,两级卫生防疫站检测分析剩余的豆奶。2003年4月8日,卫生部和辽宁省卫生厅成立了一个联合调查组,经过仔细的调查,4月16日公布调查结果:"是生产豆奶的原料豆粉中的天然抗营养因子导致了众多学生食物中毒。生产厂家把原来用的非活性豆粉改成活性豆粉,但没有相应地改变技术参数和生产流程。"②因此产生的中毒与发生中毒的小学生们症状基本一致,学生中毒原因就是饮用的豆奶存在质量问题。

(二)及时抢救治疗

当地政府积极采取措施,对中毒的学生进行精心治疗。鞍山、海城市政府主要领导看望中毒的学生,组织医务人员对中毒学生进行会诊,耐心安抚学生家长。政府承诺由海城市政府垫付治疗费用。4月11日辽宁卫生部门和医疗专家组会诊,为中毒学生建立会诊档案。为促进学生康复、稳定情绪,海城市政府建立了事件"包保责任制"。要求市政干部分别包保患病与有不良反应的小学生,主要进行安抚和稳定人心的工作③。海城一千多名干部到学生家里去走访慰问,帮助学生治疗康复。

(三)召开会议发布信息

海城市政府在事件发生后没有及时发布信息,引起公众的质疑。4月4日海城市政府与上千名家长对话,出示的专家鉴定结果为致病原因不明的食物中毒,引起大多数家长的不满,很多家长纷纷带孩子到外地检查求医。4月

---

① 万明国,王成昌.突发公共卫生事件应急管理[M].北京:中国经济出版社,2009:87。

② 刘万永,刘世昕.卫生部专家谈辽宁海城豆奶中毒事件调查始末[N].中国青年报,2003-04-17。

③ 陈芸,朱玉,陈光明,等.辽宁豆奶事件:政府向公众隐瞒 海城弥漫不信任[N].北京青年报,2003-04-16。

14 日政府召开与家长的见面会,对事件进行说明。政府组织专家组进行实验调查,在 4 月 16 日公布调查结果,是由于学生饮用的豆奶中抗营素因子未彻底灭活导致中毒。

(四) 依法惩处责任人员

海城事件经过调查审理,依法严厉惩处责任人员。2003 年 11 月,鞍山市人民检察院对责任厂家鞍山市宝润乳业有限公司董事长郝国栋、子郝佳乐、女婿兰松涛 3 人提起公诉,2003 年 12 月 23 日在辽宁鞍山市公开审理,依据我国刑法判决:"郝国栋犯生产、销售不符合卫生标准的食品罪,判处有期徒刑 3 年,并处罚金人民币 15 万元;以偷税罪,判处其有期徒刑 6 个月,并处罚金人民币 5 万元,决定执行有期徒刑 3 年 6 个月,并处罚金人民币 20 万元。郝佳乐犯生产、销售不符合卫生标准的食品罪,判处拘役 6 个月,并处罚金人民币 3 万元,兰松涛犯窝藏罪,免于刑事处罚。"[①]被告 3 人不服提出上诉。2004 年 4 月,辽宁省高级人民法院对"海城豆奶案"作出终审判决,驳回上诉,维持原判。

三、 海城豆奶中毒事件的影响

(一) 应对媒体不力

海城事件发生后,由于政府没有与民众充分沟通,说明情况,请求支持配合,及时调查告知真相,引起群众的不满,影响政府的公信力。媒体的渲染报道,造成负面的社会影响,形成巨大的社会舆论压力。海城事件促使鞍山市吸取教训,建立新闻发布制度,对突发事件和灾害、事故等重大敏感性问题,及时、客观地予以信息发布,迈出走向信息公开的现代社会治理步伐。

(二) 重创"学生饮用奶计划"

海城豆奶事件重创了国家"学生奶"推广计划。海城事件发生后,4 月 11 日辽宁省教育厅发出紧急通知,"学生豆奶计划""学生饮用奶计划"在全省暂停实施。不仅从次日起在全省范围内暂停"学生豆奶计划",还将"学生饮用奶计划"一并停止。国家发文要求重视学校的食品卫生,随后全国其他省份纷纷效仿,四川、浙江等地宣布停止组织学生饮用奶制品计划,有些地区"学生饮用奶计划"因此暂缓,"学生奶"工作陷于停顿。辽宁某地一位教育局领导就曾对媒体记者说:"学生奶一旦出问题就以集体性事件表现出来,就像这次'海城豆奶事件',社会舆论和公众的压力实在太大,而且首当其冲的就是

---

① 陈光明.海城豆奶中毒案一审公开宣判[N].新华每日电讯,2003-12-24。

教育部门,这也是为什么学生奶一直强调'安全第一'的原因。"①由于海城事件的影响,"学生奶"实施压力大,豆奶计划推广工作陷于停顿状态。

(三) 造成学生健康损害

海城事件让很多孩子与家庭陷入痛苦的深渊。海城豆奶中毒事件发生后,由于都是身心发育中的小学生,给孩子的身心造成严重伤害,虽然经过救治,但有 200 多名孩子中毒严重,由于血铅含量高,有些孩子经常头痛,身体疲软,心律失常,造血功能下降,严重者甚至发生脑瘫现象,造成很多家庭的不幸与痛苦。由于孩子中毒造成严重的后遗症,有些学生会致残,后续治疗医疗费用高,给很多家庭造成严重的危害。

海城事件暴露学校学生食品卫生安全存在监管失控的问题,促使国家重视加强学校的食品安全工作。2003 年 8 月 29 日,我国政府颁布《关于汲取海城豆奶中毒事件教训,进一步加强学校食品卫生安全工作的通知》,提出要"本着学生生命安全和身体健康为第一要务的原则,建立健全学校食物中毒和传染病等突发事件的报告及应急处理机制。进一步提高食物中毒工作的透明度,及时公开相关信息,正确引导舆论宣传,及时消除社会不稳定因素"②。

我们要以学生生命安全为原则,防范事故发生,加强学校食品卫生监管,及时发现问题预警预防,营造一个健康、安全、放心的校园环境,保护师生的生命健康。

第五节 2008 年三鹿奶粉事件

近年中国食品安全事件频发,食品安全问题受到高度关注。通过剖析"三鹿奶粉事件"典型案例,可以清楚地看到重大食品安全事件给整个社会带来的负面效应,认识党与政府在处理食品安全事件中的政策措施,认真反思。

一、 我国婴儿奶粉事件背景

2000 年以来中国食品安全面临严峻的挑战。奶粉事件发生背景主要有几个方面:

其一是我国农村具有广大的奶粉市场。很多农民外出打工,留下老弱家人照顾孩子。由于打工带来经济水平的提高,奶粉受到农民青睐,尤其是价

---

① 徐县.海城学生奶事件重创 7 部委两大计划[N].中国经营报,2003 - 05 - 05。

② 国务院.关于汲取海城豆奶中毒事件教训,进一步加强学校食品卫生安全工作的通知[J].中国食品卫生杂志,2003(6)。

廉物美的奶粉,给乳制品业提供了广大的市场。由于农村市场广大,监管困难,假冒伪劣奶粉乘机流入农村。

其二是我国缺乏食品安全的有效监管。20世纪90年代地方政府基层食品安全监管体系不健全,存在较大的食品安全监管盲区。仅在县级以上建立监管机构,乡镇级没有具体的监管机构,农村市场难以监管。

其三是乳制品市场的严重不规范。改革开放以来随着经济发展、收入提高,乳制品消费已形成巨大的市场,生产者、经营者违背商业道德,忽视食品卫生安全,唯利是图,形成劣质婴儿奶粉产供销一条龙。市场进入门槛低,利润高,风险成本低,大量中小乳制品企业制售劣质奶粉,形成产业链,给消费者与社会造成严重危害。

其四是乳品业发展扩张过快,原料奶供需矛盾严重。我国乳品业发展产业结构不合理,加工生产能力超出原奶生产能力。以河北为例,根据统计:"乳制品加工企业数量迅速增长,加工企业盲目上马,导致生产加工能力远大于原料奶生产能力。据不完全统计,河北省鲜奶日加工能力为1.5万吨,鲜奶日产量为1.2万吨,存在0.3万吨的缺口。"[1]乳制品加工企业过多,没有稳定的奶源基地,纷纷抢购奶源,导致原料奶市场无序竞争,强大的原奶需求与奶源不足形成巨大的矛盾,为追逐经济利益出现严重的原奶掺假现象。部分奶农、奶贩用不法手段降低成本,在原奶中添加三聚氰胺,以增加蛋白质检测含量,容易出现重大食品安全问题。

表2-4 黑龙港地区与四地市2000—2006年各年奶类产量比较[2]

(单位:万吨)

年份	四地市					黑龙港地区				
	唐山	石家庄	张家口	保定	合计	邢台	邯郸	沧州	衡水	合计
2000	39.03	29.53	6.97	6.26	81.79	5.31	3.41	1.14	0.56	10.42
2001	41.62	34.96	9.00	9.63	95.21	7.13	3.69	2.02	0.99	13.83
2002	51.37	40.69	14.45	14.01	120.52	8.64	4.40	3.30	1.57	17.91
2003	70.32	50.85	26.20	22.82	170.19	10.76	5.11	5.25	2.02	23.14
2004	94.29	64.57	37.07	32.66	228.59	13.07	6.71	7.41	2.83	30.02
2005	117.39	74.01	53.47	40.28	285.15	18.08	10.31	8.81	3.70	40.90
2006	137.55	86.01	70.90	44.68	339.14	21.90	16.55	9.68	3.89	52.02

---

[1][2] 刘勇,范会婷,韩继普,等."三鹿奶粉事件"后河北省奶业发展研究报告[J].安徽农业科学,2008(36)。

上述统计资料显示 2000 到 2006 年河北地区奶业发展扩张很快,从 2000 年到 2006 年乳制品产量增加 3-4 倍,快速扩张使得原奶竞争加剧,原奶掺假现象突出,奶粉质量下滑,经济利益追逐下忽视有效的监管,导致重大奶粉质量事件的发生。

由于以上原因,劣质奶粉事件时有发生,2003—2004 年,阜阳发生劣质奶粉事件。阜阳市是皖北交通要地,由于经济不发达,外出打工的农民居多,很多人把孩子留在农村由老人照料,奶粉需求量很大,很多劣质奶粉在阜阳农村大量销售。一些价格低廉的劣质奶粉如"伊鹿""雪丰""绿元""阳光贝贝"等品种通过蚌埠、合肥、阜阳的批发市场销售到阜阳区县乡镇,价格在每袋 8~10 元左右。很多劣质奶粉质量达不到国家标准,不少奶粉是由奶香精与淀粉等调制的,营养价值甚至不如米粥,婴儿长期食用影响身心与智力发育。自 2003 年 5 月,安徽阜阳农村陆续发现有 100 多名婴儿因为食用劣质奶粉而患上怪病,变得四肢短小,身体瘦弱,脑袋偏大,营养不良,智力低下。当地人称这些孩子为"大头娃"。截至 2004 年 4 月阜阳市人民医院收治的婴儿中,有 10 名婴儿因这种怪病夭折。婴儿患怪病的真相让一个叫高正的青年人揭破,他在给亲戚受劣质奶粉之害的孩子治疗中走上维权之路,揭开劣质奶粉事件的内幕,挽救了很多婴儿的生命。

通过质监部门检测,劣质奶粉是用淀粉、蔗糖等原料,以奶香精等添加剂调制而成,蛋白质、脂肪以及维生素含量远低于国家标准。根据调查报道:"阜阳市疾控部门收到 13 位患儿家长送检的 13 种奶粉,经检验全部不合格。这些奶粉每 100 g 蛋白质含量约为 2~3 g,最低的只有 0.37 g。在当地销售的 205 种奶粉中阜阳市检测出不合格的 55 种奶粉,主要是蛋白质含量不达标,其中蛋白质含量低于 5% 的有 31 种,最少的含量仅为 0.37%。"[①]按照国家标准,刚出生婴儿吃的奶粉,每 100 g 的蛋白质含量应该是 18 g。婴幼儿长期食用劣质奶粉会导致严重的营养不良,免疫力下降,生长停滞,罹患多种疾病甚至造成死亡。那些受害的婴儿几乎都是"大头娃":头大身子小,身体虚弱,反应迟钝,有的甚至皮肤溃烂,内脏肿大,身心发育严重受损,因食用劣质奶粉罹患重症的孩子,病痛揪住千家万户的心。

阜阳劣质奶粉事件的报道,引起中央的高度重视。2004 年 4 月 19 日温家宝总理批示严查,22 日国务院召开会议部署工作,国家食品药品监督管理总局、国家质检总局、国家工商总局、卫生部组成的专项调查组奔赴阜阳。据安徽省调查组调查,阜阳市县级以上医疗机构核查统计显示,2003 年 5 月以

---

① 雷磊. 从阜阳劣质奶粉事件引发对行政不作为的思考[J]. 中共杭州市委党校学报,2004(4)。

来,因食用劣质奶粉出现营养不良综合征的婴儿共 171 例,死亡 13 例,病死率 7.6%。阜阳市政府对患儿给予免费治疗,进行经济赔偿①。13 户婴幼儿死亡家庭每户慰问 10 000 元。阜阳市卫生部门对国务院调查组认定的受害婴儿进行免费救治与健康回访,政府建立专门救助账户,每月就救治费用与医院结算一次②。阜阳市卫生机构还组织对婴幼儿进行健康体检,加强对婴幼儿科学喂养知识的宣传。

社会各界热心捐助。2004 年 4 月 26 日,青岛圣元乳业捐助 80 万元救助阜阳市因劣质奶粉受害的婴幼儿,以及价值 20 万元的奶粉③。2004 年 4 月 26 日中央台《经济生活半小时》栏目公布劣质奶粉受害婴儿捐助热线,受到全国人民的关注,很多人伸出援助之手。2004 年 7 月 16 日云南省关工委、昆明生宝生物技术有限公司向阜阳市捐赠 1 500 瓶价值 23 万元的亚麻酸胶囊,有利于婴儿的康复④。奶粉事件使得阜阳广大农村婴幼儿健康得到更多的社会关注。

政府积极为受害婴儿家庭提供法律诉讼援助,帮助受害者运用法律维权。颖上县盛堂乡盛堂村 4 个月的受害婴儿雪婷起诉盛堂乡经销商马步才、刘则云销售的"聪儿壮牛初乳婴儿配方奶粉",是阜阳市中级人民法院首起状告不合格奶粉经销商的索赔案件。患者请求法院判给原告医疗费、后期治疗费、营养费等 20 万元⑤。安徽太和县婴儿小奥强食用"伊鹿"牌婴儿奶粉,经医院确诊为重度营养不良综合征,他在其父母的代理下正式起诉部分不法商贩,请求法院判决赔偿原告医疗损失、精神损失等 25 万余元。安徽阜阳市中院受理此案⑥。经过此事件,民众的消费者权益保护与自我维权意识得到提高。

假劣奶粉事件引起社会强烈关注,阜阳市政府有关部门采取行动,市公安、卫生、工商、技术监督部门对奶粉市场进行专项整治,查处不法经销商,开展轰轰烈烈的奶粉专项整治运动。奶粉整治活动成效显著,查抄大量劣质奶粉,政府从严打击制造销售假冒伪劣奶粉行为,查处经销商与生产源头,维护消费者合法权益,保障人民的生命健康。阜阳市政府要求经销商禁止从不具备卫生许可证、经营许可证的单位购买批发奶粉,对低价奶粉保持警惕。根

---

① 杜红梅. 我市对伪劣奶粉致死婴儿的家庭进行慰问[N]. 阜阳日报,2004 - 04 - 24。

② 阜阳市因食伪劣奶粉死亡每位患儿家庭获救济一万元. 人民网. [2004 - 4 - 21]. http://www.people.com.cn.

③ 范文. 青岛圣元乳业捐助我市受害婴儿[N]. 阜阳日报,2004 - 04 - 27。

④ 叶云刚. 云南省关工委向我市因劣质奶粉受害婴幼儿献爱心[N]. 阜阳日报,2004 - 07 - 17。

⑤ 刘文武,杜红梅. 四个月婴儿向奶粉经销商索赔 20 万[N]. 阜阳日报,2004 - 04 - 28。

⑥ 靳生. "大头婴儿"起诉劣质奶粉经销商[N]. 汕头都市报,2004 - 06 - 28。

据报道:截至(2004年)4月20日,全市累计检查奶粉经营户7 894户(次),抽检196组,扣检涉嫌不合格奶粉15 804袋,就地封存22 494袋进货渠道不明的奶粉,停止销售80 185袋,没收过期奶粉382袋。查处42起涉嫌销售不合格奶粉的案件,对五名涉嫌经销劣质奶粉的批发商进行拘留调查①。太和、阜南县、界首市等地开展奶粉整治活动,富有成效。阜阳市共抽检各类奶粉586组,扣留、封存奶粉10万多袋,端掉生产分装窝点4个,正式逮捕31人,传讯203人,54家劣质奶粉厂家被勒令停业,数十名被告获刑。依法严厉打击犯罪行为②。从阜阳开始,形成全国性的奶粉整治查处运动,执法人员包干责任,登记造册,逐户检查,建立档案,查处大量劣质奶粉,处罚不法商贩。其他省区也开展了奶粉查治活动,到4月23日,浙江工商部门查获劣质婴幼儿奶粉22 000袋,发布消费警示。浙江苍南县工商执法人员检查经营店3 000余家,查封劣质奶粉6 300多袋③。2004年4月23日,武汉工商局查获安徽阜阳公布劣质奶粉品牌2 280袋④。河南、山东、浙江、陕西等地都有劣质奶粉与受害者。以上结果深刻反映出我国市场监管的疏漏。

2004年6月,国家监察部派出调查组,问责于官,调查并严肃处理一批官员。依据《中国共产党纪律处分条例》《国家公务员暂行条例》,对负有直接责任的阜阳市政府、卫生局、工商局有关领导进行行政处分,很多失职官吏被查处。在国务院调查组组织下,阜阳市严厉打击劣质奶粉犯罪行为,立案查处涉嫌销售不合格奶粉案件39起,打掉生产分装窝点4个,刑事拘留47人,逮捕31人。54家劣质奶粉厂家被勒令停业,24名被告人获刑。阜阳奶粉事件的始作俑者太和县经销商马大成、刘洁、高建受到法律处罚,判处被告人马大成有期徒刑3年,并处罚金5 000元;判处被告人刘洁有期徒刑1年6个月,并处罚金2 000元;判处被告人高建有期徒刑6个月,并处罚金2 000元⑤。因生产不合格奶粉而成为被告的池长板,被阜阳颍东区法院以销售不符合卫生标准食品罪判处有期徒刑7年,罚金5万元。同案犯李纯霞、张学杰、黄丙印、韩东风分别被判处4至8年有期徒刑⑥。这一事件中,阜阳16名官员受到严厉处罚,全国数百名官员受到处分。阜阳劣质奶粉事件,给我们留下深

---

① 杜红梅. 五名涉嫌经销劣质奶粉的批发商被刑拘[N]. 阜阳日报,2004-04-23。

② 新华社. 安徽阜阳劣质奶粉事件基本查清[N]. 经济日报,2004-05-17。

③ 沈雁,朱立毅. 浙江查获大量劣质婴幼儿奶粉[N]. 阜阳日报,2004-04-24。

④ 张镝. 武汉查获劣质奶粉[N]. 阜阳日报,2004-04-24。

⑤ 石中原. 引燃阜阳劣质奶粉事件导火索的三销售商被判刑[EB/OL]. [2004-12-22]. http://ah. anhui news. com/。

⑥ 刘稳梧. 安徽阜阳奶粉案首名生产商被判刑[EB/OL]. [2005-01-06]. http://news. 163. com。

刻教训。农村市场管理力量薄弱,食品安全管理力度应向农民、农村倾斜,农民应享有维护生命健康需要的权利。由于奶粉市场广大,政府监管不力,制售者缺乏商业道德自律,市场竞争激烈,导致很多劣质奶粉出现在市场上,个别品牌奶粉也发生问题,三鹿奶粉即发生了添加三聚氰胺这一恶劣事件。

二、 三鹿奶粉事件发生的经过

三鹿奶粉事件是一起特别重大的食品安全事件。2008 年河北"三鹿"牌婴幼儿奶粉,因添加化工原料三聚氰胺,造成 29 万名婴儿患有肾结石等泌尿系统疾病。该事件波及范围广,受害婴幼儿多,事件导致国有 500 强的三鹿集团破产,三鹿品牌坍塌,我国乳制品业遭受严重损失,引发我国政府对于食品安全的高度重视,对我国食品业、乳制品业产生深刻的影响。

(一) 三鹿奶粉事件发生缘由

石家庄三鹿集团是中国奶业知名企业,"三鹿"是中国奶业著名品牌。它的前身是 1956 年成立的"幸福乳业生产合作社",80 年代初开始生产婴儿配方奶粉,90 年代实施品牌运营战略,2005 年"三鹿"品牌成为国内乳业驰名商标,国家免检产品,2006 年排名中国乳品行业第一位,品牌价值达到 149.07亿元,市场份额为 18%,2007 年三鹿奶粉销售收入 100.16 亿元。在 2006 年三鹿集团与新西兰恒天然合资运营,向世界先进行业目标发展。2008 年三鹿集团"新一代婴幼儿配方奶粉研究及其配套技术的创新与集成项目"夺得国家科学技术进步奖二等奖[①]。2008 年事件发生前,三鹿集团有 9 大系列 278个品种的奶制品,满足不同年龄阶段人们的不同需要。婴幼儿配方奶粉研究与生产达到先进水平,三鹿奶业集团进入发展的快车道。

20 世纪 90 年代以来,城市与农村中低收入群体的奶制品消费需求量大大提高,三鹿集团开始生产价格低廉的奶粉,推出每袋售价仅 18 元的婴幼儿配方奶粉,很快占据广大的农村市场,销量大增。由于原料奶供应严重不足,企业逐渐漠视生产流程及质量控管,为降低成本添加大量三聚氰胺,以便增加"蛋白质"检测含量,引发严重事件。

三聚氰胺(Melamine)俗称密胺、蛋白精,是一种化工原料。为保护人体健康,保证食品安全,我国制定了三聚氰胺在食品中的限量值,"婴儿配方食品中三聚氰胺的限量值为 1 mg/kg,其他食品中三聚氰胺的限量值为2.5 mg/kg,如果高于此数值不得销售"[②]。三聚氰胺无色无气味,生产成本

---

① 三鹿集团简介[EB/OL]. http://news.sohu.com/20080912/n259521614.shtml。

② 马慧. 关于三鹿奶粉中三聚氰胺的研究[J]. 科教导刊,2012(6)。

低,可以提高蛋白质含量指标。在鲜奶中加入三聚氰胺提高蛋白质含量,成为中国奶粉业的潜规则。长期食用含三聚氰胺的食品可导致人体泌尿系统产生肾结石,造成生殖能力损害,危害身体健康。婴幼儿很多以奶粉为食,且代谢能力弱,长期食用含三聚氰胺的奶粉危害婴幼儿的身体健康,甚至对生命造成威胁。

(二) 三鹿奶粉事件的曝光

三鹿奶粉事件起因是 2008 年 6 月起,多名因食用三鹿集团所生产奶粉的婴儿被发现患有肾结石,随后在其食用奶粉中发现三聚氰胺。2008 年 6 月 28 日,兰州市解放军第一医院收治了一例患"肾结石"病症的婴儿,据家长反映,孩子从出生起就一直食用三鹿牌婴幼儿奶粉。该医院 7 月到 9 月收治了 14 名同类患婴。7 月中旬甘肃省卫生厅接到医院婴儿泌尿结石病例报告后,随即展开调查,并报告卫生部。在陕西、宁夏、湖南、湖北、安徽、山东等地也发生类似的情况。9 月 11 日卫生部公告,近期甘肃等地报告多例婴幼儿泌尿系统结石病例,调查发现患儿多食用三鹿牌婴幼儿配方奶粉。9 月 15 日甘肃省政府新闻办召开新闻发布会称,甘谷、临洮两名婴幼儿死亡,确认与三鹿奶粉有关。根据卫生部统计报道,截至 2008 年 12 月,"全国累计筛查婴幼儿 2 240.1 万人次,因食用问题奶粉导致泌尿系统出现异常的患儿 29.4 万人。累计住院患儿 52 019 人,收治重症患儿 154 人。6 例死亡与食用问题奶粉有关"[①]。事件引起社会高度关注和对乳制品安全的担忧。

三鹿事件发生后,三鹿集团企图暗中化解,阻挠消费者投诉与媒体报道。2008 年 3 月浙江泰顺县消费者王远萍反映,他在 2007 年年底发现女儿小便有颗粒沉淀,怀疑饮用的三鹿奶粉有问题,向三鹿集团及泰顺县工商所进行反映,要求检验奶粉并了解检验结果,对三鹿奶粉进行投诉,迟迟未得到解决。5 月 21 日他在天涯论坛、维权万里行网站发帖,质疑三鹿奶粉质量,三鹿奶粉在浙江的代理人找到他,送他价值近 2 500 元的四箱奶粉要求他删去帖子[②]。三鹿集团召开新闻发布会声称三鹿奶粉符合国家质量标准。

医疗专家群体的努力,对三鹿事件的曝光起到关键作用。不少医生在临床诊断救治过程中,发现婴儿结石病因是三聚氰胺,部分医生出于社会良知向卫生厅、国家质检部门反映。冯东川是徐州儿童医院的儿科医生,2008 年 7 月他所在医院连续治疗了 7 名双肾结石的患儿,并都喂食了三鹿奶粉[③]。此

---

① 陶跃华,张晓峰. 从"三鹿奶粉事件"浅析我国食品安全监管现状及对策[J]. 中国卫生监督杂志,2010(4)。

② 严冬雪,张蔚然,王婧,等. 问题奶粉入市调查[J]. 中国新闻周刊,2008(9)。

③ 陈方,冯东川. 揭露三鹿奶粉事件第一人[J]. 中华儿女(青年刊),2009(3)。

后,他选送 6 块结石样本到北京,化验结果是由食用三鹿奶粉所造成的。冯东川在国家质检总局的网站上留言投诉,揭示事件真相,尽量阻止病人食用可疑奶粉。冯东川提出专业的证据,给卫生部的判断提供佐证①。9 月 11 日上海《东方早报》刊出记者简光州《甘肃十四名婴儿疑喝三鹿奶粉致肾病》报道,"在报道中明确点出企业的名称,使得这起严重的奶粉质量问题得到曝光,避免婴儿因急需食用三鹿奶粉而贻误健康,推动政府部门介入、调查、问责与整顿"②。这一报道引起巨大的社会反响,推动三鹿奶粉事件的曝光。

(三) 三鹿公司的隐瞒及后果

三鹿集团对奶粉污染事件进行隐瞒,试图暗中调换解决。2008 年 5 月三鹿集团把系列样品送检测得出"产品正常"的结论。2008 年 7 月三鹿集团将 16 批次奶粉秘密检测,15 批次检测出三聚氰胺,8 月三鹿集团召开紧急会议,秘密召回受到污染的奶粉,向奶站派驻工作人员进行监督。事件披露后三鹿集团承认召回约 700 吨受三聚氰胺污染的婴幼儿奶粉③。三鹿集团合作方新西兰恒天然公司董事得知奶粉问题后,要求三鹿集团召回奶粉,遭到拒绝,于是向新西兰政府通报。9 月 5 日新西兰政府直接将奶粉问题上报北京市政府与世界卫生组织,三鹿奶粉事件最终曝光。

事件发生后,三鹿集团面临债务与巨额赔偿,资不抵债宣布破产。浙江三元集团收购三鹿企业,10 月 27 日三元股份公司与三鹿进行并购谈判,达成意向。12 月 23 日法院宣布三鹿集团破产。2009 年 3 月浙江三元集团以 6.165 亿元拍得三鹿集团。三鹿集团破产使得中国奶业品牌遭受重创。董事长田文华等有关责任人员受到法律惩处,相关官员被免职处分。

三鹿奶粉事件由于没有及时预警预防,导致事态恶化。在事件暴露初期,三鹿集团压制媒体报道,阻止消费者投诉,使得社会风险积聚并恶化,导致不可挽回的灭顶之灾。三鹿事件发生的深层原因,是企业缺少可持续发展战略规划,盲目扩张使需求与供给严重失衡,导致原料奶市场无序竞争,出现严重的掺假现象。三鹿集团与新西兰公司合资后,对于原料奶的蛋白质含量要求提高,收购原奶的价格低廉,奶农利益受损,部分奶农、奶贩用不法手段降低成本,加剧原奶中添加三聚氰胺的行为。

2008 年中央电视台报道国家质检总局抽查结果,见下表:

---

① 陈方. 冯东川:揭露三鹿奶粉事件第一人[J]. 中华儿女(青联刊),2009(3)。
② 洪玉华. 三鹿奶粉曝光记[N]. 中国新闻出版报,2008 - 09 - 25。
③ 严冬雪,张蔚然,王婧,等. 问题奶粉入市调查[J]. 中国新闻周刊,2008(9)。

表 2-5　部分奶粉企业产品含三聚氰胺表①

三聚氰胺	三鹿	上海熊猫	青岛圣元	山西古城	光明英雄	宝鸡惠民	蒙牛	天津多加多	广东雅士利	南山
抽样数(个)	11	5	17	13	2	1	28	1	30	3
不合格数(个)	11	3	8	4	2	1	3	1	8	1
最高含量(mg/kg)	2 563	619	150	141	98.6	79.17	68.2	67.94	53.4	53.4

　　从国家质检总局的调查可见,三鹿、雅士利、蒙牛、光明、圣元等在内的多种品牌奶粉均不同程度含有三聚氰胺,三鹿奶粉居于榜首,达到 2 563 mg/kg 的高浓度,成为名副其实的"毒奶粉",大量食用三鹿奶粉的婴幼儿身心受到戕害。

二、三鹿奶粉事件政府应对措施

　　三鹿奶粉事件震惊中外,中国政府积极应对,采取紧急应对的政策措施,启动重大Ⅰ级应急响应机制,积极组织救治受害婴儿,查处整顿奶粉市场,防止事态的蔓延。

(一)启动重大食品安全事故Ⅰ级应急响应机制

　　应急响应系统是一种综合系统的危机处理机制,2008 年 9 月 11 日卫生部发布消息,确定问题奶粉为三鹿集团生产的婴幼儿奶粉。9 月 13 日党中央、国务院立即启动国家重大食品安全事故Ⅰ级响应,并成立应急处置领导小组,建立每日会商制度,及时采取相关措施,迅速行动,有序应对,有效实施各项处置措施。

(二)制定方案全力救治受害婴儿

　　三鹿奶粉事件发生后,9 月 14 日卫生部部长陈竺带领专家飞抵兰州,调研甘肃三鹿奶粉事件应急处置工作,卫生部组织医疗力量紧急救治受害的患儿并进行赔偿。卫生部提出"救治患儿永远是第一位的"的方针,制定诊疗方案,紧急部署医疗力量救治患儿。为了及时有效地治疗患儿,卫生部于 9 月 25 日印发《食用含三聚氰胺奶粉致婴幼儿泌尿系统结石诊疗方案》(修订版),对因食用三鹿牌奶粉而患结石病的患儿实行免费治疗。卫生部组织医务力量制定标准,对患儿诊治进行科学规范;建立专家组,快速培训各地医生掌握诊疗技术,协助各地开展患儿的医疗救治工作,广大医务工作者尽力寻找患儿,集中进行救治。

---

　　① 严冬雪,张蔚然,王婧,等. 问题奶粉入市调查[J]. 中国新闻周刊,2008(9)。

按照"以人为本、仔细筛查、科学救治、关爱病人"的要求和"关口前移、重心下移""分层、分级、分区域"的原则,全国卫生系统全力筛查和救治婴幼儿。河北省卫生部门在三鹿奶粉事件发生后,建立分级诊治机制,有效整合医疗资源,推行"村摸排,乡初筛,县接诊"的做法。根据统计,河北省全省"指定255 家定点医院,组建 145 支诊治专家组,组派 196 支下乡医疗队,购置 152台专用 B 超机,抽调 408 名专业人员支援筛查诊治工作,对重症患儿集中救治。截至 12 月 31 日,全省累计筛查接诊问题奶粉婴幼儿 1 868 548 名,诊断泌尿系统结石患者 16 491 人,筛检阳性率 0.88%,门诊治疗 14 327 人,住院治疗 2 164 人"[①]。河北省卫生部门建立结石患儿的医疗信息网,实现"不漏诊,不延误,不死亡"的工作目标。

三鹿集团借贷筹资 9 亿元治疗患儿,中国乳协协调有关责任企业通报,"筹集总额 11.1 亿元赔偿金。包括设立 2 亿元医疗赔偿基金,用于报销患儿年满 18 岁之前可能出现相关疾病发生的医疗费用。发放一次性赔偿金及医疗费、随诊费共 9.1 亿元。赔偿标准是死亡赔偿 20 万元,重症赔 3 万元,一般病症赔 2 000 元。到 2010 年年底约有 271 869 名家长领取赔偿金"[②]。医疗赔偿基金总体运行平稳,对于受害婴幼儿的治疗康复发挥较大作用。

(二) 查治问题奶粉,加强市场监督管理

三鹿事件发生后,政府各部门联合查治问题奶粉,加强监管处罚。2008年 9 月 12 日卫生部颁发《关于加强婴幼儿奶粉安全监督管理的紧急通知》,组织农业、公安、质检、工商、食品药品监管等部门,赴河北等地调查处理。9 月13 日国家工商行政管理总局发出紧急通知,要求各地整顿奶粉市场,如果发现 2008 年 8 月 6 日前生产的三鹿牌婴幼儿配方奶粉,立即停止销售,全部下架,并依法处理。全国工商总局封存 2 176 吨三鹿牌婴幼儿奶粉。

国家质检总局启动应急管理机制,部署各地质检部门检查乳制品,将专项监督检查的范围扩大到所有乳制品。9 月 14 日国家质检总局派出工作组赴河北、广东、黑龙江、内蒙古四省区,督促检查三鹿婴幼儿奶粉重大安全事故应急处置工作。9 月 17 日我国取消食品业的国家免检制度,对所有奶制品进行检测,全面检查奶站、收奶点、企业生产各环节。9 月 14 日农业部发布《进一步加强生鲜牛奶生产和质量安全管理的通知》,要求各地农牧部门迅速成立生鲜牛奶质量专项检查工作小组,落实进行专项检查任务,杜绝不合格生鲜牛奶流入市场。农业部派出 6 个督查组,分别对北京、河北、内蒙古、黑龙

---

① 周志山,赵学诚,刘素刚.河北卫生年鉴[M].石家庄:河北科学技术出版社,2009:208。

② 赵楠.中国乳协遭吐槽,11 亿元赔偿不给力[J].中国畜牧杂志,2011(12)。

江、河南、新疆 6 个牛奶生产重点省份进行调研检查。9 月底河北省政府制定计划,在 10 月 4 日前全部销毁 450 余吨的问题奶粉。其他问题奶粉被查处销毁 2.58 万吨。国家安排 3.86 亿元资金补贴河北省奶农饲料,鲜奶问题得到解决,企业收购比例占 95％以上①。

三鹿事件发生后,2008 年 11 月国务院制定《乳品质量安全监督管理条例》和《奶业整顿和振兴规划纲要》,以加强乳品监督管理,促进乳制品行业健康发展。政府加大对标准化奶牛养殖小区(场)和机械化挤奶站的管理力度,引导养殖户集中饲养,加强养殖环节的技术培训,推行标准化规模养殖模式。稳定乳制品消费市场,加强市场供需调查,积极做好产销衔接。为快速、准确对原料乳进行三聚氰胺检测,2008 年 10 月 15 日我国发布《原料乳中三聚氰胺快速检测液相色谱法》(GB/T 22400—2008)国家标准。2008 年 11 月我国制定农业行业标准《乳与乳制品中蛋白质的测定双缩脲比色法》(NY/T 1678—2008),在进行乳与乳制品中蛋白质测定中,不会将三聚氰胺等误判为蛋白质。

(四) 严惩罪犯及责任人

三鹿奶粉事件发生后,公安部门迅速开展调查、讯问、取证工作,警方逮捕 6 人,依法予以惩处。河北警方对石家庄附近的牧场、奶站进行调查,"发现 41 户涉嫌在原奶中添加三聚氰胺。犯罪嫌疑人耿金平 2007 年起向牛奶掺入三聚氰胺提高蛋白质检测指标。石家庄高俊杰与行唐县薛建忠违法制造含三聚氰胺的'蛋白粉'销售,谋取不义之财"②。2008 年 12 月 26 日,石家庄市中级人民法院开庭公开审理张玉军、张彦章非法制售三聚氰胺案。无极县人民法院、赵县人民法院、行唐县人民法院分别开庭审理了张合社、张太珍以及杨京敏、谷国平生产、销售有毒食品三案。对于三鹿奶粉事件责任人员,依法进行严厉惩处。12 月 31 日,石家庄市中级人民法院开庭审理了三鹿集团股份有限公司及田文华等 4 名原三鹿集团高级管理人员被控生产、销售伪劣产品案。2009 年 1 月 22 日,石家庄中级人民法院和无极县人民法院等 4 个基层法院一审宣判,宣判三鹿集团总裁田文华犯生产、销售伪劣产品罪,判处无期徒刑,生产、销售"蛋白粉"的被告人张玉军、高俊杰、耿金平犯以危险方法危害公共安全罪被判处死刑,被告人薛建忠被判处无期徒刑。其他三鹿管理人员 15 名被告人各获 5 年至 15 年不等的有期徒刑。三鹿集团被处罚金人民币 2 648.741 1 万元③。

---

① 牛海英.企业重组顺利推进,奶站整治成效明显[N].河北日报,2008 - 10 - 31。
② 张光卿.三鹿"问题奶粉"事件调查[N].人民公安报,2008 - 09 - 29。
③ 张云鹏.毒奶事件的再思考[J].记者观察,2009(3)。

三鹿奶粉事件相关官员被行政问责处罚,相关责任人 10 余人受到党政纪处分。此外,对于涉及案件的正定县、行唐县有关领导等 10 余人进行党政纪处分。三鹿奶粉事故加强了干部的问责制度,对干部在突发事件后严肃处理追责,受到群众的拥护。

三、三鹿奶粉事件的影响

三鹿奶粉事件,造成大量婴幼儿的健康受损,重创中国奶业的品牌形象,损害了中国制造的商业信誉,损害政府的政治声誉,在国内外产生恶劣的影响。

(一) 损害 29 万多婴幼儿身心健康

三鹿事件导致 29 万多名婴儿健康受害,家庭承受经济与精神的双重压力。研究者通过实验证明:"动物长期摄入三聚氰胺会造成泌尿、生殖系统的损害,导致膀胱、肾的结石等,严重的可引起肾衰竭。"调查显示:"婴儿摄入含有三聚氰胺的奶粉可导致肾脏一系列的临床病理变化。饲料或饮食成分以及机体生理功能的差异会影响三聚氰胺在体内的代谢动力和毒力效应。'三鹿奶粉'事件显示婴儿患病概率远远高于成人。"[1]可见食用含高浓度三聚氰胺奶粉患泌尿系统结石的危险较高。卫生部公布:"截至 2009 年 1 月,全国累计免费筛查婴幼儿 2 243 万人,累计报告患儿近 29.6 万人,其中接受住院的约 5.2 万多人,经过救治,已有 5.1 万患儿痊愈出院。"[2]大量婴儿患病,并造成后遗症,健康受到严重损害。

在三鹿奶粉事件中,患儿家庭承受巨大的身心压力。国内相关研究表明,患儿父母亲属在事件发展过程中经历痛苦的心理历程:从媒体获知"三聚氰胺"奶粉事件,产生心理应激反应;得知子女确诊有肾结石,多数受到很大打击;陪伴子女治疗过程,承受多方面压力。需要构建社会心理支持系统[3]。北京结石患儿的家长发起成立了"三聚氰胺毒奶受害者集体维权联盟——结石宝宝之家"。"结石宝宝之家"以民间网站的形式公布信息,公布救助信息,组织因三鹿奶粉事件患结石的孩子家长,联合起来进行合法维权诉讼。

(二) 造成民众消费信任危机

三鹿事件使得中国乳产品信誉品牌形象轰然倒塌。大部分消费者对"三鹿奶粉事件"感到愤怒和震惊,对奶粉行业产生了严重的不信任。调查统计

---

① 余永新,柳江英,吕晓玲,等. 三聚氰胺的毒性及其危害[J]. 食品与药品,2009(3)。

② 陈竺. 2009 年全国卫生工作会议召开做好 6 项工作[EB/OL]. http://www. gov. cn/gzdt/2009-01/08/content。

③ 杨柳,陈锦秀,刘芳,等. 遭遇"问题奶粉"婴幼儿母亲心理历程的定性研究[J]. 中国心理卫生杂志,2010(8)。

表明:"在三鹿事件发生后的一年时间内超过八成受访者减少或中断了乳制品消费,消费者出现了向巴氏奶和酸奶倾斜的消费倾向。加速了乳制品消费结构沿纯牛奶—酸奶—奶酪这一消费链条升级。"[①]网络对中国奶制品行业抽样分析显示,民众的信心指数降至最低点,社会民众普遍出现恐慌心理。

三鹿奶粉事件使中国乳制品陷入信任危机。根据 2012 年 12 月一份对公众乳品消费的民意调查显示,100% 人知道三鹿奶粉事件,87% 的人了解"三聚氰胺"。三鹿奶粉事件后,96% 的人表示减少对国产奶粉的购买,在奶制品消费中 53% 选择母乳,41% 选择进口奶粉,只有 5% 选择国产奶粉;对国产奶粉品牌支持者仅有 7.6%,怀疑不相信者占 90%,坚决不支持者占 10%;事件发生后公众对国产品牌信任度占 5%,怀疑占 73%,坚决不信任的占 12%;同时对于国家产品免检制度,依然信任的仅占 4%,怀疑不信任占 60%,不信任占 37%[②]。三鹿奶粉事件后民众的消费信心受到极大的打击,中国制造业产品信誉受损,造成严重后果。

(三) 中国乳制品行业遭受重创

三鹿奶粉事件使得中国乳制品业遭受沉重打击。三鹿奶粉品牌经此事件,多年来积累的无形资产荡然无存。三鹿事件对乳品行业影响严重,造成巨大的损失。7 000 多吨乳制品被下架销毁,全国 175 家婴幼儿奶粉生产商,有 66 家被吊销生产许可,109 家被勒令整顿。《财经》杂志数据显示,到 2008年 9 月,伊利、蒙牛企业订单减少 80%,每日收奶量 3 672 吨,占原来正常的18.5%,两大企业下架产品价值 64 亿元[③]。

三鹿奶粉事件对我国乳制品销售出口造成严重影响,不少国家对中国奶制品实施销售禁令,我国奶制品出口贸易严重受挫。根据海关统计资料显示:"2007 年我国乳制品出口达到 13.5 万吨,其中奶粉出口超过 6.2 万吨。2008 年中国出口乳制品 12.1 万吨,同比下降 10.4%;中国食品出口下降,由2008 年 9 月的 28.9% 回落到 10 月的 15.6%,11 月出口由增长逆转为下降,下降 4%。持续到 2009 年。"[④]国内生产的奶粉滞销,许多乳品企业倒闭,危害奶农利益。进口奶粉大量进入中国,"进口奶粉利用消费者对国产奶粉的信任危机,以低价倾销的方式大量涌入国内市场。2008 年进口乳制品 35.1 万

① 王冀宁. 食品安全的利益演化、群体信任与管理规制研究[J]. 现代管理科学,2011(2)。

② 调查星网站《三鹿奶粉事件调查问卷》,2012 年 12 月。

③ 周小梅. 食品安全管制长效机制:经济分析与经验借鉴[M]. 北京:中国经济出版社,2011:121。

④ 吴鹏. 食品进出口危机重重[J]. 中国海关,2010(3)。

吨,增长 17.4%。乳制品进口额 8.6 亿美元,比上年增长 15.8%"[1]。进口乳制品占领净利润 10% 以上的中高端市场,国内企业只能在 2%~3% 的中低档市场竞争[2]。受三鹿事件影响,我国乳制品上市股价暴跌,重挫伊利、蒙牛、光明三只乳业股,市值损失高达 214 亿元,光明乳业市值损失 6.8 亿,伊利总市值缩水 41 亿,蒙牛损失 165 亿人民币[3],受到资本市场的严厉惩罚。

三鹿事件产生严重的国际影响,很多国家(地区)开始全面或部分禁止中国奶制品及相关产品的销售,欧盟宣布全面禁止含牛奶成分的中国制婴儿产品进口。美国食品药品监督管理局(FDA)发出警告不要购买食用中国婴儿奶粉。美国《时代周刊》评选 2008 年世界十大新闻事件中,中国三聚氰胺事件位居第七,中国政府的国家形象与信誉受到影响。

(四) 促成《食品安全法》的制定与实施

食品安全事件频发,引起中国政府的高度重视。2009 年 6 月 1 日我国《食品安全法》正式颁布施行,较之前的《食品卫生法》,《食品安全法》在以下几方面作出较大改善:

(1) 建立食品安全风险评估制度

《食品安全法》首次将风险监测和评估制度引入我国食品安全监管领域,成立由医学、农业、食品、营养等多方面的专家组成的食品安全风险评估专家委员会,进行食品安全风险评估,作预防性控制,将食品安全监管的关口前移[4]。

(2) 统一食品安全标准,规范信息披露

《食品安全法》统一食品安全标准,建立了国家、地方、企业标准的纵向体系,并规定了地方标准和企业标准的备案制度,保证食品安全标准体系的权威性、整体性和一致性[5]。国家建立食品安全信息统一公布制度。

(3) 完善现行分段监管体制,实行无缝对接

《食品安全法》规定的监管体制是"1+1+4"体制,即国务院和各级人民政府统一领导,一个部门负责综合协调,4 个部门负责分段监管。质检、工商、

---

① 张煜,汪寿阳.食品供应链质量安全管理模式研究——三鹿奶粉事件案例分析[J].管理评论,2010(10)。

② 王欢."毒奶粉"危机海外蔓延[J].财经,2008(20)。

③ 章瑶.受奶粉事件影响,三大乳业股市值缩水 214 亿[N].天府早报,2008 - 09 - 26。

④ 陈君石.建立国家食品安全风险评估中心的意义与挑战[J].中华预防医学杂志,2012(1)。

⑤ 李震海.浅析《食品安全法》的亮点与不足[J].中国卫生监督杂志,2009(6)。

食品药品监管部门对食品生产、食品流通、餐饮服务活动实施全程监督管理；农业部门进行源头监管，制定食用农产品的质量安全标准、公布食用农产品安全信息①。

（4）加大食品违法行为处理力度

《食品安全法》明确指出食品生产经营者是食品质量的第一责任人，并规定了食品生产经营企业的许可制度、进货查验、出厂检验记录、食品标签、食品添加剂管理、食品召回及食品广告管理方面的具体要求，并以法律形式强制执行。消费者受到侵害除要求赔偿损失外，还可以向生产者或者销售者要求支付价款十倍的赔偿金②。

（5）建立了食品召回制度，及时控制缺陷食品的流通

食品召回制度是由食品生产企业向有关食品经营者和消费者发出通知，公告收回不合格食品，并采取一定补救措施的制度。将保证食品安全的责任落实到食品生产企业身上，为食品安全监管提供了有力的保障。

《食品安全法》的立法理念由管理行政向服务行政转变，对保障食品安全将起到积极作用。

温家宝在2010年谈及三鹿奶粉事件，说"我们普查了受到奶粉影响的儿童达到3 000万，国家花了20亿。给受到奶粉影响的儿童上了保险，为期20年。这个教训应该说是很深刻的，不是一个企业，也不是一个地方，是我们整个民族应该吸取的。"③三鹿奶粉事件在我国工业化发展进程中，是载入史册的重大事件，其经验与教训足以铭记。

（五）三鹿奶粉事件的道德反思

三鹿奶粉事件，深刻反映我国工业化进程中，企业商业道德建设失范，商业诚信严重缺失的问题，急功近利、不择手段追逐经济利益。企业主缺乏敬畏生命与责任担当意识，对广大民众、消费者、弱势群体进行戕害，其本质是在经济发展中，部分地方政府及企业具有短视功利的发展理念，漠视道德底线与民众权利，片面追逐眼前利益，最终导致严重后果。道德是一切制度运行的社会基础，道德与法律互相依存，缺一不可。现代商业是具有社会信誉的事业，注重契约精神，诚信是社会契约的前提，道德是商业文明的基石，见

---

① 朱月锋.《中华人民共和国食品安全法》实施后食品安全监管若干问题的分析讨论[J].中国卫生监督杂志，2010(6)。

② 全国人大常委会法制工作委员会行政法室.中华人民共和国食品安全法解读[M].北京:中国法制出版社，2009:310-311。

③ 温家宝.三鹿奶粉事件让政府损失20亿元[EB/OL].[2010-02-27].http://news.sohu.com/20100227/n270466352.shtml。

利忘义、道德失守的行为,会对企业发展造成严重后果,最终必然付出沉重的代价。

第六节　对我国食品安全事件的应对分析

一、 我国食品安全事件发生因素分析

我国重大食品安全事件比较复杂,涉及面广,危害严重,分析不同时期重大食品安全事件具有重要的意义。

1. 政治因素及卫生状况影响

食品卫生安全与政治环境、社会卫生状况有密切关系。从中华人民共和国建立到改革开放初期,我国经济处于不发达时期,食品加工业与餐饮业发展缓慢,食品不丰富,种类单一。国家实行食品统一生产、销售,并有全国性食品卫生监管机构,重大食品安全事件发生较少。食品安全事件的发生与政治因素及民众的卫生习惯有关。我国 20 世纪 60 年代轰动一时的平陆 61 名民工中毒事件,就是不法分子挟嫌报复投砒霜造成食物中毒,产生较大舆论影响。

2. 经济因素与食品产业迅速发展

20 世纪 80 年代改革开放以来,我国商品经济开始快速发展,食品工业生产与销售活跃,2000 年以后食品工业快速增长。根据统计,到 2005 年,有一定规模的国有食品企业 2 039 个,销售收入 3 086.7 亿元;民营企业 16 497 个,销售收入 9 664.5 亿元;"三资"企业 3 910 个,销售收入 5 367.5 亿元[①]。部分企业追逐经济利益而忽视社会效益、消费者的利益,生产假冒伪劣产品,导致食品安全问题不断发生。

3. 商业道德与行业因素

市场经济发展中部分企业缺乏商业道德与行业规范,坑害消费者利益。为牟取暴利,经销者将洒满农药和添加了各类添加剂的食物推上市场,如"DDT 火腿""毒豆芽""漂白馒头""毒奶粉"等。一系列食品安全事件,暴露出我国食品行业的行业道德沦丧,行业信誉缺失。我国缺乏食品行业伦理道德规范的制约,不能有效抵制行业道德失范的问题,行业监督管理不到位,以至造成食品安全事件,产生社会危害。

---

① 徐景和. 食品安全综合监督探索研究[M]. 北京:中国医药科技出版社,2008:209。

4. 食品监管体制及能力的缺失

市场经济环境下政府是市场"守夜人",担负市场秩序与安全的监管职责。我国部分地方政府缺乏市场监管为主的理念,忽视政府的市场监管职责。有关部门忽视常规监管,开展运动式的事件查处,往往是发生一起事件,惩处一批人,查封一批产品。这种运动式执法的思维方式,难以从根本上解决食品安全问题。

5. 科技发展带来的技术风险

科学技术是一把双刃剑。在食品工业方面,随着技术的进步,各类添加剂、合成物不断涌现,食品企业为了牟利,往往滥用各种添加剂,增加了食品安全的风险,酿成食品安全事件。瘦肉精作为科技成果能够提高禽类生长率和瘦肉率,20世纪90年代在我国推广使用,后发现有毒副作用,这就需要注重有效防范技术风险。

二、 重大食品安全事件的应对措施分析

中华人民共和国成立以来我国发生多起重大食品安全事件,在不同时期,政府与民众采取了不同的应对措施。

1. 加强党的领导与应急处理能力

首先,在食品安全事件中我党坚持以人为本的理念,重视对民众生命健康的保护。事件处理中把患者的救治放在首位,体现为人民利益服务的宗旨。20世纪60年代为救治中毒的"61个阶级弟兄",政府动用空军紧急投递特效药到山西平陆县,抢救中毒的民工;2008年三鹿奶粉事件发生,党与政府拿出10亿多巨资救治受害婴幼儿,建立救助基金等。其次,政府加强应急处理能力,创新社会管理模式。在事件处置中,党与政府建立应急处理响应机制,从国家层面对食品安全事件的解决提供多方支持。三鹿奶粉事件中,启动国家重大食品安全事故Ⅰ级应急响应,设立应急处置领导小组,应急预案予以迅速解决。再次,建设责任政府,加强事件的追责惩治,采取行政问责制,进行市场治理整顿,从行政追责、司法惩治、经济整顿三方面进行综合治理,综合整治的力度较大。

2. 食品安全事件的应对法制化

改革开放以来,我国逐步完善相关法规,加强食品安全法律制度的建设。1995年颁布《食品卫生法》,2009年颁布《食品安全法》,成为基本法律制度。在食品安全事件应对中,政府注重运用法律法规进行处理,通过法律打击食品生产销售的犯罪活动。政府颁布《突发事件应对法》《食品安全事件调查处理办法》《食品安全事故应急处理预案》等,明确依法处理食品安全事件。政府进行市场整顿治理,如1990年卫生部颁布《水产品卫生管理办法》,1998年

国家质量监督管理局发布了 16 号文件《酒类产品生产许可证实施细则》,1999年国家商务部实施《酒类流通管理办法》,2008 年 10 月国家颁布《乳品质量安全监督管理条例》,2015 年修订了《食品安全法》,使食品安全工作走向法制化。

3. 食品安全事件处理管理科学化

改革开放以来,我国加强对食品安全事件处理的科学管理。2005 年 6月,国务院印发《国家重大食品安全事故应急预案》,对事故分级及处理作出明确规定,食品安全事件纳入突发事件应急管理体系。深化食品监管体制改革,加强地方政府与企业的食品安全责任。2004 年 9 月国务院颁布《关于进一步加强食品安全工作的决定》,提出分段监管、品种监管的方式。2006、2007 年颁布相关规定,建立食品安全责任体系。2008 年国务院设立国家食品药品监督管理总局,探索科学有效的食品安全管理措施。

4. 食品安全事件信息公开化

改革开放后,公众对于食品卫生与安全的意识增强。媒体也将食品安全事件作为重要的报道方面,媒体舆论对于事件处理具有重要影响力。政府开始注重事件的信息公开报道,以及政府新闻发布,引导舆论,有效处理事件。2003 年辽宁海城发生学生豆奶中毒事件,海城政府堵塞言路,掩饰真相,成为社会焦点事件,造成被动。从一系列食品安全事件来看,披露主要是由于消费者发现问题后的投诉,以及网络媒体的报道,要加强媒体与消费者协会的监督作用。

三、 重大食品安全事件的经验分析

1. 以人为本,生命至上

食品安全关系民众生命健康,在食品安全事件处理中,当民众的生命面临着生死存亡的紧要关头,各级政府部门和社会各界尊重生命,动员一切力量进行抢救,是对"以人为本、生命至上"理念的很好诠释。1960 年平陆中毒事件中 61 人的生命能够得以挽救,是政府紧急协调各部门、不计成本派空军空投特效药品之故。在 1998 年朔州假酒中毒救治中,政府以人民生命为根本,在新年时节紧急动员社会医疗资源,免费救治中毒人员,挽救人民生命,凝聚民心。同时,政府关爱受害者生活,妥善解决受害者的救助补偿问题。依据《国家赔偿法》第 2 条规定,"国家机关工作人员违法行使职权侵害公民、法人和其他组织的合法权益造成损害的,受害人有依照本法取得国家赔偿的权利"[①]。阜阳市政府在奶粉事件发生后制定受害婴儿的救助办法,建立专门

---

① 朱军华. 阜阳劣质奶粉事件能否引发国家赔偿[J]. 法制与经济,2004(10)。

的救助资金账户,保护受害者的合法权益。突发事件中政府应该履行赔偿责任和义务。

2. 政府加强集中协作

食品安全事件比较复杂,其处理需要各方面的通力协作。从食品安全事件的应对看,我国政府的应急机制反应迅速,配合协调,高效有力,对于事件的处理发挥重大作用。1998 年朔州假酒事件中,当地政府紧急行动,一方面通过媒体迅速告知民众勿饮散装白酒以防范;另一方面紧急组织救治中毒民众,坚定了市民对政府的信心。三鹿奶粉事件发生后,党中央和国务院立即启动国家重大食品安全事故 I 级响应,成立领导小组,政府各部门协同应对,在调查事件、救援患者、整顿市场方面富有成效。食品安全事件涉及面广泛,需要各方面的协作,调集社会资源统筹解决,以满足民众的医疗需要,如卫生医疗、食品、交通、农业、工商质检等部门紧密协作,团结一致,各司其职,效率很高,有效促进食品安全事件的解决,对当代社会建设具有重要的借鉴意义。

3. 信息公开,媒体沟通

信息公开是法治政府的基础,政府公共责任“是公共行政的契约。政府因公民授权而获得公共权力,与此同时他也就承担相应的责任。责任行政是现代法治政府应当确立的基本理念”①。在突发公共卫生事件中,政府需要以积极、透明的姿态面对社会,取得公众的理解支持。海城豆奶中毒事件发生后,由于当地政府没有及时发布事件信息,取得家长们的理解支持,造成被动。要让政府及时、客观地公开信息成为一项法定的义务。2003 年 3 月 31 日,北京市宣布在一个月以后,设立新闻发言人,建立新闻发布制度。政府依法公开公共信息,是政府的公共治理风范。

四、 食品安全事件的对策分析

1. 加强食品安全信用体系建设

食品安全中的信任关系会影响消费者的购买意愿,是保障食品安全的长效机制和治本之策。《国务院关于进一步加强食品安全工作的试点》已明确力争用 5 年时间,初步建立起我国食品安全信用体系的基本框架和运行机制。主要体现在以下几个方面:① 建立信用等级动态管理机制,对违法经营的,要列入“黑名单”,引导消费者理性消费。② 大力宣传优质食品、优良品牌和优秀企业,规范引导食品企业培育安全品牌,提高国家食品信誉。③ 在全社会建立褒奖守信、惩戒失信的食品安全信用体系,统一确定信用标准、建立信用平台等,引导食品企业健康有序发展。④ 明确食品生产经营单位是食品安全

---

① 马庆钰. 应对突发事件,建设责任政府[J]. 天津行政学院学报,2003(4)。

的第一责任人,出现食品安全问题,可第一时间垫付,以满足受害者的所需。

建立食品安全信用体系需要建立健全食品安全评价体系。主要体现在以下几个方面:① 完善专业化的食品安全检验检测体系。我国食品经营摊点遍布城乡各地,需着眼于基层食品安全检验检测。② 完善我国食品安全认证体系。促进企业提高管理和服务水平,保证产品质量,确保产品安全和规范市场行为。③ 建立食品安全信息监测、通报、发布的网络平台体系。科学分析,统一发布,引导公众通过科学评价信息体系进行食品选择。

加强食品安全信用建设需要加强行业自律。我国急需健全食品行业协会机构,发挥行业协会的职能,制定食品行业内部的监管规范,加强食品行业道德伦理建设,营造诚信生产经营的行业行风。我国历史上传统的商会组织都在经营管理、行业自律中发挥重要作用,如徽商以诚为本的经营,创造很多商业奇迹。晋商的团结合作、诚信经营精神等。行业协会可以有效监督制约交易者的不诚信行为,进行行业规范自律,营造健康的行业市场秩序。

2. 加强食品安全监督机制

首先,食品安全问题具有极强的专业性、科学性,运用食品卫生专家技术委员会的力量,对食品的生产、保存、流通环节进行技术指导与监督非常有利于食品的安全与卫生。需要建立国家食品的卫生与安全专业技术委员会,作为独立的第三方机构进行技术指导监管。其次,要加强消费者权益保护组织与新闻媒体的社会监督,强化消费者协会的保障民众权利、媒体的公开报道权利,加强社会舆论的监督。

食品安全事件的监管,促使政府加强问责制度建设。各地政府出台相关制度,进行食品安全问题问责制度的尝试。阜阳市检察院推出职务犯罪线索"每日举报"制度,动员社会力量,追查行政执法机关不作为的行为。江苏省质监局正式出台缺陷产品强制收回制度,对存在致命缺陷的产品将强制收回。今后一个地方发生食品安全重大问题,给人民群众造成重大损失的,将根据情节依法追究有关地方政府和行政主管部门负责人的责任。"问责制度"是加强监督、保障民众权利的要求。

食品安全监督需要开展预警,预警机制是指由能灵敏、准确地昭示风险前兆的系统,其作用在于超前反馈、及时布置、防风险于未然。食品安全预警由国家质检等部门机构实施,包括信息收集、分析评估、预警预报、预案实施、效果评价等一系列程序和措施,形成一整套覆盖食品安全评估和防范的系统。2011 年 10 月 13 日,中国国家食品安全风险评估中心举行成立仪式,食品安全风险评估水平将迈上新的台阶。

3. 加强公众食品安全科普教育

随着技术的进步,各类添加剂、合成物不断涌现,造成食品安全的技术风险,我国对于非法添加剂的危害认识不足,以致添加剂滥用成灾。技术的风险威胁到人类的生存发展,是技术发展始料未及的。

食品科学研究及中国科学协会等方面组织要与媒体合作,组织专业机构,建立食品安全知识科普教育平台,普及食品安全相关知识,公布食品安全事件及相关企业,加强公众食品安全防范,提高公众的食品科学素养,发挥科学普及在食品安全方面的积极作用。

食品安全风险严重影响到经济社会生活。贫困人群是食品安全事件最大的受害者,美国经济学家加尔布雷斯说:"只有最有利于穷人的,才是最有利于经济的良性运行。"不良商家将食品风险转嫁到低收入的贫困群体。而保障中低收入者的生存权利,是社会良性发展之道。

党的十八大以后我国重视加强民生问题,食品药品安全被作为重大社会民生问题摆上国家战略地位。2016 年 10 月 25 日,中共中央、国务院印发了《"健康中国 2030"规划纲要》,明确提出完善食品安全标准体系,实现食品安全标准与国际标准基本接轨,加强食品安全风险监测评估,到 2030 年食品安全风险监测与食源性疾病报告网络实现全覆盖。2017 年党的十九大报告提出,实施食品安全战略,让人民吃得放心。确保食品安全,一方面要严管,制定严格的标准,实施严厉的监管,启动严格的问责制;另一方面,要加强农业生产的源头把控,尽最大可能降低污染。总之,食品安全关系到党与政府的执政管理能力,反映民众的根本利益,我国应动员全社会的力量,有效管理食品安全问题,保障群众"舌尖上的安全"。

第三章　我国重大职业病事件的应对及经验

第一节　我国职业卫生发展概述

一、职业卫生政策法规概述

职业卫生研究的是人们在职业劳动中涉及的公共卫生问题。由于受职业性有害因素的影响,如粉尘、生产性毒物、有毒气体、高温、噪音、电辐射、细菌等,人们长期接触会出现职业性病症,影响劳动能力与健康。《中华人民共和国职业病防治法》明确规定:"职业病是指企业、事业单位和个体经济组织的劳动者在职业活动中,因接触粉尘、放射性物质和其他有毒、有害物质等因素而引起的疾病。"[①]我国职业病分 10 类,包括尘肺、职业中毒、职业性放射性疾病、职业性皮肤病、职业性眼病、职业性耳鼻喉口腔疾病、职业性肿瘤、物理因素所致职业病、生物因素所致职业病和其他职业病等。

我党与政府重视劳动者的劳动卫生,颁布一系列职业卫生法律法规,成立职业病防治机构,加强职业病的防治,保护职工健康,促进生产发展。1954年全国工业卫生会议明确提出"积极领导,稳步前进,面向生产,依靠工人,预防为主"的工业卫生工作方针,加强工业卫生机构建设。1956 年党的八大提出"应该切实加强劳动保护、工矿卫生和技术安全的设施,保障工人生产的安全,积极采取措施,减少和消除几种危害比较严重的职业病"[②]。1957 年周恩来总理提出"扩大预防,以医院为中心指导地方和工矿的卫生预防工作"的方针。我国政府在 1949—1952 年间,建立大量的厂矿医疗保健机构,华东地区

---

① 刘移民. 职业病防治理论与实践[M]. 北京:化学工业出版社,2010:2-3。
② 黄树则,林士笑. 当代中国的卫生事业[M]. 北京:中国社会科学出版社,1986:131。

1952年建立28所大中型厂矿医院,设立保健所795所,工人疗养所80所,中小型保健机构64个,培训大量卫生人员[①],加强职工的职业健康保护。我国城市医院与厂矿医院互相协作,研究调查工人的作业环境与职业病,通过改善劳动条件预防职业病,提高治疗水平。"文化大革命"时期我国的劳动卫生工作受到严重破坏,很多职业病复发,危害职工健康,影响生产。20世纪70年代末80年代初期,卫生部颁发《关于加强工业卫生工作的报告》,1979年卫生部颁布《关于加强厂矿企业防尘防毒工作的报告》,职业卫生得到重视和发展。80年代初我国建立职业病防治研究机构120余所,在卫生防疫站设立劳动卫生科,一些厂矿医院设立职业病科,加强对工人的体检与职业病防治,保护职工的职业健康。国家把劳动保护经费列入生产计划,专门拨款,解决劳动安全和劳动卫生问题,以切实保障劳动者的健康权利。

20世纪90年代我国发展市场经济以来,进行体制改革,职业卫生服务功能一定程度被削弱。1993年中共十四届三中全会明确指出国有企业改革的方向是建立现代企业制度,企业在改制中将企业医院分离,职工健康监测与防治功能大为弱化。1998年政府机构改革,包括电力工业部、煤炭工业部、冶金工业部等九大产业部被撤销,煤炭与冶金产业的职业卫生服务被削弱。2000年实施医改,卫生部《关于卫生监督体制改革实施的若干意见》和《关于疾病预防控制体制改革的指导意见》(卫办发〔2001〕112号)规定,各级卫生防疫站改为疾病控制中心,职业病防治院所分为三部分,预防并入疾控中心,监督并入卫生监督所,诊治并入综合性医院。职业病防治职能分离,职业病防治的作用减弱。地方职业病防治机构及人员力量下降,据统计:"上海的工厂内设保健站或医务室,从1990年的6 947个下降到2004年的924个,减少了86.7%,企业的职业病防治网络受到冲击。"职业病防治机构及人员减少,"2001—2005年,湖南省三级职防机构人员减少近200人,10家独立的劳动卫生职业病防治所只保留了3家。云南省在改革前有17个职业病诊断组,其中行业企业占16个,至2005年行业诊断机构只剩9家,诊断人员从144人减少到86人。"根据统计:"工业部门职业病防治院所数从1991年的37家减少到2001年的21家,床位数从1991年的1 515张减少到2001年的810张。工业部门疾病预防控制机构(或卫生防疫站)从1991的476家减少到2006年的166家,减少了65%;工业部门疗养院数从1991年的562家减少到2006年

---

① 黄树则,林士笑.当代中国的卫生事业[M].北京:中国社会科学出版社,1986:131-132。

的 61 家,减少了 89%。"①职业病防治服务的人力、物力资源严重不足。我国的职业卫生,1950 年到 1998 年是劳动部门和卫生部门监管;1998 年到 2003 年由卫生部门监管;2003 年到 2010 年由卫生部门与安监部门共同监管;2010 年 10 月后工作场所职业卫生全部由安监部门监管,设立职业健康部门,理顺职业卫生监管的关系。

21 世纪以来我国政府贯彻科学发展观,以人为本,注重经济社会协调发展。2005 年 10 月党的十六届五中全会通过《中共中央关于制定国民经济和社会发展第十一个五年规划的建议》,明确提出要"积极防治职业病",要求各级部门落实职业病的防治工作,保障劳动者合法权益。世界卫生组织(WHO)提出"人人享有职业卫生"的全球战略,明确加强职业健康安全管理,发展完善职业卫生服务。卫生部在《关于开展基本职业卫生服务试点工作的通知》中明确指出"到 2014 年使我国职业卫生服务水平能够基本达到 WHO 的目标——人人享有职业卫生"的要求。《中华人民共和国国民经济和社会发展第十二个五年规划纲要》中提出,要防范治理粉尘与高毒物质等重大职业危害,积极预防职业病。2009 年颁布的《国家职业病防治规划(2009—2015)》明确规定职业病防治的指导思想原则、目标任务和保障措施,要求将职业卫生纳入初级卫生保健体系,基本服务覆盖基层乡村、社区,加强职工的职业健康保护,实现对劳动人群的职业卫生服务。2011 年国家颁布《安全生产十二五规划》将职业危害防治作为重点任务,强化安全生产工作,实现职业安全健康目标。

我国在职业病防治方面颁布了一系列法律法规,促进职业病防治的法制建设。1951 年我国颁布《工厂安全卫生暂行条例草案》;1956 年国务院颁布《关于防止厂矿企业中矽尘危害的决定》《工厂安全卫生规程》;1957 年卫生部颁布《职业病范围和职业病患者处理办法的规定》,确定 14 种疾病为法定职业病;1958 年卫生部、劳动部颁布《矿山防止矽尘危害技术措施暂定办法》《工厂防止矽尘危害技术措施暂定办法》;1982 年卫生部颁布《职业中毒和职业病报告办法》;1987 年我国颁布《尘肺病防治条例》;2001 年全国人大会议通过《职业病防治法》;2002 年制定颁布《安全生产法》;2007 年制定颁布《劳动合同法》,保障劳动者的健康和生命财产安全。同时制定职业卫生标准,形成比较完备的职业卫生制度。2011 年我国对《职业病防治法》做重大修改,2014 年做修订,完善职业病防治的法律法规,更好地保障劳动者的权益。同时采取一些组织措施,加强企业的劳动安全防护工作,树立企业"经济效益与职工安

---

① 王焕强. 我国体制改革对企业职业病防治机构的影响[J]. 环境与职业医学,2010 (3)。

全卫生同步发展"观念,保障职工"人人享有职业安全与卫生"的合法权益。2016 年修订后的《职业病防治法》,对未按照规定对职业病防护设施进行职业病危害控制效果评价的,医疗机构可能产生放射性职业病危害的建设项目进行警告、整改。2017 年的《职业病防治法》提出,"职业健康检查应当由取得医疗机构执业许可证的医疗卫生机构承担。卫生行政部门应当加强对职业健康检查工作的规范管理",职业病诊断证明书应当由参与诊断的取得职业病诊断资格的执业医师签署,并经承担职业病诊断的医疗卫生机构审核盖章。加强职业健康检查及职业病诊断的专业规范性,保护劳动者权益。加强职业健康教育,提升职工自我保护意识,防范职业病。建立合理的职业卫生与劳动制度,改进技术工艺,开展职业卫生服务,进行职业病危害的评估与职业健康监护,提供及时有效的医疗服务等,更好地保障职工权益。

二、 近年来我国职业病形势

改革开放以来乡镇企业、三资企业大量出现,中小矿山无序开发,一些民营企业经营者为追逐经济利益,缺少劳动保护措施与设施,工人在劳动中大量吸入粉尘,导致职业病高发,出现职业病突发事件,引起社会矛盾的激化,造成严重的社会影响。我国职业病危害种类多,有 10 类 132 种,职业病分布广,涉及矿山、冶金、建材、金属、化工、电子等领域,受害人群多,其中 50% 以上是农民工。职业病危害严重,如石英砂加工企业粉尘严重超标,最高达到 1 000 多倍;石棉矿山粉尘超标达到 100 多倍;木质家具存在化学毒物,尤其甲醛超标严重;建材水泥车间粉尘严重;金属、机械制造存在劳动安全隐患等等。

改革开放以来,由于很多企业忽视劳动安全保护,一些地方政府监管缺位,新工艺、新毒物不断出现,职业病问题日益严重,职业中毒事件不断出现,尤其是尘肺病,造成严重的危害。2009 年 5 月 24 日,国务院办公厅印发了《国家职业病防治规划(2009—2015 年)》(以下简称《规划》),提到我国职业病防治形势严峻,有 5 点突出问题:一是职业病病人数量大;二是尘肺病、职业中毒等职业病发病率居高不下;三是职业病危害范围广;四是对劳动者健康损害严重;五是群发性职业病事件时有发生。国家卫生计生委(现国家卫生健康委员会)于 2015 年 12 月 3 日发布了《2014 年全国职业病报告情况》,综合了我国 2010—2014 年的全国职业病报告,反映我国近年职业病的情况。根据卫生部门统计,2010—2014 年,我国每年报告职业病病例均超过 26 000 例。其中尘肺病每年报告病例均超过 23 000 例,占总报告病例的 87%～90%;职业中毒所占比例逐年下降,从 2010 年的 7.5% 降至 2014 年的 4.3%。从行业分布看,2010—2014 年煤炭及有色金属行业的职业病病例数较多,5 年均进入职业病报告行业排名的前三,煤炭更是每年报告职业病最多的行业。在尘肺病方面,煤工尘肺病在 2010—2014 年每年所占比例均超过 50%,煤工尘肺病和矽肺病每年报告病例数占尘肺病报告总数的 95% 左右。在职业中毒方面,苯、铅及其化合物和砷及其化合物为每年引起慢性职业中毒事故最多的化学物质。截至 2014 年年底,全国累计报告职业病 860 902 例。其中累计报告尘肺病 774 112 例,累计报告职业中毒 54 426 例。急性职业中毒累计报告了 26 456 例,慢性职业中毒累计报告了 27 970 例[①]。2015 年共报告职业病 29 180 例,从病种分布看,职业性尘肺病最多,为 26 081 例。2016 年全国共报告职业病 31 789 例,其中报告职业性尘肺病病例 27 992 例,较 2015 年增加 1 911 例,95.49% 的病例为煤工尘肺病和矽肺病,形势严峻[②]。根据统计显示,2017 年全国共报告各类职业病新病例 26 756 例,职业性尘肺病及其他呼吸系统疾病 22 790 例,其中职业性尘肺病 22 701 例,占比例较大[③]。我国尘肺病形势比较严峻,职业病中尘肺病居于首位,占 80% 以上,危害严重。我国职业病的诊断及检察机构有所增加,已从 2010 年的 492 家、2 272 家分别增加至 2014 年的 604 家及 3 438 家,增长幅度为 22.8% 及 51.3%。至 2014 年年底,全国共有职业卫生技术服务机构 1 362 家,其中甲级 78 家,乙级 699 家,丙级 585 家[④]。总体上我国职业病防治机构数量不足,难以满足需要。

三、我国职业病事件概述

我国各类职业病中尘肺病危害影响比较严重。尘肺病是指由于长期吸入一定浓度的能引起肺组织纤维化的粉尘所致的疾病,是职业病中影响最广、危害最严重的一类疾病。尘肺病临床表现有咳嗽、咳痰、胸痛、呼吸困难、咳血、消化功能减退等。矽肺病是尘肺病中最严重的一种,是由于长期吸入含有游离二氧化硅(SiO_2)的粉尘所引起,以肺部广泛的结节性纤维化为主的疾病。严重时影响肺功能,丧失劳动能力,导致残疾乃至死亡,治疗费用比较高昂。卫生部报告表明:"自 20 世纪 50 年代以来,中国有 14 万多人死于职业尘肺病,2006 年全国已累计报告尘肺病人 63 万多例,每年新增约 1 万例,以上各数据均居世界首位。在中国有超过 2 亿人受到职业病的危害和威胁,而在各类职业病中,尘肺占到 80%。我国每年由尘肺病造成的直接经济损失达

---

① ④ 招嘉虹. 图解我国 2010—2014 年职业病报告[J]. 现代职业安全,2016(2)。

② 国家卫生计生委疾病预防控制局. 2015—2016 年全国职业病报告情况[J]. 职业卫生与应急救援,2018(1)。

③ 国家卫生健康委员会. 2017 年全国职业病报告情况[J]. 中国职业医学,2018(3)。

80亿,间接经济损失 300 亿~400 亿元。"①尘肺病已经造成严重的社会问题。

为谋取职业收入,很多青壮年农民结伴到矿山打工,从事高强度、高职业危害的体力劳动,缺乏劳动保护意识,容易罹患职业病。尘肺病高发区主要在煤矿、石英砂矿区,劳动环境恶劣,安全防护差。职工尘肺病发病工龄短,往往 3~4 个月发生。超过半数的尘肺病分布在中小型企业,发病形势严峻,高居职业病之首。据统计,截至 2010 年,我国累计报告尘肺病 676 541 例,死亡 149 110 例,现患 527 431 例②,形成庞大的患病群体,产生严重的社会问题。

表 3-1　2005—2014 年我国职业病、尘肺病病例统计表③

年份	职业病总数	尘肺病数	尘肺病占总数比例	备注
2005	12 212 例	9 173 例 (死亡 966 例)	75.11%	煤工尘肺病和矽肺病占 90.8%
2006	11 519 例	8 783 例	76.25%	煤工尘肺病和矽肺病占 60.2%
2007	14 296 例	10 963 例 (死亡 875 例)	76.69%	煤工尘肺病和矽肺病占 89.37%
2008	13 744 例	10 829 例 (死亡 619 例)	78.79%	煤工尘肺病和矽肺病占 89.32%
2009	18 128 例	14 195 例 (死亡 748 例)	79.96%	煤工尘肺病和矽肺病占 91.89%
2010	27 240 例	23 812 例 (死亡 679 例)	87.42%	煤工尘肺病 12 564 例、矽肺病 9 870 例
2011	29 879 例	26 401 例 (死亡 699 例)	88.36%	煤工尘肺病 14 000 例、矽肺病 11 122 例
2012	27 420 例	24 206 例	88.28%	煤工尘肺病 12 405 例、矽肺病 10 592 例
2013	26 393 例	23 152 例	87.72%	煤工尘肺病 13 955 例、矽肺病 8 095 例
2014	29 972 例	26 873 例	89.66%	煤工尘肺病 13 846 例、矽肺病 11 471 例

①　傅梅绮.职业卫生[M].北京:化学工业出版社,2008:55-57。
②　赵庚.我国尘肺病的社会经济影响分析研究[D].武汉:中国地质大学,2011。
③　职业病防治工作情况的通报(2005—2012)[EB/OL].[2014-12-24].http://www.nhfpc.gov.cn/。

　　从上表可见,我国受职业病危害的人数多,分布行业广,中小企业病例
多,具有流动性、隐匿性、迟发性的特点。尘肺病占 90％以上,成为最主要的
职业病,发病率高,危害极为严重。尘肺病患者丧失劳动能力,贫病交加,为
维权而发生群发性事件,成为严重的社会问题。

　　20 世纪 90 年代一些企业为追求经济利润,忽视职工职业健康。一些企业
雇佣农民工,采取随到随用、随时解雇的短期用工方式,不签劳动合同。患病农
民工无力举证,无法得到赔偿,往往采取告状、上访等方式,发布到媒体网络,以
赢得社会关注,引起政府重视,以求解决问题。由职业病造成的群体性突发事
件频繁发生,媒体曾报道多起尘肺病群体性事件。2000 年以来有关尘肺病事件
已经发生 30 多起,如 2000—2003 年发生的贵州籍农民工到福建仙游县石英矿
打工群发矽肺病事件,由于企业缺乏劳动防护,贵州籍 89 人共查出 46 人患尘肺
病、18 人死亡[①]。2009 年 7 月安徽凤阳县农民工尘肺病事件,云南昭通籍民工
已确诊 82 例,凤阳县本地民工 208 例,加上四川泸州籍民工待诊断的 40 例,发
病数已经达到 330 例[②]。2010 年贵州恒盛公司发生严重的矽肺病事件,约 200
名职工患尘肺病,经网络媒体报道后,引起中央政府的高度关注。2010 年甘肃
古浪县参与开采金矿的有 157 人确诊患尘肺病,11 人死亡。由于没签劳务合
同,农民工维权困难,派代表上访维权[③]。2013 年广东佛山皓昕金属首饰有限公
司 500 多人肺部有问题,171 余人确诊患尘肺病,公司赔偿、罚款达到上亿元[④]。
2009 年 6 月郑州工人张海超患尘肺病,因为维权遭遇有关单位的阻挠,为证明
职业病不惜到郑州大学一附院坚持"开胸验肺"[⑤],造成很大的社会反响。

　　2000 年以来主要尘肺病事件发生及处理见表 3-2。

表 3-2　2000 年以来主要尘肺病事件发生及处理

时间	地点	原因	经过状况	应对措施	处理影响
2003	福建仙游县东湖村	企业违规经营,粉尘环境,缺乏防护	46 人患尘肺病,18人死亡,网上发布信息	取缔违规经营,追究责任,治疗赔偿善后处理	民众上访,政府公开通报,维护劳动者权益

　　① 国务院办公厅.国务院办公厅关于福建省仙游县外来农民工患职业病事件的通报
[J].山东政报,2003(17)。

　　② 关于国家督查组对安徽凤阳农民工尘肺病事件督查情况的报告,安徽省卫生厅。
(档案材料)

　　③ 火光才.甘肃古浪 146 名尘肺病农民工大救援[N].中国经济时报,2011-01-17。

　　④ 宋苑丹.防护措施没做好,工人患上尘肺赔惨你[N].佛山日报,2015-11-09。

　　⑤ 小非.开胸验肺始末[J].政府法制,2009(25)。

续表

时间	地点	原因	经过状况	应对措施	处理影响
2007—2009	四川乐山沐川	矿山企业违规经营,粉尘环境,缺乏防护	2007年14名尘肺病人联名要求诊断,2009年38人联名上访	政府诊断治疗,募捐基金百万元,颁布尘肺病患救助办法	媒体报道,形成舆论,社会各界帮扶
2009	甘肃古浪	在酒泉金矿工作,没有签订用工协定,缺乏劳动防护	一千多人到金矿打工,300余人患尘肺病,通过微博求助社会	媒体、民间发起捐款,武威、古浪政府出200万元救助患者。募捐300万元建立患者档案	农民派代表上访维权,政府为患者办低保,着手建立应急救助基金
2009	安徽凤阳	在凤阳石英砂矿工作,没有签订用工协定	290余人患矽肺病,通过网络披露,引起社会关注	县政府出资550万元救助患者,患者纳入大病医保范围	网络报道,政府整顿企业,为患者治疗救助,社会帮扶
2009	河南郑州	农民工张海超患病维权	张海超为证明患尘肺病到郑州大学一附院"开胸验肺"	卫生部派督导调查,确诊患尘肺,获赔60万元,进行处理	激起强烈社会反响,反思农民工职业病的问题
2010	贵州施秉恒盛公司	金属硅生产企业,缺乏安全设施保护	一千多名工人,体检确诊200余人患尘肺病	工人在网上发帖,国务院调查组处理,企业停顿整改,赔偿2 900多万元	政府加强对相关法律的修订,修订《职业病防治法》
2011	广东佛山乐华陶瓷公司	存在粉尘、化学毒物等危害因素,职业病防护薄弱	接触有毒有害因素,职工200多人患尘肺病	企业开展职业卫生专项整治,对于患者进行救助	加强企业的申报,加强政府监管,引发社会舆论
2013	河南登封	当地国安公司,缺乏安全防护	诊断尘肺病患者20多人	当地政府与患者及家属订立相关协议,做一定的治疗补偿	尘肺病患者起诉国安公司,要求确认劳动关系,舆论关注

群体性尘肺病事件危害严重:

一是严重危害职工身心健康。尘肺病形成后,肺内残留的粉尘继续侵蚀体内细胞,无法根治,通过治疗只能缓解病情。患者痛苦程度高,在最后时期因为肺组织纤维化而呼吸困难,跪着呼吸,走向死亡。农民工尘肺病患者难以在企业得到医疗救助,在农村又不属于新农合范围,医疗支付报销无门。在中国有超过2亿人受到职业病的危害,尘肺病占到90%。患者及其家庭陷入贫困,贫病交加,丧失劳动能力,出现尘肺病孤儿,造成严重的社会负担。

二是造成巨大经济损失。职业病事件的巨额赔付给企业造成很大损失,很多企业因为职业病的赔付及罚款而经济损失惨重,甚至破产。尘肺病患者需要终身治疗,治疗的费用每年要1万元以上,对于患者是沉重的经济负担,往往难以承受,因病致贫,形成社会问题。病人每天的医药费达到100多元,洗一次肺要1万多元,根据统计,"尘肺病人一期每年医疗费26 818元,二期41 559元,三期49 451元,2009年我国尘肺病医疗费用达到154亿元,直接经济损失250亿元。"①我国每年因尘肺病直接经济损失达80亿元,间接经济损失300亿~400亿元,消耗巨大的社会资源。

三是造成社会不安定。突发群体性职业病事件影响社会秩序,损害党与政府的政治威信。农民工在地方政府与企业未能及时解决问题、维权困难的情况下,往往采取告状、上访等方式,在网上发布消息,引起社会舆论的广泛关注,不利于社会的安定发展。职业病不仅是医疗卫生方面的问题,也是严重的社会问题,需要采取有效的制度管理来解决。2010年两会召开期间,有43位工会界委员联名递交《关于加强和改进我国职业病防治工作的建议》的提案,直陈我国职业病防治面临潜在和累积的患病人数仍巨大,占我国企业总数90%以上的中小企业大多不重视职业病的防治。2016年,国家10个部委联合颁发《关于加强农民工尘肺病防治工作的意见》,强调用人单位要加强粉尘防治制度与责任制,强化对农民工在岗的职业健康检查,为农民工缴纳工伤保险,将有效防治尘肺病的药物纳入基本医保药品目录,简化尘肺病诊断及治疗程序。总之,职业病防治需要党与政府积极应对,采取正确的政策措施,以保障民众健康权益,促使经济社会协调发展。

第二节　2010年贵州恒盛公司尘肺病事件

2010年贵州施秉县恒盛公司发生严重的尘肺病事件,约200名职工患尘肺病,经网络媒体报道后,引起中央政府的高度关注。恒盛事件导致恒盛公司停业整顿,赔付职工医疗费用2 900多万元,20多名有关事故责任人员受到惩处,造成严重影响。

一、 恒盛公司尘肺病事件发生的背景

贵州省施秉县是苗族、侗族、布依族等少数民族聚居地区,群山连绵,山中

---

① 赵庚.我国尘肺病的社会经济影响分析研究[D].武汉:中国地质大学,2011.

物产丰饶,有硅石、石灰石等 10 多种矿产资源。恒盛有限公司是一家以生产工业硅为主的民营股份制企业,公司自 1999 年 3 月成立以来发展迅猛,拥有固定资产 2.4 亿元,占地面积 100 万 m²,有员工 3 000 多人,是我国规模较大的金属硅生产厂家,产品出口到日本、加拿大、欧洲、北美等世界发达国家和地区。恒盛公司主要生产工业硅,工业硅是高能耗产品,间接消耗大量优质木材。我国承担生产污染严重、高耗能的工业硅,以低廉的 1 美元/kg 价格出口,再以 300~500 美元/kg 的价格进口多晶硅,生产出太阳能电池后,再出口到日本、美国、欧盟等地。以牺牲国内环境和能源为代价,进行粗放型发展。20 世纪 90 年代以来中国趋向发展低碳经济,加强政策宏观调控,截至 2009 年工业硅的出口关税已增至 15%,税务部门还要征收 17% 的增值税,国内许多中小硅厂相继破产倒闭,很多大型企业发展也面临困境。企业则把成本转嫁到工人身上,不断加班,减少职业安全防护的投入,以牺牲工人的健康来获取经济效益。

恒盛公司是 1999 年被贵州施秉县招商引资进来的,施秉县为了发展地方经济,引进恒盛公司在当地开采硅石,制造工业硅。恒盛公司受到施秉县政府的极力扶持,每年有三四千万元的利税,给施秉县带来巨大的经济效益,占县利税的一半。虽然污染大、能耗高,却受到县政府大力支持,得到诸多荣誉,成为贵州省"先进企业""诚信纳税企业"①。但是恒盛公司的生产给当地环境造成巨大的污染,地方政府疏于监管,企业忽视职业安全防护,没有有效的除尘系统与防护用品,使得从业人员受到粉尘危害罹患尘肺病,造成严重的职业病事件。

二、 恒盛公司尘肺病事件发生的经过

从 1999 年恒盛公司在贵州施秉县建成投产到 2010 年,为追逐经济效益,恒盛公司违背《职业病防治法》,没有采取有效的职业安全防护措施,致使 200 多名工人罹患尘肺病。

恒盛公司生产设施简陋,劳动防护条件差。恒盛公司的生产布局不合理,公司在长约 3 000 m,宽 200~300 m 的狭长山谷地段,"顺沟谷布置了 34 台 6 300 kVA 电炉,两侧均为 50~100 m 高的山脊。大气污染物受局部地形影响较大,区内静小风全年出现频率高达 49.1%,不利于大气污染物的扩散;导致厂区烟雾尘弥漫,环境质量差,对职工形成较大危害。"②由于地形等因素

---

① 罗时."职业病大户"因何成"好典型"[J].劳动保护,2010(8)。

② 贵州省施秉县恒盛有限公司职业危害事故技术报告,贵州省安全生产监督局档案。

造成烟尘难以排放。公司有 34 台简陋的矿热炉,作业时烟雾尘从炉门处溢出,岗位粉尘浓度高,作业环境和劳动条件差。公司购买的 6 套除尘系统,运行不正常,除尘效率低,平时很少使用,生产作业岗位和厂区环境污染严重。

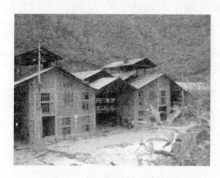
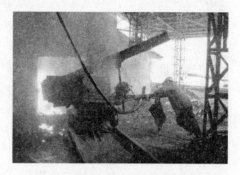

图 3-1　恒盛公司厂房　　　　　图 3-2　恒盛工人在烟尘中作业

　　恒盛公司主要污染物就是生产过程中排放的烟气,烟尘浓度较高,笼罩附近山头。恒盛公司为贵州省重点污染企业,2001 年 11 月贵州省环保局下文要求恒盛公司进行环境治理。2003 年贵州省环保局将恒盛有限公司列为省重点污染企业 122 家之一。2005 年年底恒盛公司完成全部 34 台矿热炉烟气治理工程,可以年削减粉尘(烟尘)排放量 24 500 t。2006 年恒盛公司被贵州省环保专项行动领导小组列为省级挂牌督办案件,限期于 2006 年 12 月 31 日前完成废气治理工作。恒盛公司集中进行治理,并于 2006 年 12 月通过黔东南州环保局验收。出于环保要求,恒盛公司从 2004 年到 2008 年间陆续装起了高炉吸尘装置,但工人普遍反映在实际生产中很少使用。恒盛公司不重视职业卫生工作,公司从 1999 年建厂至 2009 年,未组织过职业健康体检,发给职工的防护用品是棉纱口罩,起不到任何防护作用。

　　恶劣的劳动环境使恒盛职工陆续患尘肺病。刘克喜是 2009 年恒盛公司里第一个被贵州省疾控中心鉴定为尘肺病的工人,他从湖南到恒盛公司工作 8 年,是加料工,每天戴着棉纱口罩,在漫天灰尘中辛苦劳作。公司纪律严,劳动环境差,"2008 年刘克喜感到胸闷头晕,在贵州凯里医院被诊断为尘肺病,他自费到贵州省疾控中心鉴定,经过三次复查,拿到尘肺证,被鉴定为四级伤残。他到恒盛公司申诉,公司仅让他到县社保局,办理每月 1 200 元的伤残补助金。"[1]他向公司申请赔偿,但是得不到答复。他到施秉、贵阳进行申诉,没有得到解决。刘克喜是工人中第一个拿到尘肺证的,他被确诊为尘肺病 II 期,等待他的是越来越迫近的死亡。他的同伴杨再高、李世勇、杨立款均查出

①　李丰,赵福中.贵州——一群矽肺病工人的抗争[J].工友,2010(10)。

患尘肺病,他们满面风尘,步履蹒跚,笼罩在死亡阴影下。

刘克喜的遭遇引起其他职工的惊恐,他们纷纷去医院体检。2010 年 2 月施秉县疾控中心对 900 多名工人进行体检,通过 X 光片发现 59 人肺部严重异常。随后有四五百个工人自费到怀化市疾控中心检查,发现多数人肺部异常,部分工人到贵阳医疗机构进行检查。工人与工厂进行交涉,得不到满意合理的答复。公司患病职工于 2010 年 3 月在天涯网站上发帖披露此事,一则题为"规模世界第三、亚洲第一的冶炼厂千余职工患上职业病"的帖子在网上广泛流传,揭露恒盛公司侵害职工权益行为。媒体的报道引起中央领导温家宝、李克强等人的关注,中央和贵州省委、省政府领导极为重视,作出指示,要求认真调查,做好善后工作,严肃追究责任。

2010 年 4 月贵州省成立职业危害事故调查组对恒盛公司尘肺病事件进行调查处理,省安全监管局牵头组织,调查发现职工患尘肺病情况十分严重。调查结果表明:"恒盛公司自 1999 年年底投产以来,从业人员长期受工业硅冶炼产生的粉尘危害,截至 7 月 2 日,恒盛公司先后共有 1 343 名职工进行职业健康检查和职业病诊断,确诊矽肺病患者 200 例,其中省疾病预防控制中心和黔东南州疾病预防控制中心在 2010 年 4 月 5 日至 5 月 5 日共检出矽肺病患者 195 人;2009 年该公司在从业人员体检中确诊矽肺病患者 5 人(含在 1 343人中)。200 例矽肺病患者中,矽肺病 I 期 151 人,占 75.5%,其中矽肺病 I 期合并结核 12 人;矽肺病 II 期 43 人,占 21.5%,其中矽肺病 II 期合并结核 3人;矽肺病 III 期 6 人,占 3%,其中矽肺病 III 期合并结核 1 人。矽肺病患者中男性 187 人,占 93.5%;女性患者 13 人,占 6.5%。"①调查组认定这是违反法律的影响较大的责任事故。

这起事故发生的直接原因,主要是公司生产中产生大量烟尘,由于厂区布局不合理,生产设备较简陋,除尘系统运行不正常,无法及时有效消除烟尘,且缺乏职业危害防护设施,职工个人防护用品不合格,无法起到应有的防尘作用。根本原因是公司不重视职工职业健康保护,没有落实职业安全生产管理制度,未认真贯彻执行有关职业卫生法律法规。施秉县有关部门监管不力,监督检查和跟踪督促落实整改不到位。调查发现恒盛公司事故发生的本质,是经济发展与人的健康、社会、环境严重冲突。企业与地方政府缺乏经济社会整体发展观念,缺乏以人为本的理念,漠视职工的职业健康,违法经营,也因此付出巨大的代价。

---

① 施秉县恒盛有限公司职业危害事故调查报告,贵州安全生产监督局资料。

三、 政府对恒盛公司尘肺病事故的应对举措

恒盛事件发生后党中央、国务院以及贵州省委、省政府高度重视，中央及贵州省领导相继作出重要批示，要求立即开展调查，不回避问题，认真查找漏洞，查清情况，妥善处理。2010 年 4 月 3 日由安全生产监督管理总局、卫生部、人力资源社会保障部、环境保护部、全国总工会等五部门和中国疾病预防控制中心联合组成的督查组，到达黔东南州对此事进行了实地调查，并提出一系列处理意见和建议。贵州省成立了由有关部门组成的事故调查组开展调查工作，采取应急措施进行善后处理。

（一）组织职工体检与治疗，进行工伤赔偿

职业病事件发生后施秉县成立了善后工作领导小组，负责处理工作。职工集中在施秉县医院救治，自治区黔东南州医院、贵州省第四医院都抽调医生、护士参加救治。政府组织成立了专家医疗组，医护人员制定了医疗救治方案。恒盛公司 200 名矽肺病患者得到体检和治疗，其中 192 人住院治疗，另有 8 人居家治疗。县卫生部门另外对 262 名职工进行体检与复查。2010 年 5 月施秉县医院取得"职业健康检查机构批准证书"（发证机关：贵州省卫生厅），医院派医生到黔东南州进行职业病主治医师培训并取得合格证。医院对工人进行上岗前的职业健康检查。

当地政府按要求对职工进行工伤认定，有效开展赔付工作。当地人事、劳动、社保部门按规定对 199 名矽肺病患者进行了工伤认定和劳动能力鉴定，另有 1 人与公司自行解除劳动合同。在对患者进行赔偿方面，企业"根据患病职工的申请，对 191 名患者进行了一次性工伤赔付共计 2 914.05 万元（其中，工伤保险金 2 070.39 万元，企业支付 843.66 万元），8 名患者工伤保险待遇正在协商办理"[①]。贵州省组织力量对恒盛公司 1 173 名在册职工开展了一次全面职业健康检查，同时将已与该公司解除劳动关系但有职业危害因素接触史的职工一并纳入筛查范围，符合以上要求的职工在有关部门的安排下分批次进行职业健康检查。1 100 人接受了职业健康检查。体检的目的是全方位地进行职业病排查，妥善处理事宜。地方政府与企业对工人进行有效治疗与法定赔偿，保障职工利益。

（二）整改企业，加强安全防护

恒盛尘肺病事件发生后，贵州省安全监管局根据《职业病防治法》，对恒

---

① 新京.贵州 191 人患职业病——获赔近 3 000 万 十余官员受罚［J］.安全与健康，2010（19）。

盛公司处以 70 万元的罚款,责令企业停产整顿,要求其安全整治达标后才能生产。施秉县政府安全生产监督管理局派人深入现场检查,提出整改意见,提出《关于贵州省施秉县恒盛有限公司安全生产综合整治意见》(以下简称《意见》),要求企业建立职业卫生管理机构,采取有效的管理措施,制定企业安全生产操作规程,进行职业安全教育和培训,做好职业病危害防治工作。《意见》要求企业建立健全职业卫生管理制度,包括:"① 安全检查制度;② 职业危害预防制度;③ 安全教育培训制度;④ 生产安全事故管理制度;⑤ 重大危险源监控和重大隐患整改制度;⑥ 设备安全管理制度;⑦ 伤亡事故报告处理制度;⑧ 安全生产奖惩制度;⑨ 安全生产档案管理制度;⑩ 安全技术措施专项费用管理制度。"①通过制度规范做好作业场所职业病危害防治工作。施秉县作业场所防护组制定《贵州省施秉县恒盛有限公司作业场所职业病危害与防治工作整改方案》,要求建立健全职业卫生档案和作业人员健康监护档案,监测和评价作业场所职业病危害因素,采取有效措施控制职业病危害因素,为作业人员提供符合国家职业卫生标准和卫生要求的职业病防护用品,教育从业人员按照使用规则和防护要求,正确使用个人防护用品②。恒盛公司与贵州省劳动保护科学技术研究院签订了《建设项目职业病危害检测评价合同书》,由贵州省劳动保护科学技术研究院负责为恒盛公司提供职业卫生技术服务,负责按国家现行的法律法规、标准、规范进行整改方案编制和检测评价,开展对恒盛公司作业场所职业病危害因素监测和评价,确保危害因素强度和浓度符合国家标准。企业需加强防尘设施技术改造,完善职业卫生防护设施,保障职工的健康和安全。

(三) 惩处责任领导,加强行政问责

恒盛公司职业卫生事件的发生,反映当地政府疏于监管,没有履行政府的监管职能的问题。施秉县安全生产监督管理局多次发文督察企业的职业卫生状况,但是没有得到认真落实。贵州省政府事件责任组在调查后,对 23 名事故责任人和事故责任单位作出处理意见,恒盛公司安委办主任张安洲与公司副总经理徐昌杳、宋绪军负有重要责任,涉嫌构成犯罪,移送司法机关依法追究其刑事责任;公司董事长、总经理刘振荣事后积极配合调查组开展调查工作,给予留党察看一年的处分和经济处罚。恒盛事件涉及的施秉县疾控中心、县卫生监督局领导,以及施秉县、黔东南州政府领导人分别受到行政处分。

---

① 关于贵州省施秉县恒盛有限公司安全生产综合整治意见,施秉县安全生产监督管理局文件 2010—4。

② 贵州施秉县恒盛有限公司作业场所职业病危害与防治工作整改方案,施秉县安全生产监督管理局文件。

恒盛公司事件给企业及政府职业卫生监管责任方面敲响警钟。相关职能部门要高度重视企业劳动安全防护工作,保障职工的职业健康,建立健全企业职业健康保护机制,提高对企业的劳动安全与职业卫生的切实监管,建立有效的安全监管机制,加强政府职业卫生职责的履行。我国要将发展经济与社会民生密切结合,深刻认识经济发展与安全生产、环境保护、民众健康、社会安定的辩证关系,理性看待经济利益与民众权益的统一性。经济发展如果以忽视安全生产、牺牲民众生命健康权益为代价,则不可持续,且社会安定、环境安全也会受到影响,严重影响经济的良性发展,因此要谋求经济与社会、环境发展的协调和平衡,才能促进社会的全面可持续发展。

第三节　2019—2010 年安徽凤阳石英砂厂尘肺病事件

安徽凤阳从事石英砂开采加工的很多中小民营企业,片面追求经济效益,缺乏职业安全防护措施,导致很多农民工患尘肺病,涉及云南、贵州等地农民工。2009 年查出患尘肺病的农民工 290 余人,中央与安徽地方政府组织调查、救治及赔偿,媒体报道产生社会影响。

一、凤阳石英砂厂尘肺病事件发生的背景

改革开放以来由于经济的高速发展,我国很多企业为追逐经济利益不惜牺牲劳动者的身心健康,导致我国职业病不断发生,危害严重。中小民营企业成为职业病的高发地。2009 年国家安全生产监督管理总局副局长王德学说:"我国职业病危害正在由城市工业区向农村转移,由东部地区向中西部转移,由大中型企业向中小型企业转移,职业病危害分布越来越广。"[1]全国约有83％的中小企业存在不同程度的职业危害,近 34％的中小企业职工接触尘毒有害物质,超过半数的尘肺病分布在中小型企业,农民工职业病发病率高。20 世纪 90 年代以来,我国在采煤、采石领域中出现很多中小型私人企业。这些企业大都采用简陋的设备,招募农民工进行矿产开采,职业卫生设施防护不到位,引发职工严重的尘肺病。

安徽凤阳县境内拥有丰富的石英砂矿,20 世纪 90 年代以来当地农民从发展地方经济、致富的目标出发,建立 400 多家家庭作坊式的中小生产加工企业,采用简陋的设备进行石英砂矿的开采加工。这些中小生产企业大多招募外地农民工。"到 2009 年 3 月,全县共有石英砂生产加工企业 489 家,从业人员

---

① 姬薇.透视我国职业病现状［N］.工人日报,2010－05－25。

1 697人。生产企业比较集中的官沟乡,共有74家,从业人员227人。"①石英砂生产采用两种方式,干法生产与湿法生产。湿法生产技术含量高,成本投入高,粉尘极少;干法生产投入低,粉尘大,危害健康,污染环境。由于资金不足,凤阳从事石英砂生产加工的这些企业为减少成本,没有采取湿法生产,而是采用干法生产,简单加工,没有采取任何职业卫生防护措施。职工甚至连口罩都没有,在漫天粉尘中劳动作业,几年后很多人患尘肺病,最终导致死亡。石英粉尘污染环境,导致当地的民房、树木都有厚厚的白灰,河流受到污染。厂里更是粉尘弥漫,严重危害职工的生命健康。由于企业缺乏劳动防护措施,政府缺乏有效监管,很多打工者患尘肺病。终于在2009年发生农民工群体患尘肺病事件,经过媒体报道产生很大社会影响。

二、 凤阳石英砂厂尘肺病事件发生的经过

安徽凤阳县石英砂厂职工尘肺病的发现,缘起云南的"水富"事件。云南昭通市水富县是少数民族杂居的偏僻地区,交通闭塞,贫困落后,村民生活平静。从2004年起一些村民经人介绍到安徽凤阳县官沟乡砂石厂打工,每月收入在2 000元以上,在恶劣的工作环境中从事粉碎砂石的工作。企业没有任何有效的劳动保护措施,导致很多人患尘肺病。2007年起务工回家的村民,因患尘肺病,部分患者死亡。截至2009年3月,"云南水富县向家坝村有77人先后到凤阳官沟乡务工,有36人出现咳嗽、气喘、胸闷、乏力症状,有12人死亡。2009年3月,云南省卫生厅组织63名外出务工农民体检,进行职业病诊断,显示有矽肺病30例,无矽肺病33例。"②2009年3月16日新浪网以"云南水富50多名返乡农民工患怪病12人死亡"为题报道此事,3月16日搜狐网以"村民打工返乡12人病逝多人惨变'活死人'"为题报道了这一情况。经过新浪、搜狐网的报道,引起社会关注,党中央、国务院要求迅速查明病因,妥善救治患者。卫生部在2009年3月派专家赴云南省指导工作,并派出职业病防治专家赴安徽省指导工作。到2009年7月,"凤阳县农民工尘肺病事件云南昭通市已确诊82例、凤阳县208例,加上四川泸州市待诊断的40例,发病数已经达到330例"③。卫生部调查此次事件得出的结论是由于工作环境恶

① 安徽省人民政府办公厅关于凤阳县农民工尘肺病事件调查处理情况的汇报,安徽省卫生厅资料。

② 彭永.矽肺,难以承受之痛——云南水富农民工"矽肺门"事件始末[J].农村·农业·农民,2009(10)。

③ 关于国家督查组对安徽凤阳农民工尘肺病事件督查情况的报告,安徽省卫生厅材料。

劣导致的职业病。凤阳石英砂事件发生的原因,经政府部门调查核实,主要是凤阳县家庭小作坊式石英砂加工企业,没有建立职业安全管理制度,无职业卫生防护设施,未按照《职业病防治法》的规定提供合格的劳动环境,未对职工开展职业健康教育;地方政府对企业疏于监管,存在严重的职业病危害情况。

三、凤阳石英砂厂尘肺病事件应对措施

安徽凤阳石英砂厂尘肺病事件发生后,中央及当地政府高度重视,这是关系到政府践行宗旨、履行职能、关注民生的大事。安徽省政府派督导组赴凤阳县,督促指导当地政府开展工作。国家联合督查组在 2009 年 7 月督察凤阳县处理工作,解决农民工尘肺病的治疗及赔偿问题,进行企业安全生产整改,规范企业职业卫生监管与职业健康教育等工作。

(一) 全力救治职业病患者,依法赔偿

凤阳县尘肺病事件关系到政府的公信力与民生、社会安定问题。安徽省政府高度重视凤阳县农民工尘肺病事件处置工作。

首先,积极医治尘肺病病人,并对企业职工进行体检筛查。凤阳县对全县石英砂加工企业从业人员进行排查登记,并全面开展职业健康体检。安徽省卫生厅指导凤阳县医院对 1 381 名人员进行了职业健康体检,安徽省疾病预防控制中心组织专家对 274 名疑似职业病病人进行了会诊,诊断结果为:"无尘肺病 66 人,尘肺病Ⅰ期以上 208 人,其中:Ⅰ期 189 人,Ⅱ期 11 人,Ⅲ期8 人。"[1]

其次,依法赔偿,维护农民工的合法权益。凤阳县成立了农民工维权工作组,在县劳动局专门设立了维权工作站,抽调专人,集中办公。凤阳县坚持县内县外一视同仁和确诊一个赔付一个的原则,积极开展患病农民工的维权工作。水富县政府千里奔波到凤阳县,经过谈判协商,双方订立赔偿协议,妥善落实补偿问题。凤阳县于 2009 年 7 月 8 日与云南水富县签订了 80 名(包括 12 名死亡人员)患病农民工赔付与补偿一揽子协议。水富县根据赔款总额与农民工情况,"将尘肺病患者划分为Ⅰ、Ⅱ、Ⅲ期,Ⅰ期患者每人补偿 3 万元,Ⅱ期患者每人补偿6 万元,Ⅲ期患者与死亡人员每人补偿 9 万元。一次性支付给患者及死亡者家属,由凤阳县政府垫支 450 万元,先期进行赔偿。"[2]2009 年 7 月 27 日凤阳县政

---

[1]　关于国家四部委督查凤阳县农民工尘肺病事件处理工作有关情况的汇报,安徽省卫生厅材料。

[2]　彭永.矽肺,难以承受之痛——云南水富农民工"矽肺门"事件始末[J].农村·农业·农民,2009(10)。

府派出工作组,与有农民工在凤阳县打工并发现尘肺病的云南绥江县、永善县和四川省泸州市江阳区签署了赔偿、补偿协议。

再次,安徽省卫生厅派出指导组到凤阳县,帮助企业排查职业危害,进行专项整治。2009 年 7 月 31 日,安徽省卫生厅行文凤阳县卫生局,明确医疗机构对职业病患者要治疗和定期检查,建立健康档案,把职业病患者的医疗费用纳入新农合和城市医疗保险报销范围,对特别困难的患者纳入大病救助范围,并要求广泛开展职业健康教育,保护劳动者的健康权益。2009 年 7 月国家督察组建议安徽省成立职业病防治工作领导小组,统筹协调各相关部门,按照"全国统一领导、地方政府负责、部门协调指导"的职业病防治工作格局,建立多部门的协调工作机制。

最后,社会对云南尘肺病患者进行救助。2011 年 12 月 31 日,中华社会救助基金会与水富县民政局签订了一年的合作协议,共同实施"大爱清尘·寻找中国尘肺病农民兄弟大行动"项目,即在 2012 年内,对水富县内患尘肺病的农民工进行定点救治。签订协议后,水富县民政局、向家坝镇民政所、水富志愿者积极深入村、组开展入户调查工作,登记和掌握了经过省级有关部门鉴定为尘肺病的农民工情况,然后组织他们到定点医疗机构接受治疗。项目于 2012 年 2 月 16 日在水富正式启动,截至 2012 年 6 月 27 日,已经有 37 名患者接受了救治,其中 9 名进行保守治疗,28 名进行洗肺手术[①]。在凤阳尘肺病事件中地方政府积极采取措施,坚持以人为本,树立责任政府形象,维护广大人民群众的合法权益。

(二)整改企业,加强安全生产

事件发生后,凤阳在全县范围内对所有石英砂加工企业进行安全生产整顿,排查治理职业病防治隐患,对限期整改不合格的企业,依法予以取缔。凤阳县雷厉风行,关闭大量无证、无安全设施的企业。根据调查,凤阳县"对 258 家石英砂干法加工企业予以断电停产整治,职能部门和乡镇实行包保监管责任制,明确责任单位和责任人,做到全天候监管;关闭无证石英砂生产企业 91 家,拆除石英砂企业生产设备 135 台、厂房 74 家,捣毁晒粉场 109 个;对可能造成职业危害的 21 家企业账户进行了查封,对 5 家企业业主实施了稳控;制定《石英砂加工行业整治实施方案》和《石英砂(湿法)生产行业环境整治实施方案》,对距居民区较近和产能小于 5 万 t/年的干法企业、4 台以下碾子的湿

---

① 狄廷秀.水富县尘肺病农民工获中华社会救助基金"大爱清尘"项目救助[EB/OL].[2012 - 07 - 08]. http://www.workercn.cn.

法生产企业,实行永久关闭"①。当地政府要求企业加强劳动用工合同管理和参加工伤社会保险,开展职业病危害、环境保护和生产安全评价,推动企业全面整改。

　　事件发生后凤阳县对中小石英砂矿进行关停整顿,大量家庭作坊式企业纷纷关闭,刘府镇、官沟乡等企业比较集中的地区一时冷清下来。经过整顿治理,部分企业开始恢复生产。2012年11月,我们对凤阳县刘府镇官沟乡源祥石英砂厂几位工人进行了访谈。源祥石英砂厂生产精制砂、铸造砂,年产石英砂一万多t。工人甲称:"(整顿前)劳动强度大,环境比较差,一年没有体检与职业健康教育。没有休息日,几乎没有休息。经过整顿,企业的安全设施有明显增加。工人有符合国家标准的新式防尘口罩,每天换芯纸,一个月换一副口罩。工人上岗前有进行体检,培训工作要领与防护措施,采用湿式施工,不会产生漫天粉尘,工作环境有所改善。"工人乙60岁,凤阳人,回忆说:"2009年之前干石英砂活,用纱布口罩防护,大片烟雾,遍地粉尘,整个地方都是烟雾,人几乎难以站立。现在换新设备,能够有效防尘,防护措施比较到位,收入提高,感到满意。回顾过去的经历仍然心有余悸,如果不是当时干的时间少,可能也得尘肺病。"②由此可见,企业违背科学,追逐利润,漠视工人健康,是职业病事件屡发的重要原因,劳动保护设施以及劳动安全教育对于职工健康具有极其重要的作用。

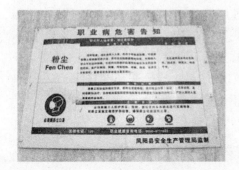

图3-3　职业病防护宣传

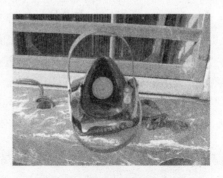

图3-4　整改后的防尘口罩

　　为落实国家《关于进一步做好云南水富县部分返乡农民工集体患病事件调查处理工作的通知》,安徽省直相关部门开展全省职业危害联合执法检查,邀请4位职业安全健康专家参加督查,分别对淮南、滁州、巢湖、池州4个市,8个县(区)进行抽查,对40家企业的作业场所进行现场检测,填写职业危害检

————————

　　①　关于国家督查组对安徽凤阳农民工尘肺病事件督查情况的报告,安徽省卫生厅材料。

　　②　2012年11月凤阳官沟乡源祥石英砂厂职工访谈。

查表52份。据不完全统计,"涉尘企业4 377家,实际检测企业数1 310家;接触职业危害人数74 550人;劳动防护用品应发放企业数53 470家,实际发放企业50 931家,未发放企业2 539家;新建、改建、扩建工程项目512项,已进行职业卫生设施'三同时'的有142家,未进行的有370家。"①针对全省经济发展和产业特点,在粉尘危害严重的重点区域、重点行业企业、重点环节,相关部门认真组织全面排查,集中抓好专项整治,切实保护劳动者健康,督查整改取得很大成效。安徽省安委会印发《安徽省工矿商贸企业粉尘专项整治工作方案》,要求在粉尘危害严重的地区、企业,组织全面排查,集中抓好专项整治,防止农民工尘肺病等事件的发生,切实保护劳动者的生命健康。

(三) 依法追究与惩处责任人员

政府通过调查对凤阳尘肺病事件相关责任人员给予司法、行政惩处,依法追究其责任。经2009年7月17日滁州市研究决定,对凤阳县职业病危害事件中的21名相关责任人员分别给予警告、记过、免职、撤职、降级等党纪政纪处分,并责成凤阳县委、县政府向市委、市政府作出书面检查。凤阳县给予县卫生、安监、劳动、环保部门分管负责人行政记过处分,分别给予刘府镇政府主要领导、分管领导行政警告、记过处分。对相关企业责任人依法进行法律责任追究。严厉打击非法企业、非法用工行为及其相关的非法利益链条。

从恒盛、凤阳职业病事件发生经过可以看出,这些事件发生的根本原因是部分地方政府为发展地方经济,片面追求经济效益,忽视职工的劳动保护,没有对中小企业的安全生产加强依法监督管理;农民工缺乏职业病预防知识及相关法律知识,深受职业病危害,他们通过正常的渠道难以有效维权,通过网络媒体发布信息,引起社会的关注,形成群体性事件,影响社会安定。

第四节 我国职业病事件发生原因及应对分析

一、 近年我国职业病事件发生影响因素

20世纪90年代以来我国职业病频发,尤其是尘肺病,往往演变为公共卫生事件。全国职业病总体呈现上升趋势,发生的区域广,受害者多,以尘肺病为主。近年尘肺病病例占职业病总病例的80%以上。2008—2012年统计18

---

① 关于国家四部委督查凤阳县农民工尘肺病事件处理工作有关情况的汇报,安徽省卫生厅资料。

起职业病群体性事件中,尘肺病事件占58%以上。职业病事件造成严重的社会经济损失,其诊断、治疗、赔偿费用以及行政处罚费用很大,并造成一批健康受损、失去劳动能力的弱势人群,其个人与家庭承受巨大的苦难。我国的职业安全与健康形势严峻,需要加以重视。

(一)地方政府缺乏有效监管

我国一些地方政府忽视企业安全监管,监管力量薄弱,职能不强,监管力度不到位。从2005年到2009年,因为卫生体制改革等原因,我国职业卫生监督存在多头管理,职能不清的状况。2005年我国明确将职业卫生监管职能划归国家安全生产监督管理总局,建立起一套完整的职业卫生监督体系,但是由于地方政府基层机构设置不到位,设备人力不足,职业病检测技术缺失,执法部门缺乏有效协调配合,使得职业病的监察缺失。体制改革后职业卫生监督归口安监部门,2008年8月国家成立职业安全健康监督管理司负责专项工作,各省在2009年成立职业卫生处负责专项工作,但是缺乏专业技术人员进行现场监管。20世纪90年代我国实行卫生机构改革后,原职防机构大多一分为三,分别进入疾病控制、监督和综合医院(职业病临床部分),承担预防、监督、治疗职责。一般医院对于职业病防治不够重视,职业病防治机构建设受到影响,职业卫生服务供需矛盾比较突出。

(二)企业忽视安全生产与劳动保护

企业为牟利缺乏安全防护措施,职工缺乏职业安全教育与职业卫生意识,导致罹患各类职业病。进城的农民工,相当一部分在有毒、有害的岗位作业。矿山开采、建筑施工、危险化学品3个行业的工作场所环境污染严重,劳动风险较大。一是企业在职业病防治方面的主体责任落实不到位。我国部分企业对职业病尤其是尘肺病的危害认识不足,一些企业不认真实施技术、个体防护和管理三位一体的职业病预防和劳动过程中的防护和管理。二是企业没有建立安全生产和职业健康的管理制度。有的企业没有设立职业卫生机构,在职业危害防范方面投入严重不足,技术装备得不到更新,发放的劳动保护用品不合格。企业缺乏对职工进行的劳动安全保护教育,职工缺乏安全生产和职业危害防范知识,不重视个体防护。三是企业劳动用工合同与社会保障制度不健全。很多企业没有与工人签订用工劳动合同,不告知其作业岗位危害因素,不进行岗前培训,不给农民工进行健康体检。这些农民工一旦患上职业病,由于没有劳动合同,企业主不提供职业史证明,致使诊断、治疗和工伤补助得不到落实。职业病发病周期长,职工流动性大,导致很多工人职业病发展时期难以从法律上找企业进行工伤以及治疗赔付。

（三）职业病法律法规执法力度不强

为加强职业卫生建设，近年来我国相继出台了《安全生产法》《职业病防治法》《煤矿安全监察条例》等一系列关于安全生产、职业危害防治方面的法律、法规，为规范市场经济条件下企业进行安全生产、保护劳动者健康、预防职业病和工伤事故的发生提供了强有力的法律保证。但在法律法规标准体系建设方面还存在一些问题，惩处力度不足，落实困难，一些用人单位无视《安全生产法》《职业病防治法》的规定，没有切实履行法定的职业病防治责任，没有采取有效的职业卫生防护措施，劳动者没有得到应有的职业卫生服务。

我国对于职业卫生违法的行为处罚力度不足，专业执法人员紧缺，执法的阻力较大，用人单位违法成本低。2009 年我国检查用人单位 125 231 家，依法查处用人单位 10 481 家，给予警告处罚 9 701 家，罚款处罚 871 家，罚款金额 1 275.9 万元，责令关闭 122 家，每年职业病造成的直接经济损失在 100 万元以上[①]。很多地方企业追求经济效益，往往对执法部门的整改与罚款通知置之不理，监管部门执法力度不足，造成职业病的发生及蔓延。

（四）职工职业健康教育比较缺乏

职业健康教育是指通过系统的教育活动，预防疾病、促进健康和提高工作效率。实践证明凡是职业健康教育工作做得较好的厂矿企业，不仅为企业职业卫生工作奠定了牢固基础，而且工伤事故明显减少，职业病也明显下降，取得了良好的社会效益和经济效益。我国虽然在法律中规定企业要进行职业健康教育培训，但是在实际中教育与培训不足，难以有效防范职业危害。根据 2013 年一项对从事煤矿、金属化工厂等高污染行业 200 多名职工进行的职业健康教育问卷实证调查（回收 215 份有效问卷）[②]，企业工伤发生频率较高，健康教育不足。调查发现企业领导及职工对健康教育知识的重要性认识不足，被问卷调查的这 215 名企业职工中，从来没有发生工伤事故的只占 20%，高达 80% 的事故发生率触目惊心。在职业健康培训方面，215 名企业职工有 178 人回答自己有过类似的岗前培训，占比 83%；有 37 人回答没有进行过上岗前的职业安全健康培训，占比 17%。企业缺乏对职工的健康体检与安全防护。调查发现一年一次的员工体检占比 52%，一年两次以上的员工体检只占 16%，比例很小。调查表明职工在没有工会组织的情况下，自动放弃维护自身利益的占 33%，10% 的职工干脆辞职，职工维权困难。我国目前职业

---

① 郑木林. 职业健康监护与思考[J]. 职业与健康，2011(14)。
② 职业健康调查问卷，问卷星网站网络问卷调查，2013.10。

健康教育的现状比较落后,职工缺乏职业健康知识,难以有效防范职业病。

(五) 农民工成为职业病高危人群

我国农民工成为受职业病危害的高危人群。农民工由于文化程度低,从事繁重险恶的工作,不了解职业危害及后果,无法维护自己的合法权益,承受职业病的痛苦。一位尘肺病农民工沉痛诉说:"过去这近20年,由于我们来自农村,对保障工人职业健康的法律一无所知,只知道在风钻工地没日没夜地干活,从未奢望过劳动保护,更没有想过将来有一天,我们会面对这样的结局——肺部变成一块坚硬的石头,然后慢慢窒息而死。"①2005年国家卫生部公布全国接触职业病危害因素人数超过2亿,其中农民工占90%,在矿山开采、建筑施工、危险化学品三个行业的死亡总人数中农民工占80%。据报道,农民工职业病健康年检率仅6.02%,职业病迟发现率高②。我国经济高速发展时期,由于忽视职业健康,给农民工带来巨大危害。农民工职业病具有发病工龄短、患病率高的特点,其职业病以尘肺病最多。这种趋势发展到2010年前后,农民工职业病成为突出的社会问题,农民工为生存集体上访维权,引发社会性群体性突发事件,造成严重的社会影响。农民工职业病维权面临的主要困难,是诊断难。由于企业用工制度不规范,维权程序复杂,取证与申诉都存在很大困难,工伤认定程序复杂漫长,耗费农民工大量的时间与金钱,使得农民工职业病的诊治与救助陷入困难。如何解决好农民工职业健康安全的问题,是政府与企业、社会面临的重大挑战。2013年3月人大代表谢子龙提出建议,简化尘肺病职业病诊断、工伤认定流程,将尘肺病纳入城乡居民基本医保,切实解决尘肺病农民工的医疗救助和生活救助问题。从2015年开始,贵州、福建、广西、海南、辽宁、安徽、广东、甘肃等多省陆续出台有关患尘肺病农民工的政策。2016年,国家卫计委等十部委联合发布的《关于加强农民工尘肺病防治工作的意见》、国务院发布的《职业病防治规划(2016—2020)》,为解决患尘肺病农民工问题指明了方向,对强化源头治理,提升防治服务水平,落实救助保障措施,加大职业卫生监管执法力度,推进防治信息化建设,开展职业健康宣传教育,具有非常重要的推动作用。

二、 职业病事件处理措施的分析

(一) 党与政府高度重视,专门组织处理

我党与中央政府对于职业病问题高度重视,进行专门调查处理。在职业

---

① 彭永. 矽肺,难以承受之痛——云南水富农民工"矽肺门"事件始末[J]. 农村·农业·农民,2009(10)。

② 韩毓珍. 我国农民工职业病危害现状[J]. 环境与职业医学,2006(3)。

病事件发生后,党中央、国务院领导作重要批示,迅速组派国家调查组、专家组前往调查处理,调查专家组包括卫生、安全、技术、法律等专业人员,保证调查的专业性、权威性。政府雷厉风行开展工作,始终以民为本,将民众生命健康放在首位。党中央督促地方政府与涉事企业对患者进行救治、体检,以及善后赔付;对企业进行整顿改造,依法惩办有关责任人员;对地方失职官吏给予行政处分,大大推进事件的善后处理,保障受害民众的权益。如凤阳尘肺事件发生后,胡锦涛等中央领导立即作出批示,要求迅速查明病因,妥善救治患者。卫生部等四部门对此高度重视,派了专家组和联合督查组分别到云南和安徽指导、督办工作。调查工作组督查当地政府、企业进行石英砂行业安全生产整顿,落实企业职业病防治责任,对从业人员进行职业健康检查,救治患者并进行善后赔付,妥善落实患病农民工维权问题。党与中央政府的高度重视,积极推动了职业病事件的及时处理,维护了党与政府的政治形象与社会安定。

(二) 社会媒体关注,形成舆论压力

媒体在社会问题方面发挥越来越重要的作用,成为职业病事件披露报道以及推助事件得到重视并解决的重要力量。媒体报道主体多样化,个人与社会组织报道信息地位提升。报道模式发生新变化,网络、微博等新媒体更加活跃。媒体尤其是网络报道打破信息限制,将事件在社会公开,引起国家高层领导的重视以及社会的广泛关注,形成社会舆论压力,推动企业与地方政府重视解决职业卫生问题,维护劳动者的权益。2009 年 3 月 16 日新浪网《云南水富 50 多名返乡农民工患怪病 12 人死亡》一文反映安徽凤阳石英砂厂农民工患尘肺病,引起社会关注,卫生部监测到媒体报道,立即发文要求地方政府调查处理,并派出专家进行监督指导。郑州工人张海超"开胸验肺"事件,引发媒体的广泛报道,网易、新浪、人民网都进行了报道。郑州市立即开展了职业病防治工作执法检查,严肃查处危害劳动者身体健康的各种违法行为。媒体报道提升了公众的知情权与监督权,使得职业病成为社会关注的焦点问题,引起党与政府的高度重视,推动了职业卫生的发展。

(三) 民众法律维权意识及行动增强

在职业病高发、职业病事件不断发生的状况下,劳动者的维权意识提高,开始运用法律手段进行维权,从而争取自身的合法权益。部分尘肺病患者聚集团结起来,学习了解有关劳动保护的法律知识,为自身的生命健康向社会、政府寻求帮助。如广东佛山皓昕金属首饰有限公司被患病工人举报控告立案,历经两年立为重大劳动安全事故案,受害工人依法获赔 2 000 多万元。四川省乐山市沐川县 50 多名尘肺病患者集体维权,向上级政府反映情况,向社

会各界寻求帮助,引起卫生部、四川省卫生厅的高度重视,当地政府给予积极的诊断、救治与赔付。工人们团结凝聚力量,依法维权,在合法范围内通过行动引起政府、社会的关注,维护自身的劳动保障权益。

(四) 发展社会救助保障体系

职业病事件促使我国加强社会保障救助体系建设,保障社会弱势群体的生存发展权益。职业病患者是弱势群体,尤其是农民工,承受很大的经济压力,缺乏社会保障。在职业病事件处理中,政府与有关部门建立救助职业病基金会,这成为重要的社会救助力量。四川沐川县、安徽凤阳县等都建立救治赔付职业病基金,通过向社会募集资金救助职业病患者。一些社会团体开展救济活动,2004 年成立的中国煤矿尘肺病治疗基金会,以及中华社会救助基金会开展的"大爱清尘"项目,都发挥了重要的作用。我国工伤保险制度已经将受职业病危害的人员纳入工伤保险范围,对各类职业病患者提供治疗费用和生活保障。法律规定企业应当为职工投保工伤保险,但中小企业主不愿意为工人投保。政府要建立农民工社会保障体系,将全部矿山企业农民工纳入工伤保险保护范围,并与有关部门联合建立工伤保险,使职业病得到有效预防和控制,使职业病患者得到更好的治疗和生活保障。

三、 职业病事件的经验总结

我国是全球职业病高发国家。近年来我国职业病事件频繁发生,反映在市场经济发展中存在企业追求经济效益、忽视安全生产与职工生命健康的严重社会问题,这给我党、政府的执政理念与企业的经营理念提出新的挑战,需要总结与反思。

(一) 以人为本,重视保障职工健康权利

2003 年"非典"事件发生后,我党与政府更加重视以人为本,促进经济社会和谐全面发展。胡锦涛提出"以人为本"的科学发展观,强调要以民众的利益为根本,全面协调可持续发展。温家宝总理在 2008 年夏季天津达沃斯论坛上强调指出:"我们绝不能以牺牲人民群众的身体健康和生命安全为代价换取一时的经济发展。"[①]党与政府领导人提出转变发展观念,将经济建设发展与人的发展、社会进步、自然保护进行协调统一,尤其注重经济与人的身心发展的统一。从实践科学发展观出发,牢固树立以人为本的执政理念,在抓好经济发展的同时,我党与政府重视职业病防治工作,保护劳动者的生命健康。

---

① 关于国家督查组对安徽凤阳农民工尘肺病事件督查情况的报告,安徽省卫生厅材料。

中央领导高度重视职业病防治工作,恒盛公司职工尘肺病事件发生后,党与政府本着以民生为本的宗旨,全力救治受害的患者,充分体现"以人为本"的宗旨。患病职工很快得到及时的免费救治,医院为他们建立健康档案,并对所有员工进行体检筛查职业病,社保部门为职工办理工伤保险赔付,恒盛公司赔付职工 800 多万元。凤阳石英砂尘肺病事件发生后,凤阳县政府筹资设立专项救助医疗资金,将患病农民工列入医疗保险与大病救助范围,在政府的干预下企业职工的权益得到一定的保障。

(二) 加强职业病防治的法制建设

职业病事件反映出我国职业卫生法制的滞后,加强《职业病防治法》的修订完善显得非常重要。为了进一步加强职业病防治工作,2012 年修订后的《职业病防治法》,更加有利于职业病防治,保护劳动者的健康权益。修订后的《职业病防治法》明确了用人单位职业病危害防治的主体责任,形成了职业卫生监管,职业病防治、诊断、社保的"防、治、保"的工作格局。明确规定"用人单位的主要负责人对本单位的职业病防治工作全面负责","县级以上地方人民政府统一负责、领导、组织、协调本行政区域的职业病防治工作,完善、落实职业病防治工作责任制"。加强职业病防治的政府职能责任。加强工会对职业病的监督,规定"工会组织依法对职业病防治工作进行监督,维护劳动者的合法权益。用人单位制定或者修改有关职业病防治的规章制度,应当听取工会组织的意见"[①]。对承担职业病诊断的医疗卫生机构进行明确的条件规范,加强对违法责任的追究。

修订后的《职业病防治法》在职业卫生监管方面理顺关系,将第二款修改为:"国务院安全生产监督管理部门、卫生行政部门、劳动保障行政部门依照本法和国务院确定的职责,负责全国职业病防治的监督管理工作。国务院有关部门在各自的职责范围内负责职业病防治的有关监督管理工作。"[②]将职业病防治纳入安全生产管理体系,明确监管职责。

对于职业病的诊断鉴定,修订后的《职业病防治法》规定,诊断、鉴定机构有权进行现场调查,增加第 49 条:"职业病诊断、鉴定过程中,用人单位不提供工作场所职业病危害因素检测结果等资料的,诊断、鉴定机构应当结合劳动者的临床表现、辅助检查结果和劳动者的职业史、职业病危害接触史,并参考劳动者的自述、安全生产监督管理部门提供的日常监督检查信息等,作出职业病诊断、鉴定结论。"这一规定有助于职工职业病的诊断鉴定,保护了劳动者的权益。另外,鉴于尘肺病的严重性和广泛性,修订后的《职业病防治法》

①② 何永坚.中华人民共和国职业病防治法解读[M].北京:中国法制出版社,2012。

将高危粉尘作业施行特殊管理,将第 18 条改为第 20 条,修改为:"国家对从事放射性、高毒、高危粉尘等作业实行特殊管理。"①

修订后的《职业病防治法》从坚持科学发展、安全发展和健康发展的高度,强化职业病防治的法律责任,为进行安全生产、保护广大劳动者的切身利益提供有力的法律保障,促进了我国职业卫生的法制建设。2012 年我国颁布《职业病危害项目申报管理办法》,2013 年卫生部颁布《职业病诊断与鉴定管理办法》《职业病危害事故调查处理办法》,加强职业病的防治与监管。我国出台的《国家职业病防治规划(2009—2015 年)》将职业病防治列入政府绩效考核体系,加强各级政府对职业病防治的重视和执行力度。

(三) 加强国家安全生产机构改革及安全监管

职业卫生事件促进我国安全生产管理的发展。我国建立从中央到地方的安全生产监督管理局,统一开展企业安全生产的政策制定、培训教育、检查督查,建立安全生产管理体系。政府颁布相应法规,使得安全生产、职业病防治被纳入法制化轨道。安监局设立职业卫生部门,负责职业病、安全生产的督查。安全监管部门职责包括:① 负责制定作业场所职业卫生监督检查、职业危害事故调查和有关违法、违规行为处罚的法规、标准,并监督实施。② 负责作业场所职业卫生的监督检查,依照《使用有毒物品作业场所劳动保护条例》发放职业卫生安全许可证;负责职业危害申报,依法监督生产经营单位贯彻执行国家有关职业卫生法律、法规、规定和标准情况。③ 组织查处职业危害事故和有关违法、违规行为。④ 组织指导、监督检查生产经营单位职业安全培训工作。国家加强对职业病防治医疗机构的建设和发展。

四、 职业病事件的反思对策

在我国工业化的发展过程中,职业病防治面临诸多挑战,职业病危害依然严重,职业病群体事件不断发生,严重危害职工身心健康。面对严峻形势,需要我们进行反思,提出相应对策。

(一) 政府建立健全职业病防治应急机制

我国政府的职业卫生监管和职业病防治服务能力不足,基层监管和防治力量薄弱,信息掌握不全,对重点职业病及危害因素监测防范能力不足。政府需要把职业卫生发展作为社会民生纳入政府的整体规划中予以重视,投入人力物力予以加强,将其作为政府考核的重要指标。政府将农民工职业病防治纳入社会发展规划,提到社会安定、民生问题的高度。政府部门要提高对

---

① 何永坚. 中华人民共和国职业病防治法解读[M]. 北京:中国法制出版社,2012:15.

企业职业病监管效率,将职业病监管的行政性、技术性、执法性三者有机结合,提高职业病监管的执法惩处力度,有效防范职业病事件的发生。政府需要简化职业病认定诊断的复杂程序,维护劳动者的权益。

政府设立规范的用工制度,对职工尤其农民工职业病防治实施法律救援,对职工职业病的预防、诊治、康复、补偿等方面的资金予以保障,建立职业病监管、诊断防治的联动管理体系,设立尘肺病防治专门委员会,协调安监局、医院、行业协会、社保部门等,保障人力物力的投入。地方政府卫生部门要加强职业健康监护,投入人力物力完善职业健康监护机构,建设职业健康监护信息平台,严格职业健康检查服务的专业技术行为,规范职业健康质量管理,及时发现职业病状况,及时防控,使得劳动者的职业健康得到保障。

政府建立健全职业病事件应急机制。我国应借鉴国外的经验,如美国建立全方位、立体化、多层次的应急管理体系网络,将职业卫生纳入国家应急管理计划范畴,通过立法将职业病的诊断治疗纳入劳动者医疗保障体系[①]。英国重视早期职业健康的监护,避免群体性事件集中出现。德国将职业病的预防、治疗、赔偿纳入法定强制保险体系。我国政府要加强对职业卫生的指导与监督,针对职业危害建立健全应急响应机制,将职业病事件纳入国家应急管理,建立职业病信息网络与各部门的联动机制,建立完善的职业病与职业病危害因素监测、报告和管理网络,开展重点职业病监测,规范职业病报告信息管理工作,开展职业健康风险评估,加强部门间信息共享,从而提高政府应对危机处理的能力。

(二)明确企业职业病防治的主体责任

企业主体责任落实不到位,部分单位负责人法治意识不强,在改善作业环境、提供防护用品、组织职业健康检查方面投入不足,职工没有得到有效的职业病防护保障。长期以来,我国一些企业对职业病危害认识不足,对劳动者的职业健康不够重视,极力降低职业健康检查成本,在职业病危害严重岗位招募农民工,不签或签订短期合同,规避法律责任风险。政府要通过宣传教育,加强用人单位的法律意识与社会责任感,明确企业是职工职业健康保护、职业病防治的主体责任,将职业健康保护与职业病防治纳入企业经营职责范畴。现代企业要承担经济、社会、环境等方面的职责,改变片面追求经济效益的导向,将职业健康教育、职业病防治纳入企业考核要求,提出生产准入标准,设立职业健康教育、职工体检、职业病防范的常规管理机制,设立专业人员进行职业健康教育与

---

① 孙胤琳,邵华.美国突发职业危害事件应急管理介绍及对我国的启示[J].工业卫生与职业病,2014(5)。

职业病防范工作,并将这一工作列入企业的重要方面进行督察。企业应认真贯彻有关《职业病防治法》的要求,在职工中普及职业病防治的法律知识教育。

企业要加强安全管理与生产技术风险评估。一些生产中的危险物质、危险品存在极大的风险隐患,企业需要加强风险预警评估,建立生产风险预测机制,组织专业机构及技术人员,对企业生产中存在的职业风险进行检测,做好职业风险评估报告,及时预警,有效防控职业病的发生。同时,企业应加强应急能力建设,在应急机构、制度与救援方面做好保障。在职业病发生后,企业应注重第一时间的现场处置与救援响应,有效控制事态,提高企业应急处置能力,有效处置各类突发职业危害事件。

企业加强职业病的检查防治,有条件的大中型企业可以设置职业病防治诊所,或与有关职业病防治机构建立定点关系,开展职业健康体检与职业病诊断活动,有效防范职业病的发生。同时,企业在政府指导下建立规范的用工制度,定期给职工体检,扩大厂矿企业工会组织的权限,使其能对农民工职业病的诊治补偿进行干预,保障职工尤其是农民工职业病患者的法定权益。

(三) 加强职业病专业防治机构保障建设

由于 20 世纪 90 年代医改与企业改革,我国的职业病防治医疗机构数量急剧下降,大量的企业职业病医院及防治所纷纷关闭改制。社会上公立、民营医院出于经济效益考量,很少愿意做职业病防治工作,导致职业病诊断防治专科性医院很少,职工诊断就医困难,医疗费用高昂。因此,应由国家建立职业病防治尤其是尘肺病防治的专科性医院,将其作为公益性医院重点投资建设。给职业病患者的医疗、康复创造良好的环境,加强尘肺病患者的定点医疗建设,切实提高患者康复医疗水平。同时,设立尘肺病专项救助基金。尘肺病患者的治疗、康复所需资金巨大,对个人、家庭、企业都是巨大的经济负担。尤其是农民工,因病致贫现象严重,成为严重的社会问题。建立尘肺病专项治疗救助基金,由政府、企业、社会共同承担,设立规章制度,明确政府、企业缴纳标准,加强监督管理,做到专款专用。将农民工职业病防治纳入医疗保险,同时设立社会救助基金,通过社会公益募捐帮助尘肺病患者。2004 年成立的中国煤矿尘肺病防治基金会,已经募款 5 000 多万元,在救助尘肺病患者方面发挥很大的作用。

(四) 建设职业病教育网络平台

发挥媒体和社会对职业教育的监督作用。通过网络平台,加强职业卫生与职业病防治、有关政策法律、劳动者权益等方面的教育,尤其应加强企业安全生产与防范危险品污染等的教育,增强劳动者的职业健康保护意识。2005年卫生部和疾控中心印发了《宣传贯彻〈中华人民共和国职业病防治法〉农民工专题》小册子,在农民工中广泛散发,大力宣传。我国要在工矿企业设立职业病教育网络平台,开展职业健康教育活动,尤其是尘肺病防范教育。在农村开展对农民的职业病知识教育。政府主导建立职业病预防教育专业网络平台,吸纳各级疾控中心、大学及研究机构、卫生行政部门、职业病防治机构等相关技术部门的力量,以及社会组织如"大爱清尘"等,对公众进行系统的职业健康教育,普及职业病防治知识,形成全社会重视预防职业病的环境。政府应充分发挥主流媒体的权威性和新媒体的便捷性,广泛宣传职业病防治法律法规和相关标准,普及职业病危害防治知识,积极利用"职业病防治法宣传周"开展各种形式的宣传活动。政府应督促用人单位重视职业健康宣教工作,创新方式方法,提高宣传教育的针对性和实效性,推动"健康企业"建设,营造有益于职业健康的环境。

(五) 建立农民工职业病救济机制

在我国城市经济发展与城镇化过程中,农民工是重要的群体,农民工职业病的维权问题成为越来越严重的社会问题,应该引起广泛关注,政府应采取有效的政策应对。

首先,要建立农民工用工规范制度,推进职业病防治法制化建设。设立规范的用工制度保障农民工职业病患者的法定权益,明确农民工职业病维权的法律依据,对农民工职业病防治设立法律救援,对农民工职业病的预防、诊治、康复、补偿等方面的资金予以保障。政府将农民工职业病防治纳入社会发展规划,提到社会安定、民生问题的高度予以充分重视。

其次,要加强对农民工职业病知识的教育。政府应在工矿企业与社会中对农民工进行职业病教育,开展职业安全与职业健康教育,尤其是尘肺病知识防范教育;在农村乡镇医疗卫生部门开展对农民的职业病知识教育,使得农民了解职业病知识及防护措施、相关法律知识,运用法律保护自身的合法权益。

(六) 加快职业病相关科研及成果转化应用

随着新技术、新工艺、新设备和新材料的广泛应用,新的职业病危害因素不断出现,给职业病防治工作提出了新挑战。政府及企业要鼓励支持职业病防治的基础性科研工作,在重点人群和重点行业开展流行病学调查,开展职业健康损害、新发职业病危害因素和疾病负担等问题的研究,探究发病机理,为制定防治政策提供依据。国家应对职业性尘肺病、化学中毒、噪声聋、放射性疾病等防治技术,以及粉尘、化学因素等快速检测技术重点攻关;加快科技成果转化应用工作,推广以无毒代替有毒、低毒代替高毒等新技术、新工艺、新设备和新材料;加强国际合作,吸收、借鉴和推广国际先进科学技术和成功经验。

　　认真贯彻和落实《职业病防治法》的各项法律要求，做好职业病防治工作，是经济社会全面、协调、可持续发展的充分体现，是关注民生，以人为本，保护劳动者权益的重要体现。我国的经济发展是一个系统工程，必须各个方面协调推进。职业病预防与控制应充分体现以人为本的理念，地方政府与企业要处理好经济建设与职业病防治的关系，处理好经济发展与保护劳动者健康的关系。各级政府必须把职业病防治工作纳入政府的国民经济和社会发展计划，制定职业病防治规划，确保规划目标和任务的完成。总之，职业病事件的预防与处置，关系到社会安定、党与政府的政治威信，需要高度重视。只有转变观念，加强教育，有效监管，认真应对，才能切实保护劳动者的健康。

　　近年，我国政府重视职业卫生及职业病防治，指出发展不能以牺牲人的生命为代价，要树立安全发展的理念，从根本上加强职业病尤其是尘肺病的防治，加强对劳动者的职业健康保护。2016 年，《"健康中国 2030"规划纲要》颁布，明确提出要强化行业自律和监督管理职责，推动企业落实主体责任，促进职业病危害源头的治理，预防和控制职业病的发生。近年我国注重职业健康，颁布了《国家职业病防治规划（2016—2020 年）》《安全生产"十三五"规划》，修订了《职业病防治法》，牢固树立和贯彻创新、协调、绿色、开放、共享的发展理念，鼓励全社会广泛参与，有效预防和控制职业病，切实保障劳动者职业健康权益，促进经济社会持续健康发展，推进健康中国建设。

第四章 我国突发环境污染事件的应对

第一节 突发环境污染事件概述

一、突发环境污染事件及其影响

突发环境污染事件是指在短时间内大量排放污染物,对环境造成严重污染和破坏,给人身和财产造成重大损失的恶性突发事件。重大环境污染事故是指在化学品的生产、运输、储存、使用和废弃处置过程中,由于各种原因引起化学品从其包装容器、运送管道、生产和使用环节中泄漏,造成空气、水源和土壤等周围环境的污染,导致群体性中毒,严重危害或影响公众健康的事件。我国《国家突发环境事件应急预案》明确规定突发环境事件是指"突然发生,造成或者可能造成重大人员伤亡、重大财产损失和对全国或者某一地区的经济社会稳定、政治安定构成重大威胁和损害,有重大社会影响的涉及公共安全的环境事件"①,具有突发性、扩散快、危害重、应对复杂等特点。突发性是指环境污染事件发生比较突然,具体规模、态势和影响深度难以预测;扩散快是指环境事件发生后污染源会迅速蔓延,对社会造成严重破坏;应对复杂是在处理时会面对很多复杂的情势,需要多方合作。

环境污染事件包括大气污染、水污染、化学烟雾毒气污染、危险化学品污染、石油开发溢油事件等。环境污染事件按种类分为核污染事件,重点流域水环境污染事件,城市光化学烟雾污染事件,有毒化学品的泄漏、扩散污染事件(瓦斯、石油液化气、甲醇、氯化钾、氰化钠等),石油溢油事件(井喷、油轮撞击等),易燃、易爆品的爆炸燃烧事件。这些事件危害人的生命健康,

---

① 国家突发环境事件应急预案[EB/OL].[2006 - 01 - 24].http://www.gov.cn/yjgl/2006-01/24/content_170449.htm。

污染自然环境,造成很大的经济损失,影响社会安定,引发严重的公共卫生问题。

西方国家的发展表明,工业发展带来了环境污染问题,造成自然生态平衡失调,出现森林退化、温室效应、臭氧层破坏、空气污染、水土流失等问题,威胁人类生命健康。1948 年由于美国钢铁公司的生产污染,发生宾夕法尼亚州多诺拉镇烟雾事件,"事件导致 6 000 多人发病,20 余人死亡。800 只动物死亡。"[①]20 世纪 40—50 年代美国、英国都发生严重的烟雾污染事件。美国洛杉矶发生光化学烟雾事件,主要是汽车尾气与工业污染,刺激人们眼、喉、鼻,引起眼病、喉炎等,甚至死亡。1952 年伦敦烟雾事件中许多人出现胸闷、窒息等不适感,发病率和死亡率急剧增加。据英国官方的统计,在伦敦烟雾事件中丧生者达 5 000 多人。发展中国家的环境事件更加严重,1984 年 12 月印度博帕尔农药厂毒气泄漏,造成严重的惨剧,"导致 3 150 人死亡,5 万多人失明,近 8 万人残疾,15 万人受到治疗,影响人口 150 多万,1.5 万人因后遗症死亡。"[②]人类改造自然生态的活动,破坏了自然及其物种相克相生的平衡系统,导致一系列危机事件的发生,影响人类生存发展。

二、 我国环境保护与安全生产政策法规概述

我国政府重视环境问题,20 世纪 50 年代我国城市开展清洁卫生运动,发动群众,大规模清理垃圾与处理污水,改善城市的卫生面貌。1952 年 12 月政务院(现国务院)发出《关于 1953 年继续开展爱国卫生运动的指示》,成立爱国卫生运动委员会,开展爱国卫生运动,在环境卫生治理方面发挥很大作用。20 世纪 70 年代我国重视环境污染治理,1973 年召开第一次全国环境保护会议,制定《关于保护和改善环境的若干规定》,组织专家监测全国水域及大中城市的空气污染;1974 年国务院成立环境保护小组;1975 年颁布《关于环境保护的十年规划意见》印发各部门。1979 年我国公布《中华人民共和国环境保护法》,加强环境污染治理,保护居民健康。我国在 70 年代对主要江河湖海进行系统监测,对排污严重的大中型企业进行治理,在北京、天津、上海、杭州等城市制定环境污染控制规划,监测空气质量,加强大气污染治理。加强农村改水工程,五六十年代注重保护水源,改良水井,消毒饮用水,建立集中供水系统,农村逐步实现自来水化,实现饮水安全卫生。

---

①②　吴群红.突发公共卫生事件应对——现代启示录[M].北京:人民卫生出版社,2008:83;97。

改革开放以来我国经济发展中环境污染问题日趋严重,政府制定环境保护政策法规。我国重视工业"三废"(废水、废气、固废)的处理,1983年召开全国环境保护会议;1984年成立国务院环境保护委员会,作出《关于环境保护工作的决定》;1989年颁布实施《环境保护法》,提出三大政策——预防为主、防治结合、谁污染谁治理,五项制度——环境保护目标责任制、城市环境综合整治定量考核制度、排污许可证制度、污染集中制度、限期治理制度。1992年我国向联合国提交《中华人民共和国环境与发展报告》,1994年发布《21世纪议程》加强环境保护建设,1996年提出建设跨世纪绿色工程,1998年国务院批准国家生态建设规划,集中治理河湖等流域的污染。21世纪以来我国贯彻科学发展观,发展循环经济,建设节约型、环境友好型社会,颁布一系列环境保护方面的法律法规,例如:2002年颁布《清洁生产促进法》,2003年颁布《环境影响评价法》,2007年通过《节约能源法》,2007年颁布《环境信息公开办法》,2008年通过《循环经济促进法》《水污染防治法》,2009年通过《大气污染防治法》《规划环境评价影响条例》等。党的十七大、十八大、十九大提出建设生态文明,加强生态环境保护建设的战略。2014年4月我国修订审议《环境保护法》,确立了在重点生态功能区、生态环境敏感区和脆弱区等区域的生态保护红线划定制度,严重污染环境的工艺、设备和产品淘汰制度,环境污染事故应急制度,强化了环境行政管理的法律手段与法律责任。

环境污染很多是源于企业安全生产事故,因此安全生产监管非常重要。自中华人民共和国建立以来,我国政府重视安全生产管理。1954年劳动部发布了《关于进一步加强安全技术教育的决定》,指出对新工人必须进行安全教育,在考试合格后才准独立操作。1956年5月国务院颁发了"三大规程",即《工厂安全卫生规程》《建筑安装工程安全技术规程》《工人职员伤亡事故报告规程》,建立安全生产管理体制。"大跃进"时期片面追求高指标,导致安全事故数量增加,1958—1961年工矿企业事故死亡是"一五"期间的4倍。1963年国务院颁布《关于加强企业生产中安全工作的几项规定》,加强安全生产管理。"文化大革命"时期安全生产受到冲击,企业管理失控,安全事故频发。1975年我国设立国家劳动总局、劳动保护局等安全机构。改革开放初期我国成立安全生产委员会,颁布《矿山安全监察条例》《职工伤亡事故报告和处理规定》等。1982年国务院在《关于加强领导,防止企业继续发生重大伤亡事故的紧急通知》中重申加强对职工的安全教育和安全技术培训工作。1982年2月13日国务院颁发《矿山安全条例》,规定对瓦斯检查员及其他技术性较强的工人都必须进行专门技术训练,经过考试合格后,才能独立从事本职工作。90年代我国制定了一系列安全法规。1994年7月5日我国颁布《劳动法》,规定用人单位必须对劳动者进行劳动安全卫生教育,防止劳动过程中事故的发生,减少职业危害。2000 年国家煤矿安全监察局成立,各地建立办事处。2002 年我国颁布《安全生产法》,将安全生产纳入法制化轨道。党的十六大以来我国贯彻科学发展观,强调以人为本,安全生产。2003 年国务院安全委员会成立。2004 年国务院作出《关于进一步加强安全生产工作的决定》,颁布《安全生产许可证条例》。2006 年修订《煤矿安全规程》,成立国家安全生产应急救援指挥中心;国务院发布《国家突发公共事件总体应急预案》《国家生产安全事故灾难应急预案》。2007 年 6 月国家颁布实施《生产安全事故报告和调查案处理条例》,建立国家、省、市三级安全生产应急指挥中心,形成安全生产应急体系框架,建立健全安全生产监管体制。2010 年颁布《社会保险法》,将工伤保险纳入其中;国务院办公厅发出《国务院办公厅关于进一步做好农民工培训工作的指导意见》,加强对从事高危行业农民工的培训。

　　由于我国经济高速发展,经济发展中长期累积的环境风险开始凸现,工业企业生产总量、规模不断扩大,各类企业大量增多,劳动用工制度不够规范,这些都加大了地方政府安全监管的难度,安全生产形势严峻。由于我国一些地方政府忽视经济与社会、环境的协调发展,轻视安全生产的投入与管理;企业长期缺乏安全生产制度管理,不少地方违法经营,违规生产,牟取非法利益,造成环境的严重污染。煤矿、化工等企业重大事故多发,环境污染事件不断发生,造成严重的社会危害,其中的经验教训发人深思。

三、　我国环境污染事件概述

　　改革开放以来我国的环境污染事件频繁发生,严重破坏自然环境,污染空气、水源、土地、海洋等自然环境,造成极大危害,留下深刻的教训。2004 年我国环境事件发生 533 起、污染事件 175 起。2005 年国内环境事件有 650 起,其中污染事件有 186 起等。2012 年国内环境事件有 715 起,其中严重污染事件有 103 起。2013 年国内环境事件有 815 起,其中严重污染事件有 78 起,环境污染事件在不断增加[①]。具体环境污染事件统计如表 4 - 1 所示。

---

　① 数据来源:李生才,王亚军,黄平. 国内环境事件数据[J]. 安全与环境学报,2004(1—12),2005(1—12);安莹,李生才. 国内环境事件数据[J],安全与环境学报,2012(1—12),2013(1—12)。

表 4-1　2004—2016 年我国环境污染事件统计[①]　　　（单位：起）

年　份	总数量	沙尘	污染	地震	泥石流	虫害	旱灾	其他
2004	533	19	175	37	78	41	12	171
2005	650	30	186	39	93	19	25	258
2006	758	33	255	72	96	27	35	240
2007	507	40	111	88	73		21	174
2008	550	49	145	108	96		30	122
2009	679	33	115	317	102		20	92
2010	583	31	95	242	110		19	86
2011	588	28	97	245	86		22	110
2012	715	32	121	303	82		16	161
2013	815	44	91	338	118		18	206
2014	673	39	82	253	106		14	179
2015	562	34	81	224	75		15	133
2016	679	45	113	241	105		10	165

从上表可看出，随着工业化与经济的快速发展，我国环境事件在不断增多。从 2004 到 2009 年，沙尘、污染事件发生数量较多，危害比较严重。2010年以来由于政府对环境治理的力度加强，环境污染事件的数量从 2012 年到2016 年总体呈现下降趋势，但是局部大型环境污染事件时有发生，地震、沙尘与水土污染事件呈现上升趋势，需要加强环境污染事件的应急管理。

统计 2002—2008 年的突发环境污染事件，结果表明：7 年时间里中国共发生突发性环境污染事件

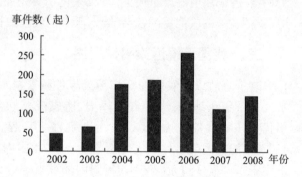

图 4-1　2002—2008 年中国突发环境污染事件

①　数据来源：李生才，王亚军，黄平. 国内环境事件数据[J]. 安全与环境学报，2004(1—12)，2005(1—12)；李生才，王亚军，黄平. 国内环境事件数据[J]. 安全与环境学报，2006(1—12)，2007(1—12)，2008(1—12)；安莹，李生才. 国内环境事件数据[J]. 安全与环境学报，2009(1—12)，2010(1—12)，2011(1—12)，2012(1—12)，2013(1—12)，2014(1—12)；李生才，安莹. 国内环境事件数据[J]. 安全与环境学报，2015(1—12)，2016(1—12)。

982 起,平均每年发生 140 起,发生概率为 40%,且呈现逐年递增态势[①]。

从柱状图可以看出,2002—2006 年突发性环境污染事件逐年增多,2004 年增长幅度最大,至 2006 年事故量最多达 255 起,发生概率为 70%。此后 2007、2008 两年污染事件发生量有所减少,主要是 2006 年 1 月国务院紧急出台的《国家突发环境事件应急预案》,提高了政府风险应急能力,也督促相关政府与企业单位加强自身安全风险管理。

环境污染事件与安全生产事故有密切关系。由于我国市场经济的快速发展,地方企业过度追逐经济利益,忽视安全生产制度的落实,地方政府安全监管机制薄弱与执法不严,惩处不力,安全生产事故不断发生,尤其是危险品毒气泄漏、爆炸事故、石油泄漏等,造成严重的环境污染与社会危害。

表 4-2　我国 2000—2014 年毒气泄漏中毒安全事故统计[②]　　（单位:例）

年份	2000	2001	2002	2003	2004	2005	2006	2007	2008
总数	102	1 325	3 588	3 319	2 593	3 101	1 793	2 335	1 732
泄漏		46	128	86	49	60	60	66	64
死亡		27	145	51	46	50	37	53	50

年份	2009	2010	2011	2012	2013	2014
总数	1 830	1 559	1 365	1 040	961	684
泄漏	80	56	56	32	37	22
死亡	48	32	46	30	37	20

由表 4-2 统计数据可见,随着 20 世纪 90 年代后期市场经济的快速发展,尤其 2000 年以来重大安全事故多发,在 2002—2005 年形成高发态势,其中矿山爆炸事故比较多且严重,化工类毒气泄漏中毒事件所占比例小,但是危害严重,引起政府与民众广泛关注。"非典"事件发生后我国重视突发事件的应急管理与预防,安全事故的数量及危害有所下降。在政府大力治理整顿下,2010 年以后我国安全生产状况有较大改善,安全事故数量不断下降。

我国注重安全生产,颁布相关安全生产条例,加强安全生产监管。1960

①　武攀峰,刘媛媛,陆炜.国内突发环境污染事件特征分析及防治对策研究[J].环境科学与管理,2010(2)。

②　李生才.国内生产安全事故统计分析[J].安全与环境学报,2000—2007(1—12);王亚军,李生才.国内生产安全事故统计分析[J].安全与环境学报,2008(1—12),2009(1—12);杨阳,李生才.国内生产安全事故统计分析[J].安全与环境学报,2010(1—12);秦建玉,李生才.国内生产安全事故统计分析[J].安全与环境学报,2011(1—12);李生才,笑蕾.国内生产安全事故统计分析[J].安全与环境学报,2012(1—12),2013(1—12),2014(1—12)。

年5月9日山西大同老白洞煤矿发生瓦斯爆炸事故,造成684人死亡,是比较严重的矿难。受"大跃进"运动的影响,大同矿务局老白洞煤矿猛增产量,超出设计能力,全矿大战,忽视科学规律,发生重大事故,造成严重灾难。政府进行紧急救援与善后抚恤处理,体现社会主义团结友爱精神①。改革开放以来随着我国经济的发展,安全生产事故不断发生,尤其是危险品毒气泄漏、爆炸事故,危害人民生命健康,造成严重的环境污染与社会危害。随着经济的快速发展,21世纪以来我国进入了环境高风险时期,各种环境污染事件层出不穷,需要政府加强应对。

近十年间我国的安全生产事故不断发生,环境污染的危害也越来越严重,已经到了急需治理的状况。1991年江西发生甲胺泄漏事件。甲胺是一种有机化合物,具有毒性,中毒可引起惊厥、抽搐后死亡。1991年9月江西上饶沙溪镇一辆装满农药原料的卡车,在行驶中发生甲胺泄漏,"造成39人死亡,其中8人当场死亡,650多人中毒,170多人住院治疗,130人在一小时内中毒,经抢救脱离危险。"②大面积土地和水塘受污染,严重破坏生态环境。2004年四川发生沱江水污染事件,四川化工公司第二化肥厂将大量高浓度氨氮废水排入沱江支流毗河,导致50万kg鱼死亡,经济损失3亿元。简阳、资中、内江停水4周,生态遭到严重破坏。2012年1~2月广西发生龙江河镉污染事件,广西河池市鸿泉立德材料厂违法排放工业污水,造成污染,严重影响市民正常生活用水,导致处于下游的柳州市民抢购矿泉水。龙江河共有133万尾鱼苗、4万kg成鱼死亡③。2013年11月22日凌晨,青岛中石化公司输油管道破裂事故,污染路面约1 000 m²,事故造成62人死亡,136人受伤,直接经济损失7亿多元④。事故原因是输油管路与排水暗渠交汇处管道被腐蚀变薄破裂,企业对管道隐患排查不彻底,造成原油泄漏。为此习近平总书记发出重要指示,政府紧急救治受害者,抚恤遇难者,依法逮捕惩处15名责任人。2015年8月12日晚23:30,天津滨海新区瑞海国际物流有限公司危险品仓库发生爆炸,造成重大危害,近万辆汽车受损,对周围环境造成严重破坏,直接

① 程美东.透视当代中国重大突发事件:1949—2005[M].北京:中共党史出版社,2008:197-205。

② 朱明学.江西上饶沙溪镇特大化学事故[J].解放军医学情报,1994(5)。

③ 《民主与法制》编辑部.2002—2012重大环境污染事件之十年纪录[J].民主与法制,2012(27)。

④ 国家安监局.山东青岛市"11·12"中石化东黄输油管道泄漏爆炸特别重大事故调查报告[EB/OL].[2014-01-13].http://www.safehoo.com/Case/Case/Blow/201401/337162.shtml.

经济损失 68.66 亿元[①]。国家领导人作重要指示,要求尽快控制和消除火情,深入搜救,全力救治伤员,确保人民生命财产安全,查明事故原因并及时公布,惩办责任人。国务院调查组认定天津爆炸案是重大生产安全责任事故,瑞海公司严重违法违规经营,是造成事故发生的主体责任单位。地方政府部门存在违法违规审批或监管不力等问题。检察机关依法对 25 名渎职和违法的犯罪嫌疑人立案侦查,并审查起诉。天津爆炸案造成环境污染,环保部门对事故区域三处入海排水口全部实施封堵,同时对现场隔离区外的雨水口、污水口、污水处理厂、海河闸口进行不间断监测,紧急治理环境,控制污染。

总之,进入 21 世纪以来我国经济发展中的环境风险不断升高,突发环境事件往往造成严重的环境污染,破坏自然生态环境,危害民众身心健康,造成群体性社会恐慌,引发社会动荡,导致巨大的经济损失,需要政府充分重视,积极采取措施进行有效的治理和防控。

第二节　2003 年重庆开县井喷事件

2003 年发生的重庆开县井喷事件是一起重大安全生产事故,事故原因是企业的相关设备陈旧,工作人员违规操作。这起事故造成重大的环境污染、群体性中毒,200 多人中毒死亡,6 万多人疏散转移,引发公共卫生问题,污染周围环境,危害极大。

一、开县井喷事件发生的背景和经过

2003 年 12 月 23 日,重庆开县发生了国内乃至世界罕见的特大井喷事故,有毒的石油天然气污染影响近邻地区 30 个村庄,9.3 万人受灾,6.5 万余人被疏散转移,受伤 2.9 万多人,243 人遇难,直接经济损失达 6 000 余万元[②]。政府进行紧急救援,积极救治,减轻了事故的影响。

安全生产与应急管理是现代企业管理的重要方面。随着我国经济的快速发展,企业为追逐利润而忽视安全生产管理,企业员工科学文化素质低,缺乏培训教育,容易违规操作造成事故。一些石油化工类企业的设施严重老化,超期使用,不及时更新,也是造成事故的重要因素。企业与地方政府对突发事故缺乏应急管理反应机制,难以及时有效地对事故进行预警防控。一些

---

① 新华社.天津港"8·12"瑞海公司危险品仓库特别重大火灾爆炸事故调查报告[EB/OL].[2016-02-05].http://china.cnr.cn/gdgg/20160205/t20160205_521350263.shtml.
② 张劲.10 万人穿越生死线——重庆开县井喷纪实[J].人民公安,2004(1).

地方政府监管力量薄弱,监管方式落后,对化工石油类等易燃易爆危险品的生产经营企业,缺乏专业性的安全风险防控管理。

我国化工油田基础设施落后,管理滞后,企业忽视安全生产,违规操作,导致在油气田开发中不断发生井喷事故。根据记载:"1988 年 8 月滨南油田发生钻井井喷事故,污染滨县大面积农田,粮食绝产,经济损失 40 余万元。1993 年 9 月 28 日,河北省石家庄市赵县华北油田发生井喷,大量硫化氢气体喷出井口,毒气扩散至 10 个乡镇 80 余个村庄,造成 7 人死亡,400 余人中毒,22 万人紧急疏散。2000 年 10 月,天津大港油田发生井喷事故,喷出的气体中混有水、泥浆、油和硫化氢,在气井上空形成雾状,对附近大气环境造成了严重污染。2003 年 9 月 15 日,利川市建南镇黄金村 4 口盐井发生天然气井喷事故,井喷现场气雾笼罩,周边约 50 m 范围内的地表植被均被熏死,数百居民被紧急疏散。2003 年 12 月 23 日,开县高桥镇晓阳村'罗家 16 号井'发生井喷事故,导致 243 人死亡,6 万多人紧急疏散,经济损失亿元。"①一系列不断发生的事故,危害民众生命健康,破坏经济的良性发展,造成严重的环境污染。

开县井喷事件主要是中石油川东钻探公司在生产中违规操作、缺乏应急管理造成的。井喷事故发生在开县高桥镇晓阳村,2003 年 12 月 23 日公司"罗家 16 号井"在钻探过程中,工人违反操作规程,致使井压无法保持平衡,井底突然发生溢流,造成井喷。按照操作规程,起钻过程每起钻 50 m 即 3 柱钻杆必须灌满钻井液 1 次,以保持井下液柱压力,防止溢流发生,但是因为钻探操作工违反操作规程,在起出 6 柱钻杆后才灌注钻井液 1 次,致使井压无法保持平衡,井底产生溢流,操作人员违章卸掉钻柱上的回压阀,造成失控,引发井喷。由于工作人员没有迅速采取应急措施,未及时点火烧掉现场的硫化氢,大量含毒气的天然气涌出,迅速扩散导致附近居民与牲畜中毒死亡,受灾面积迅速扩大。23 日 22:30 左右在无法控制井喷的情况下,钻井队开始组织撤离井口附近的居民。井队向高桥镇政府通报情况,并要求政府紧急疏散井口周围 3~5 km 的居民,6.5 万居民被疏散转移。23 时左右,四川、重庆安监部门通报开县井喷事故,重庆政府要求开县政府积极组织抢险救灾,至 24 日 16 时井口抢险套压成功,事态得到控制。中石油川东钻探公司组织人员在 27 日压井成功。27~30 日当地政府有序组织 6 万多被疏散的居民返家。

开县井喷造成严重的危害,"导致 243 人遇难,伤病诊治人员达到 32 584

---

① 徐龙君,吴江,李洪强. 重庆开县井喷事故的环境影响分析[J]. 中国安全科学学报,2005(5)。

人次,其中住院治疗及观察 2 139 人,井口附近的牲畜全部死亡。"①由于附近村民居住环境与现场太近,人员伤亡以井口周围的晓阳村和高旺村为最多,占死亡人数的 72.9%。企业没有建立迅疾的安全报警设施与应急机制,信息沟通不迅速,钻井队没有将井喷事故情况在第一时间告知当地政府及附近民众,贻误救援良机,错过了应急逃生的最佳时机。职工与附近村民缺乏安全防护知识,没有采取有效的防护措施,疏散转移比较混乱。毒气浓度高、扩散快,当地人员防备不及,发生大量人员中毒情况,导致沉痛的悲剧。

二、 开县井喷事件应对措施

开县井喷事件发生后,我党与政府高度重视,对救灾抢险作了重要指示。2003 年 12 月 25 日国务院工作组抵达重庆,督促企业与政府立即采取应对措施,当地政府成立救援抢险指挥部,控制事态,疏散群众,开展紧急救治与善后工作。

1. 组织控制井喷,进行抢险

在井喷事故发生后,石油公司缺乏应急机制,现场工作人员应急反应能力欠缺,没有及时放喷管点火,烧掉现场的硫化氢,致使大量毒气喷出扩散十几个小时,扩散范围达到半径 5 km,有毒气体浓度过高无法施救,事故进一步扩大恶化。到 24 日下午石油公司方对喷管线点火成功,降低空气中硫化氢的浓度,初步控制井喷。26 日石油公司组织实施压井,在 27 日压井成功,但已经造成重大损失。

2. 应急救援,疏散群众

由于大量毒气的扩散,严重威胁附近居民的生命安全,政府组织大量群众疏散转移。24 日上午重庆市委、市政府成立了"12·23"抢险指挥部,科学组织救灾和安置群众。抢险救灾指挥部设立前线指挥、医疗救护、后勤保障、交通控制、信息联络 5 个工作组,共动员调集干部 1.2 万余名、驻渝部队官兵 1 500 余人、医护人员 1 400 余人、民兵预备役 2 800 余人,参与抢险救援等工作。

首先,疏散转移群众,进行安置。抢险指挥部组织人员确定有毒气体的扩散方向和浓度状况,将处于以气井为中心、半径 5 km 范围内的所有群众转移。指挥部设置了 15 个集中救助点安置受灾群众,各救助点在医疗、后勤等方面组织力量,"紧急调运和发动群众捐赠 4.5 万床棉被、85 363 件衣服、152 吨大米、45.5 吨面条、30.5 吨食用油等救灾物资,保证了安置灾民有饭吃、有

---

① 陈新,张华东,陈荣光,等.开县特大井喷事件及严重后果成因与反思[J].现代预防医学,2007(12)。

衣穿、不挨饿、不受冻。"①此次事件政府共转移 6.5 万余人,规模相当大,基本保障群众的安全疏散。

其次,政府尽力做好受灾群众的搜救和安置工作。12 月 25 日地方政府组建 20 个搜救队,100 个搜救组,对井口周围 5 km 范围内逐一排查,尽最大限度救出滞留群众,对事故影响的区域实施拉网式搜救,共搜救出 900 多名群众。同时,政府组织 2 000 多人的治安队,加强对临时救济点的安全警戒,对群众转移后的灾区"空街"和"空房"巡逻,维护社会秩序。

最后,政府有序组织灾民返乡。在 27 日控制井喷后,指挥部第一步组织 5 km 以外的灾民返家,第二步组织事故重灾区灾民返家,秩序井然。政府组织有力,很快控制井喷事态蔓延,有序组织群众紧急疏散与返乡,保护了群众的生命健康,维护了社会的安定。

3. 医疗救治与卫生应急管理

井喷事件发生后政府开展紧急救援工作,卫生部门组成卫生应急指挥机构,抽调市级专家 160 余名,组成工作指导组,制定了医疗抢救、卫生监测、现场消毒、健康教育的实施方案,在安置点巡回指导应急防病工作。

首先,进行医疗救治。井喷事件发生后,政府抽调各医院医务人员到灾区救援,组织 1 400 多名医护人员进行紧急救治,设立 18 个临时急救医疗救治站,10 个巡回诊疗队,分类救治中毒人员。开县人民医院和中医院在救治危重病人方面发挥重要作用,使得大部分中毒严重人员得到及时的医疗救治,医疗救治效果显著。根据统计:"事故发生后医院累计就诊 32 584 人次,其中门诊病例 30 445 人次,住院人员 2 139 人,住院病人中危重病人 17 人,门诊、住院医疗费用达数百万到近 1 000 万元。"②由于救治及时,很多人脱离危险,恢复健康。

表 4-3　开县天然气井喷因灾就诊人员统计表③　　　（单位:人次）

医疗点	门诊人次	住院人次	小计	医疗点	门诊人次	住院人次	小计
县医院	1 935	561	2 496	中和	364	114	478
县中医院	99	196	295	三汇口	307	120	427
其余县医疗点	7	7	14	临江	263	34	297

---

① 陈新,张华东,潘仲刚,等.开县特大天然气井喷事件应急处理及评价[J].现代预防医学,2007(11)。

② 张华东,陈新,潘仲刚.开县特大井喷事件灾害损失及社会影响分析[J].现代预防医学,2007(10)。

③ 陈新,张华东,潘仲刚,等.开县特大天然气井喷事件对灾区居民健康影响[J].现代预防医学,2007(9)。

续表

医疗点	门诊人次	住院人次	小计	医疗点	门诊人次	住院人次	小计
高桥	7 141	72	7 213	正坝	635	17	652
麻柳	2 195	113	2 308	镇安	161	1	162
敦好	6 409	358	6 767	三合	278	0	278
郭家	708	143	851	竹溪	236	1	237
天和	3 058	331	3 389	巡回诊疗点	5 052	0	5 052
紫水	1 597	71	1 668	合计	30 445	2 139	32 584

其次,开展灾后卫生防疫防病工作。井喷事故造成严重的环境危害,威胁民众的正常生活,需要做好环境消毒与检测,加强灾区的食品饮水卫生、安置点环境卫生、疾病监测和健康教育工作。政府采取有效措施加强卫生安全保障,一是处理被毒气毒死的牲畜,共深埋或焚烧各类死亡畜禽 6 899 头(只),防止引起灾民食物中毒。二是进行灾区环境消毒防疫,对重灾区 5 个村和高桥场镇及 3 所学校进行消毒,累计消毒面积 268 万 m^2 [①]。三是检测空气与水环境,采集监测灾区环境、大气、地表水,确保符合安全标准。加强健康教育,应用各种形式的媒体宣传,向受害者告知灾情,及时进行中毒的预防和治疗;印发 6 万余份《灾民返乡须知》,详细告知灾民回到家里后生产生活方面的注意事项。另外,加强灾后防病与生产恢复工作。卫生部门组织 30 支防病小分队深入灾区,组织 65 名畜牧兽医人员,进入灾区开展畜禽疫病防治工作,加强肠道与呼吸道疾病监测,确保疫情报告信息畅通。

4. 善后理赔

开县井喷事故给群众造成很大的损失。灾后对群众进行理赔是政府的中心工作,理赔工作涉及面广,处理比较复杂,涉及企业、群众、政府三方的利益关系,需要及时慎重处理。政府组织成立 24 个工作组,展开缜密深入的工作,全面调查灾区 8 407 户居民因受灾造成的财产损失情况,牵涉到群众饲养的家禽、家畜,如鸡鸭、牛羊、猪、兔等。政府制定相关政策标准,理赔受灾户 4 298 户[②]。井喷事故中政府对死亡人员进行抚恤赔偿,根据统计:"死亡人员 243 名,除井队 2 名工人按工伤抚恤外,对 241 名遇难人员共赔付死亡补偿款 3 489.31 万元,抚养费 81.14 万元,参与善后处理的死亡者亲属食宿和交通等费 69.05 万,赔付总金额 3 639.5 万;律师费用 48.2 万,火葬费 36.45 万,死亡赔付

---

①② 陈新,张华东,潘仲刚,等. 开县特大天然气井喷事件应急处理及评价[J]. 现代预防医学,2007(11)。

等相关经济损失总计 3 724.15 万元。"①政府在事件处理中调运物资总价值超过 1 000 万元，各部门参与抢险人员开支接近 1 000 万元。政府积极努力对受影响的群众做较好的赔付，保障了群众的利益。

表 4-4　12.23 井喷事故部分牲畜理赔情况②

乡镇	赔款总额	猪		牛马		羊		兔	
		头	金额(万元)	头	金额(万元)	只	金额(万元)	只	金额(万元)
高桥	842.67	6 326	275.80	57	14.70	582	9.10	27 030	406.10
正坝	12.48	497	3.96	0	0	5	0.07	281	4.17
麻柳	9.59	184	2.10	0	0	8	0.12	456	6.57
天和	0.83	31	0.37	0	0	0	0	28	0.43
总计	865.57	7 038	282.23	57	14.7	595	9.29	27 795	417.27

5. 惩处事故责任人员

事故发生后，经过国务院调查小组的努力，确认此次事件为一起重大责任事故，事故原因有以下几点：第一，技术工艺存在问题，有关人员对"罗家 16 号井"的特高出气量情况估计不足，钻井工艺不成熟。第二，违章操作，钻井液灌注不符合规定，工人违章卸掉钻柱上的回压阀。第三，未能及时采取应急措施放喷管线点火，致使毒气喷出扩散，导致大量人员中毒伤亡。第四，公司安全管理制度存在漏洞，政府部门安全监管缺失。安全防范措施不到位，缺少事故应急预案，居民缺乏安全防范知识，没能正确及时地选择逃生。调查后，重庆市公安局以涉嫌重大责任事故罪对主要现场负责工程师王建东、技术员宋涛、副司钻向一明实施逮捕，他们受到法律的严惩。开县特大井喷事件警示我国要重视企业的安全管理，尤其是危险性企业需要科学选址，让群众远离危险区，加强企业与群众的风险教育，提高应对突发灾害的能力。

第三节　2004 年重庆天原化工厂氯气泄漏事件

随着我国市场化进程的加快与城市发展，目前我国工业生产中存在很多的危险因素，尤其是化工企业，化学毒气泄露往往危及民众的生命安全，带来

---

① 张华东，陈新，潘仲刚，等. 开县特大井喷事件灾害损失及社会影响分析[J]. 现代预防医学，2007(10)。

② 张华东，陈新，潘仲刚，等. 开县特大井喷事件灾害损失及社会影响分析[J]. 现代预防医学，2007(10)。

社会性的灾难,演变为重大的公共卫生事件,教训深刻。2004 年 4 月 15 日,重庆市天原化工总厂发生氯气泄漏事件,造成 9 人死亡,有 15 万名群众被疏散,产生严重的影响。

一、重庆氯气泄漏事件背景和经过

氯气是一种强烈刺激性的有毒气体,过量吸入会造成呼吸道损伤,严重中毒不仅危害健康,而且会导致死亡。氯气泄漏污染环境,威胁群众的生命安全。根据不完全统计:"我国现有氯碱厂 200 多家,每年生产氯有 300 多万 t。……在人口稠密的城市有可能发生毒气泄漏的企业,犹如悬在城市上空的'定时炸弹'。"[①]20 世纪 70 年代我国发生温州氯气爆炸事件,造成极大影响。此后我国政府对化学品生产加强监管,颁布《安全生产法》《职业病防治法》等法规,但是仍有部分企业忽视安全生产,职工违章操作,导致氯气泄漏事故发生。重庆天原化工总厂位于重庆市江北区,具有悠久的历史,创办人是民族资本家吴蕴初,1949 年后该厂被改造成为很有实力的国有企业。90年代后,该厂生产设备陈旧老化,安全管理松散,事故开始不断发生:2000 年 8月发生氯气泄漏,氯气熏倒 36 名居民;2004 年 2 月又发生氯气泄漏,导致 500多人被紧急疏散。这两起事故没有引起应有的重视。

天原化工厂氯气泄漏事故发生在 2004 年 4 月 15 日晚,工人发现冷凝器液化异常,有氯气泄漏,厂里立即进行紧急处置。16 日凌晨氯冷凝器发生局部爆炸,氯气弥漫,工厂立即组织疏散群众 3 万多人。工厂紧急组织对氯气罐进行排氯,因为违规操作,16 日下午氯气罐发生爆炸,造成在场的 9 人死亡,3人受伤,氯气泄露严重。消防人员紧急灭火,医务人员进行搜救工作,政府迅速疏散群众 15 万多人。

事故发生的原因有几个方面:事故的直接技术原因是氯冷凝器被腐蚀穿孔,导致含有铵的氯化钙盐水进入液氯系统,产生了爆炸物三氯化氮。三氯化氮爆炸的直接原因是其浓度达到爆炸程度以及启动氯气处理设置时产生的振动。事故的间接原因是多方面的:首先是日常设备安全管理不到位。天原化工厂的生产设备大多陈旧老化,检验管理不规范。天原化工厂在氯气生产中,没有进行设备的检修与更新,没有制定安全操作规程和教育职工严格遵守规程。其次是生产安全责任落实不到位。工厂缺乏安全生产责任意识,天原化工厂和重庆化工集团签订了相关责任书,但并没有履行到位,在具体的生产操作过程中,工人违规操作,导致爆炸。另外工厂对技术存在不合理的规定,缺乏对三氯化氮的认识研究,在生产以及排险过程中技术不到位。

---

① 　胡训军,王莹.几种氯气泄漏事故的现场应急处置[J].环境与职业医学,2008(2)。

二、重庆氯气泄漏事件处理举措

重庆开原化工厂氯气泄漏事件发生后,中央领导对事故处理与善后工作作出重要指示,要求做好抢险救灾工作。国家安监局领导亲临现场,并抽调北京、上海、自贡8名专家到现场指导抢险。重庆市启动实施应急处置预案,成立抢险指挥部,建立专家组,采取应急措施开展抢险救援。

1. 工厂采取紧急技术措施

2004年4月16日7时左右重庆消防总队出动200余名消防官兵和17辆消防车前往现场。指挥部决定开启耗氯生产装置。15时57分,现场人员对4号、5号、6号氯气罐进行排氯,由于违规操作,发生爆炸,造成在场的领导9人死亡,3人受伤,死者大多是一线指挥人员。指挥部经过周密论证,19日决定用军队武器销毁储气罐,派"消防总队160多人负责控制氯气泄漏,解放军住渝某部进行目标射击,动用部分高射机枪、火箭炮等武器,经过6个多小时紧张爆破,清除储气罐"①,军民努力排险,销毁危险污染源。

2. 政府紧急组织群众疏散

2004年4月16日中午氯气泄漏,抢险指挥部疏散群众3万多人。下午氯气罐爆炸后,氯气弥漫,消防人员迅速组织大批人员疏散,到傍晚对市区化工厂周围1 000 m内15万居民进行紧急疏散,行动迅速,保护了群众的生命安全。天原厂所在江北区出动5 000多人,车辆600台次疏散群众,数百名穿着不同制服的人防专业队员对群众进行疏散安置,主要安置在附近学校、影院、体育场,同时调集帐篷、水与食品等。

3. 进行医疗救护与环境监测

事故发生后医护人员对伤亡人员进行救护,并展开现场搜救活动。医护人员竭尽全力抢救伤员,设立医疗点及时护理伤者,并组织运送遇难者,将遇难者遗体运离事故现场。同时,环保监测部门设立5个监测点,监测空气质量。消防人员喷射水幕以稀释氯气,协助事故的处理,一直到4月18日事故险情解除。

4. 及时进行事件的信息报道

为迅速及时报道事件情况,新华社重庆分社派记者到事故现场,将事故发生及抢险情况及时发到总部,保证中央及社会公众在第一时间了解事故情况。新华社"启动应急报道机制,各部门与事故发生现场保持不间断联系,实行滚动发稿,展开全方位的信息收集与发送,部署广泛、严密、高效的信息监

---

① 荆波.重大事故回放:重庆天原化工总厂"4·15"氯气泄漏爆炸事故[J].现代班组,2007(11).

测网络,始终掌握话语权,有效发挥舆论导向作用"①。新华社的事故报道被世界几大通讯社转载,为避免网络谣言与境外的负面新闻报道渲染,发挥重要的舆论作用。全国各大媒体纷纷报道事故处理情况,根据不完全统计,"各类媒体编发文稿 200 余篇,图片 300 余幅,电视新闻专题 100 余条。"②媒体正面引导,及时发布最新消息,满足公众知情权,使得抢险疏散工作得到群众的理解支持而有序进行。

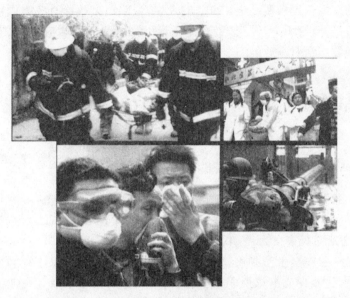

图 4-1　天原化工厂氯气泄漏事故抢险现场③

5.调查追究事故责任

事故发生后重庆市纪委、监察局对事故有关责任人分别给予处分,对相关责任人进行处理;对负有主要领导责任的某控股集团公司董事长党内警告处分,撤销对事故发生负有主要领导责任的化工厂厂长职务;给予对事故发生负有直接责任的天原化工总厂动力分厂代理副主任撤销职务处分;给予重庆化工节能计量压力容器检测所检测科科长撤销科长职务处分;给予对事故发生负有重要领导责任的重庆化工节能计量压力容器检测所副所长行政记大过处分等。天原厂氯气泄漏事件,反映我国改革开放中企业安全事故管理

①　李永文.60 小时坚守重庆氯气泄漏事故一线[J].中国记者,2004(5)。

②　邵强,潘兆瑞.一场漂亮的宣传战役——重庆天原化工厂氯气泄漏抢险报道回顾[J].新闻导刊,2004(3)。

③　秦新安.氯气泄漏背后的城市困局[J].新闻周刊,2004(15)。

的问题,值得我们深刻反思。

天原厂事故主要原因是企业生产安全管理混乱,责任落实不到位;工人缺乏安全生产教育培训,安全生产意识与技能严重不足。安全责任意识是一切的根本。氯气生产中的设备问题是安全隐患的重要影响因素,设备老化往往引发安全事故,因此要加强生产设备检测检修,及时淘汰老旧设备,改进设备的管理。另外企业应制定安全操作规程,教育职工严格遵守规程;建立氯气中毒的应急救援预案。化工事故的发生,说明地方政府有关方面对安全生产认识不足、监管不力,缺乏"责任重于泰山"的责任意识,应贯彻《安全生产法》,必须要加强对企业的安全生产管理与监督。

第四节　我国环境污染事件的原因及应对分析

一、我国环境污染事件的影响因素分析

近年我国的环境污染事件不断增加,危害也越来越严重,已经到了急需治理的状况。重大环境事件发生的原因主要有以下几个方面:

1. 企业忽视安全生产,缺乏对环境风险的评估

一是企业安全生产制度措施难以落实。一些企业为追逐利润违规违法组织生产,为减少成本忽视职工安全防护,极容易发生事故。企业缺乏安全管理与安全设施,职工违规操作现象严重。企业主为谋取高额利润,擅自使用没有安全保障的工地,尤其是煤矿瓦斯爆炸事故,很多是煤矿主违规生产,没有采取安全保障措施所导致。二是我国工业基础薄弱,投入不足制约安全生产。很多企业工艺落后,设备老化,没有及时更新,违规违法生产导致发生安全事故。一些危险的工业设施处在繁华闹市区,企业规划在发展中忽视居民安全,增加安全事故危害因素。三是高危性企业没有对企业有毒有害、易燃易爆等物质泄漏进行环境风险预测评估。重庆开县悲剧发生后包括国内各家媒体强烈呼吁,必须尽快建立起国家级的特大安全生产事故预警机制和应急反应救援体系。

2. 地方政府缺乏有效监管

一是政府安全监管的力量投入不足,基层安全监管力量薄弱。我国县级以下基层人力物力匮乏,地方政府出于发展经济需要,疏于对企业的安全监管,导致部分企业违规生产,造成很多安全事故。二是地方政府监管执法力度严重不足,监管机制不完善。部分地方政府没有将常规化的安全监管落到实处,陷入"事故——整顿——事故"的怪圈。三是地方政府与企业没有开展

有效的环境风险管理及教育,制定环境风险防范预警的措施。

3. 安全生产法律不完善

我国原有法律对生产安全事故惩处力度不足,企业违法成本不高。2002年出台的《安全生产法》对事故责任人的惩处比较轻,如对造成死亡几十人甚至上百人的安全事故的直接责任者,根据刑法第133、134条最高只判处七年徒刑,而且罚款的力度也比较小,《安全生产法》规定行政罚款的最高额是20万元,起不到震慑作用。2006年通过的《刑法修正案六》,就对《刑法》当中第133、134条进行了修改,提高了对生产安全事故罪的量刑幅度,由过去的最高七年,修改为五年以上,上不封顶,增加了一款瞒报事故罪。我国2007年颁布的《生产安全事故报告和调查处理条例》(以下简称《条例》)第37、38条规定,对于特别重大安全事故,责任单位处罚罚款为200万～500万元,单位主要负责人罚款年收入的80%。2011年9月国家安全监管总局修改《条例》,对发生严重事故的责任单位处罚罚款为300万～500万元,加大惩处力度。但在具体执行过程当中,落实得不到位。

4. 安全科技水平不高

我国安全技术标准与规范比较滞后,对于危险品的存贮与抢险缺乏专业技术规范,一些化学工业园区缺乏安全规划与审查,技术规程缺乏严格的规定与执行,操作违规现象严重,事故发生后缺乏科学应急措施,形成危险源,往往造成安全事故。2003年重庆开县"12·13"特大井喷事故,就是在事故发生后18小时才点火,造成硫化氢大面积扩散,大量人员伤亡。化工行业的从业人员素质水平不高,很多是农民工,缺乏安全教育培训,容易违规作业,造成事故。

5. 职工安全意识薄弱

随着中国城镇化、工业化的发展,大量农民工成为产业工人,进入了一些高危行业。我国有1.3亿农民工从事高危的行业,3 000万建筑大军当中80%是农民工;而煤炭行业550万工人中,有一半是农民工。企业对农民工的培训不够。他们上岗作业缺乏培训,文化水平不高,从事危险性、风险性比较大的工作,导致一些事故的发生。

在我国,不同时期发生的重大安全事故,原因也有所不同。改革开放前发生的重大安全事故,与特殊时期的国家政策有密切关系,如20世纪60年代山西大同老白洞煤矿矿难,就是由"大跃进"时期大炼钢铁,急躁冒进,不切实际超量生产煤炭,忽视科学规律,超出生产条件与工人的能力导致的。改革开放后的安全事故很多是由经济因素导致的,企业为谋利不顾安全冒险生产,地方政府为取得发展政绩忽视安全监管,加剧安全事故的风险。2000年以来国家发展高技术,化工业有很大发展,易燃易爆危险品的生产存储的风险性增大。

二、 我国重大环境事件的应对措施分析

我国政府对突发安全事故的应对措施,主要体现在紧急救援抢险、全力救治受害者、调查事故原因并依法惩办责任人、整顿企业安全生产、治理环境等方面。领导层面对事故的处理重视程度不断提高,事件处理的法制化、规范化在不断深化。

(一) 采取科学化的紧急抢险

政府与企业一般都在安全事故发生后进行全力抢险救援,但是不同时期的抢险方法、措施不同。改革开放前我国对安全事故的处理缺乏科学性,组织人海大战,如 20 世纪 60 年代山西大同老白洞矿难发生后,指挥人员判断失误进行返风操作,将浓烟吹进工作面,导致很多工人被熏倒而遇难。改革开放后我国在事件处理中更加注重科学,建立应急管理体系,快速反应处置;建立统一指挥的机构,调集大量资源力量;加强对事态发展的监测;组织专家组,加强技术力量,进行有效防控处理;并加强对周边受污染环境的治理整顿。国家实施安全科技发展,并将其列入国家中长期科技发展纲要。加快安全科技重大项目、重大课题研究攻关,如煤炭瓦斯重大事故预防,危险化学品重大事故灾难的预警、防治与救援,重大突发事件应急技术等。研发先进技术装备,为治理安全隐患与安全技术改造提供技术支持。

(二) 加强对受害者的救治与抚恤

在安全事故发生后,救人至上成为处理事件的宗旨。我国 20 世纪 60 年代山西大同老白洞矿难中,全国动员紧急救援。矿务局制定抚恤安置办法,给死难者家属发基本生活费,帮助家属解决困难,免除矿工家属房费、孩子学杂费。在改革开放后发生的安全事故中,政府与社会加强对受害者的救治与抚恤工作,体现以人为本的宗旨。2003 年重庆开县井喷事故发生后,政府组织 18 个医疗救护站,及时救治伤员,体现积极救助的原则,发挥很大作用。

(三) 依法严厉惩处事故责任人

改革开放前我国在安全事件处理上从政治出发,在山西大同老白洞矿难中开展反事故抓敌人运动,牵连很多人,不少干部群众无端被批判、撤换。改革开放以后在重大安全事故的应对处置中,国家注重以法制与科学规范进行整顿处理,在惩处事故责任人员方面,主要从法律、行政方面依法惩办,如 2003 年重庆开县"12·13"井喷事故中对责任人依法逮捕,经过法院审理对事故责任人判处 3 到 6 年徒刑。依法惩办,依法整顿,加强科学规范管理,反映时代的进步和发展。党的十八大以来我国加强生态文明建设,更加注重生态

环境的保护。2015年我国颁布《党政领导干部生态环境损害责任追究办法》，对破坏环境的追责处罚更加严厉、规范。此办法在加强安全监管，提高监管效果方面起到很大作用。

(四) 加强环境事件应急法规的建设

我国贯彻科学发展观，加强党对安全工作的领导。2004年国务院作出《关于进一步加强安全生产的决定》，明确安全生产管理的奋斗目标。党的十六届五中全会提出清洁发展、节约发展、安全发展理念，把"安全发展"作为重要理念纳入国民经济发展建设的规划战略。我国加强安全法制建设，加大法律惩处力度，对《矿山安全法》《煤炭法》《刑法》等都进行了相关修订。近年我国颁布《突发事件应对法》《放射性污染防治法》《大气污染防治行动计划》等，加强突发环境事件的应急管理。同时加强安全教育建设，提高全民安全素质。

三、 环境污染事件的经验和启示

(一) 环境污染事件的处理经验

1. 以人为本，安全至上

突发环境事件中，广大民众是受害者，生命健康受到威胁，正常的生活生产受到影响。党与政府本着以人为本的原则，不惜一切代价救援、疏散民众，调集大批的人力物力进行搜救、治疗，安置民众生活，保障大多数民众的健康利益。这种以人为本、生命至上的理念，贯穿在突发事件的处置中，赢得民众的支持，体现党与政府的公信力。安全生产事故直接导致群众身心受害，环境被污染，政府形象受损，企业损失严重。因此企业发展的思维观念应转变，将"安全至上、以人为本"作为发展的根本理念，以安全生产事故为教训，树立"安全第一、生命至上"的经营理念。地方政府应加强对企业安全生产的管理与监管。目前在我国由于历史原因很多污染严重的企业一直设在城市主城区，威胁人民群众的生命安全。地方政府与企业应积极推进高危工厂的搬迁与转移，保障城区环境与群众生命财产的安全。

2. 政府较强的社会调度能力

环境污染事件涉及面广、影响范围大，具有很大的社会危害。在环境事件中政府紧急调动社会资源，疏散群众，进行抢险防控，反映出政府较强的社会调控能力。政府建立统一指挥部调动各个部门，组织各种力量进行抢险救援，体现社会主义集中力量的优越性。重庆开县井喷事故发生后，政府迅速反应，立即成立抢险指挥部，调集大量人力物力，很快疏散转移6万多人，并设置安置点为灾民提供食宿。这体现了我国政府在"非典"事件后较强大的社会调度能力。

3. 应急团结协作的救援机制

突发事故的发生,具有很大的危害性、突然性,需要社会各个方面的应急合作、协调处理。因此建立统一的指挥机构,加强各部门的信息沟通与协作,协调各方面配合做好应急救援工作非常重要。在 2004 年重庆氯气泄漏事故中,15 万人需紧急疏散转移,企业、政府与军队通力合作,各方协调,使得抢险与救援疏散有序进行。备用救灾物资帐篷、棉被不够用,市政府从部队调集大量战备物资满足需求。市政府与重庆部队密切合作,成为军民应急协作的典范。

4. 应急信息报道公开畅通

突发事件的信息及时公开,对于事件处理非常重要。"非典"以后我国政府对于突发事件信息报道的观念发生变化,突发事件的信息报道开始公开化。如 2004 年重庆氯气泄露事件,在救援中信息保持畅通,新华社、中央电视台、重庆地方媒体等全程进行报道,使得民众及时了解事故发生处理的情况。及时透明的信息报道,使得政府掌握事件处理的主动权。

(二) 环境污染事件处理的启示

工业化发展和生态环境保护之间存在着一定的矛盾,需要正确认识经济发展与环境保护的关系。随着工业现代化的发展,经济结构正在调整,生态文明得到重视,要实现绿色经济发展目标的转变,促进经济建设和环境生态的良性互动发展。

1. 树立生态环境系统整体发展的观念

20 世纪整体论兴起,认为任何生物都与环境构成不可分的关系,生态系统之间构成整体的关系,互相依存、相互制衡,其中任何环节的缺失都会造成严重后果,影响系统的运行发展。因此树立生态系统发展观念是现代工业企业经营的重要理念,要把工业发展与自然环境保护相协调,深刻反思我们的生产方式、生活方式及行为方式,实现全面可持续发展。目前,环境污染是我国企业粗放式发展造成的严重问题,已经使我们付出沉重代价,要从战略的高度看清长远利益,必须转变以往发展方式和发展观念,要树立整体发展观,加强循环经济、绿色经济的发展,实现经济与人、社会、自然环境的协调发展。

2. 改革安全监管应急模式

我国安全生产事故的发生,重要原因是企业与地方政府的安全管理、安全监管意识薄弱,采用运动式的监管治理模式,事前疏于监管,事后大肆处理,形成"疏防——事故——治理"的循环怪圈。如何走出这种治理模式的怪圈?建立科学监管制度,改革安全监管模式,将基层常规的安全监管作为重要的职责考核,注重企业基层常规安全教育培训与操作监管,并严格执行、实施到位。

为加强对安全事故的处理与环境保护,环保部与安监局建立联动应急机制。2009 年 12 月 18 日两部门签署了《环境保护部 国家安全生产监督管理总局关于建立应急联动工作机制的协议》,旨在通过两部门的信息互通,有效防范生产安全事故诱发次生环境事故的发生,通过加强技术交流,充分发挥双方应急队伍在技术、装备和经验上的优势,有效地整合应急资源,形成良性互动,提高工作效率。结合各地实际,建立省、市、县级环境保护和安全监管部门应急联动工作机制,深化合作的具体措施和工作内容,有效防范、解决安全事故。

我国应借鉴国外环境事件应急处理的经验。美国应急模式以法律、政策为基础,以州与联邦应急机构为组织,构成应急管理体系,形成"法律授权,行政首长领导、中央协调、地方负责"的应急处理模式。美国在 1980 年通过的《综合环境反应、赔偿和责任法》规定,美国总统对于危险物质泄漏的治理负主要责任,授权总统在紧急情况下采取与国家应急计划一致的必要的应急措施;联邦环保局的应急反应中心作出快速反应,提供信息支持与方案的选择。我国环境事件的应急机制可以采取中央政府与地方政府的协议制度,中央统一领导,地方负责,社会支持,协调各方关系,以法律的形式使突发事件中的物质、人力与信息技术等得到保障。

3. 完善事故应急救助机制

我国针对重大突发公共卫生事件的应急救助机制和体系还不完善,各方协作与资源调度能力有待提高。要借鉴国外先进的技术方法,国外对于重大卫生事件应急救助有专门的立法。美国《综合环境反应、赔偿和责任法》规定两种措施,一是"清除",清除泄漏的危险物质的行动;二是"救助",包括对泄漏地点采取的存储、保护、销毁等措施,防止危险物质进入环境,保护人们的健康福利。因此环境事件发生后,除抢险控制事态,救济受影响人群外,要建立专门的机构进行环境监控,防止危险物质泄漏到更大范围环境之中。企业要建立安全应急救援系统,宣传防灾知识,避免造成重大伤亡及环境危害。

4. 建立突发事件的法规体系

重大环境污染事件的发生在一定程度上就是企业对法律的不重视,缺乏法律意识。鉴于突发事件对于环境的严重破坏性,要设立专门法律法规,进行专项立法规范保护,要严格执法,将不法行为消除在萌芽状态。2007 年环保部出台《环境信息公开办法》、2010 年颁布《上市公司环境信息披露指南》,要求企业向公众披露相关环境信息,这有利于社会了解企业周围环境情况,督促企业承担责任。2010 年 9 月我国颁发《突发环境事件应急预案管理暂行办法》。2010 年 7 月制定《企业事业单位突发环境事件应急预案备案管理办法(试行)》《环境保护部环境应急专家管理办法》,2010 年 12 月实施《环境保护部突发环境事件信息报告情况通报办法(试行)》等,2014 年 12 月颁布《国家突发环境事件应急预案》。

5. 加强科学规划与民主决策

城市发展中经济与民生、效益与污染的矛盾往往成为发展的困局,不能急功近利地追求短期效益,要从发展的长远眼光解决问题。重庆开县井喷、天原厂氯气泄漏等一系列事故的发生,对城市发展是严重的警示。在城市化过程中,城市发展规划要处理好产业经济发展与民众生命健康保障、自然环境保护三者的关系,依法严格解决城市高污染、高风险企业的存在和发展问题。群众生命与环境保护应当放在城市建设规划的重要地位。

十八大以来我国政府高度重视安全生产,党中央、国务院把安全生产与环境保护作为战略布局的重要内容来推进。习近平总书记、李克强总理作出一系列重要指示,增强红线意识、建立健全责任体系、强化企业主体责任、构建长效机制,为安全发展谋篇布局,明确了安全生产工作的努力方向。党的十八大报告提出要加强企业安全生产基础建设,从组织体系、制度体系、宣传教育体系、事故隐患排查处理体系、防范与救援体系、责任体系、考核体系、服务体系、安全技术管理体系、管理质量体系等十个方面进行建设,落实各级政府与企业的主体责任,采用有针对性、时效性的监管方式、工作机制、政策保障等,实现依法治理。

我国加大环境治理的力度,加强环境立法。2014 年 6 月 9 日,国务院办公厅印发《推进长江危险化学品运输安全保障体系建设工作方案》。2014 年 8 月 31 日,第十二届全国人大常委会第十次会议表决通过了全国人大常委会关于修改《安全生产法》的决定。2013 年环境保护部颁布《突发环境事件应急处置阶段污染损害评估工作程序规定》。2014 年我国修订《环境保护法》,明确规定生态保护红线划定制度,以及环境污染责任的追究,加大法律与行政处罚力度。2015 年我国政府颁布实施修订的《大气污染防治法》,制定《生态文明体制改革总体方案》以及《党政领导干部生态环境损害责任追究办法》,明确对于生态环境破坏的追责,加强对生态环境的系统保护。

近年在社会发展过程中,环境污染事件时有发生,造成严重影响,更加凸显环境事件应急防范治理的重要性。2014 年 8 月江苏昆山中荣金属制品有限公司爆发"8·2"特别重大爆炸事故,是特别重大铝粉尘爆炸,当天造成 75 人死亡、185 人受伤。事故发生后 30 日报告,共有 97 人死亡、163 人受伤,直接经济损失 3.51 亿元。8 月 2 日习近平、李克强对事故作出重要指示。事后企业董事长总经理被刑拘,涉嫌犯罪的 18 名责任人被移送司法机关,对其他 35 名责任人给予党纪、政纪处分。

近年我国大部分地区受雾霾影响严重,多地被雾霾笼罩,空气污染指数不断攀升,中东部地区连续发生多次中度、重度、极重度雾霾天气。2015—2017年,由于气候变暖及建设粉尘等因素影响,我国从东北到西北,从华北到华中地区,都出现了大范围的严重污染。雾霾会侵入人体,引起呼吸、心血管、血液、生殖等系统的疾病,诸如咽喉炎、肺气肿、哮喘、鼻炎、支气管炎等炎症,还会诱发肺癌、心肌缺血等。雾霾还会造成大量的交通事故。雾霾的源头多种多样,比如汽车尾气、工业排放、建筑扬尘、垃圾焚烧,甚至火山喷发等等,雾霾天气通常是由多种污染源混合作用形成。我国政府颁布相关法律,加强大气污染的防治。2015年制定《大气污染防治法》《大气污染防治行动计划2013—2017》《环境空气质量标准》;制定地方性的治理法规,如《北京市大气污染防治条例》《四川省灰霾污染防治实施方案》等,规定环境污染的具体标准,强调综合治理,减少大气污染物的排放。

　　2017年党的十九大报告对环境治理有更明确的阐述,提出要着力解决突出的环境问题,坚持全民共治、源头防治,持续实施大气污染防治行动。加快水污染防治,强化土壤污染管控和修复。提高污染排放标准,强化排污者责任,健全环保信用评价体系,构建以政府为主导、企业为主体、社会组织和公众共同参与的环境治理体系。党与国家领导人围绕生态文明建设和环境保护,提出一系列新理念、新思想,形成了科学系统的生态文明建设战略思想。

第五章 我国自然灾害事件防疫及应对

第一节 我国自然灾害以及应急管理

一、 我国的自然灾害及其影响

自然灾害与人类历史相伴发展,并对人类社会发生重大影响,如地震、洪水、台风、火山爆发、泥石流等,会造成人民的生命财产损失,引发多种疾病流行,威胁民众的生命健康,引起社会动荡。我国地理环境复杂,气候多变,自然灾害发生频繁。中华人民共和国建立以来政府高度重视灾后的卫生防疫工作,灾害中的医疗防疫救助活动很有成效。

自然灾害容易引发各种疾病流行。洪涝灾害后造成水质严重污染,蚊虫密集,容易引起流行性出血热、钩端螺旋体病、疟疾、乙型脑炎、肠道传染病和血吸虫病等传染性疾病的流行。干旱灾害打破生态平衡,容易发生蝗灾、饥荒,水源地如遭到带病毒的家畜、啮齿动物等的污染,容易引起细菌性痢疾、伤寒、流行性脑脊髓膜炎、百日咳、麻疹、斑疹伤寒等传染病。台风时期气温变化无常,温差较大,很容易导致疾病发生,如呼吸道疾病和心脑血管疾病。冰雹常给农作物和人身安全带来严重危害,突降的冰雹可使气温骤降,引发心肌梗死、心脏衰竭、高血压等心血管病。冷冻灾害包括寒潮、冻雨等,寒潮带来的强烈降温,可诱发冠心病、心肌梗死、心绞痛、高血压等心脑血管疾病和感冒、哮喘、气管炎等呼吸道疾病。冬季雪灾造成极其寒冷的环境,人们容易发生严重的冻伤。

沙尘暴是严重的自然灾害,它不仅能淹没农场、草厂,影响交通运输,还严重危害人们的身体健康。沙尘暴发生时大量的颗粒物被扬起,这些浮尘进入人的呼吸道和肺部,会引起急性和慢性支气管炎、哮喘、肺炎,甚至肺癌等呼吸道和心血管疾病,严重威胁人们的生命安全。

浓雾对人的健康有重大危害,容易导致呼吸道疾病、心脑血管疾病、眼结膜炎及过敏性疾病的产生。20 世纪 50 年代伦敦大雾,造成很大的损失。"1952 年 12 月 5—8 日,英国伦敦被浓雾覆盖,由燃煤产生的烟雾不断积聚,4 天中死亡人数较常年同期多 4 000 人,支气管炎、冠心病、肺结核和心脏衰弱死亡的人分别为前一周的 9.3 倍、2.4 倍、5.5 倍和 2.3 倍。"[①]由于环境被破坏以及工业污染等因素,我国目前雾霾严重,PM2.5 是灰霾的元凶,会造成空气污染,视觉障碍,危害人体健康,导致呼吸道疾病。著名呼吸道疾病专家钟南山指出雾霾危害甚于"非典"。2011 年到 2014 年,我国城市灰霾严重,空气污染令人心惊。2013 年亚洲开发银行与清华大学发布《迈向环境可持续的未来——中华人民共和国国家环境分析》,报告显示世界上污染最严重的 10 个城市中有 7 个在中国,我国 500 个城市中,达到世界卫生组织推荐标准的城市不到 1%。由于粗放型工业化发展,霾都在中国越来越多,未来中国城市治理雾霾前景不容乐观。

地震是严重的自然灾害,能引起火灾、水灾、房屋倒塌、有毒气体泄漏、细菌及放射性物质扩散,还可能造成海啸、山体滑坡、崩塌等次生灾害。地震灾害造成环境污染,水源污染,疫病流行,大量人员伤亡,大面积房屋倒塌,民众生活困难。为防止出现疫情,地震后的救灾防疫工作非常重要。

二、 我国的救灾应急措施

自然灾害是人类共同面对的问题,各国都重视灾害的应急管理,纷纷提高灾害管理水平。中华人民共和国成立以后,我国发生很多重大灾情,党与政府高度重视防灾救灾,采取救灾措施,保证人民生命健康与正常的生产生活秩序,积累了丰富的经验。

(一) 灾害应急管理政策法规概述

应急管理是对意外事件进行管理和控制,针对重特大灾害事件提出应急处置方案,进行有效的管理和控制。在救灾工作中,政府建立灾害管理协调组织,制定相关的政策规划。1989 年 4 月我国成立国家减灾委员会,1998 年国务院批准《中华人民共和国减灾规划(1998—2010 年)》,2004 年 9 月国家减灾委员会办公室发布《广泛开展减灾进社区活动的通知》,大力加强灾害救援工作,提高灾害救援管理水平。

政府在灾害管理中进行制度化、规范化建设,颁布大量的法规条例指导工作。洪涝灾害方面:1988 年制定《防洪法》《防洪规则》《防汛条例》等,各级

---

① 陆亚龙,肖功建.气象灾害及其防御[M].北京:气象出版社,2001:118。

政府成立防汛指挥机构,在紧急汛期阶段进行防灾工作。气象方面:1999年全国人大制定《气象法》。2001年8月全国人大通过《防沙治沙法》,要求气象部门加强对沙尘暴天气的监测预报,减少沙尘危害。此外还制定《防雷减灾管理办法》《人工影响气象安全管理规定》等。地震灾害方面:1996年国务院制定《破坏性地震应急条例》,对地震应急机构、应急预案作具体规定。1997年制定《防震减灾法》《地震灾情速报规定》《地震应急检查工作制度》等。森林火灾应急方面:国务院1988年颁布《森林法》,1993年制定《草原法》,并制定《草原防火条例》《森林防火条例》,明确组织责任、火灾的应急措施。2010年政府颁布《自然灾害救助条例》,2011年10月修订颁布《国家自然灾害救助应急预案》,2016年又作重要修订,加强对自然灾害事件的应急管理。

(二)灾害的应急管理体系

建立科学防灾的应急管理体系,对于防灾救灾具有重要意义。主要有以下几个方面:

1. 建立灾害应急管理机构

灾害应急管理机构,包括应急核心机构。该机构主要负责制定应急方案,分析灾情,组织救援,协调各部门工作,调动全国资源积极应对灾害。另外还包括决策咨询参谋机构。这一机构由具备专业知识技能的专家组成,提供灾害救助决策方案的咨询。灾害应急管理需要专业知识较强的科学管理工作,咨询机构里具有专业知识的科学家调查、分析、研究灾害,进行灾害预警工作;灾害发生后他们可以帮助制定应急计划,做好重要的科学咨询参谋工作,为灾害救助决策提供建议,提高决策科学性、合理性。

2. 建立灾害应急管理信息系统

信息是应急管理的重要方面。在救灾应急管理中,灾情信息及救援信息对于救灾具有重要作用。灾害信息包括灾情信息、救援信息、人员信息、技术信息等。因此,准确获得信息资料,并及时准确传递到灾害应急决策中心,在灾害救助中发挥关键作用。新闻媒体在报道灾情、事态发展、救灾措施、救灾工作进展、灾民安顿、重建家园、恢复生产等方面,发挥巨大作用。在灾民应急管理宣传中,政府应注重媒体宣传的预案以及宣传报道的内容导向,促进灾害应急救援工作的顺利进行。

(三)主要灾害的应急管理

我国自然灾害比较频繁,地震、洪水等都是主要自然灾害,加强灾后应急管理尤为重要。

1. 地震灾害的应急管理

地震是严重灾害,应急管理比较复杂。地震发生后,政府应组织相关部门在第一时间抢救生命,在震后 4 小时内有效抢救被埋群众,以人民生命为本;组织救灾物资储备,号召全社会援助灾区,解决灾民的生活问题;加强卫生防疫工作;建立地震灾害信息系统,及时发布地震灾害及救援信息;组织新闻媒体进行宣传报道,引导舆论,发扬人道主义精神,对灾民进行救助服务。

2. 洪涝、干旱灾害应急管理

我国江河湖海分布广阔,洪涝、干旱灾害频繁。国家建立了防汛抗旱总指挥部,统一部署救灾应急工作。各级政府制定抵御洪涝、干旱灾害的救灾预案,建立高效统一的抗灾救灾工作指挥机制,统一调度、协调组织、反应灵敏、分级作战。各级政府设立防汛抗旱救灾机构,加强灾后防病防疫工作。同时发挥科技的作用,运用科技在预测、预警、灾害评估方面的重要作用,为防灾提供及时有效的科技服务,加强应急管理能力的建设。

3. 灾后公共卫生事件的应急管理

灾害后公共卫生问题频繁发生,如传染病疫情、食物中毒等。我国建立突发公共卫生事件应急管理体系,设立信息反应机构、应急管理机构,颁布《突发公共卫生事件应急条例》《国家突发公共卫生事件应急预案》等法律法规,及时发布灾后疫情,做好灾后公共卫生事件的应急工作。如北京市制定《北京市突发食品安全事件应急预案》,明确应急响应工作内容,提高全社会的防控意识,确保民众安全。

三、 自然灾害重大事件概述

我国从 20 世纪 50 年代以来,不断发生自然灾害,如地震、洪水、旱灾、台风等。比较重大的事件主要有:"1956 年,浙江象山遭受台风袭击,风力强大,风速 65 m/s,是中华人民共和国成立以来登陆较强的风力。1991 年长江、东北发生洪水灾害。1998 年长江流域发生大洪水,出现大洪峰,洪灾严重,影响10 个省区,1 581.3 万公顷农作物受灾,直接经济损失 2 104 亿元,是历史罕见灾害,造成严重后果。"[①]地震、洪水的发生频率高、危害大。中华人民共和国建立以来,发生多次破坏性的地震,造成极大损失。根据统计:"1950 年 8月西藏察隅发生 8.5 级地震,死亡 4 000 人;1966 年 3 月,河北邢台发生 7.2级地震,死亡 8 064 人;1970 年 1 月云南通海发生 7.7 级地震;1974 年 5 月云南永善发生 7.1 级地震,死亡 1 541 人;1975 年 2 月辽宁海城发生 7.3 级地震,死亡 1 382 人;1976 年 7 月 28 日河北唐山 7.8 级地震,死亡 24.2 万人;1988 年云南澜沧江发生 7.6 级地震,死亡 743 人;1996 年 2 月云南丽江发生

---

① 玉梅英. 中国救灾工作概论[M]. 北京:北京大学出版社,2008:36 - 37.

7级地震,死亡309人;2008年四川汶川发生8级地震,死亡8万多人。"①2010年4月青海玉树藏族自治州发生7.1级地震,2 698人遇难。2013年4月四川雅安芦山县发生7.0级地震,196人死亡。其他灾害如:"1993年5月5日发生在甘肃武威地区的强沙尘暴,致使87人死亡,31人失踪,直接经济损失约6亿元。"②自然灾害造成严重的损失,政府需要加强灾后的卫生防疫工作,保护人民生命安全。我国政府建立科学的灾后应急管理机制,加强各级疾病控制中心的防疫建设,重视灾后的卫生防疫工作,加强灾后的环境治理,保障经济社会可持续发展。

第二节　1976年唐山大地震防疫应对

历史上,大灾和瘟疫往往紧密相连。流行性传染病是严重地震后产生的重要灾害,为了避免"大灾之后有大疫"的悲剧,在自然灾害发生以后,开展卫生防疫工作,成为抗震救灾过程中的一项重要任务。1976年我国唐山大地震造成大量人员伤亡,地震发生以后,中共中央迅速行动,建立相关救灾机构,加强对防疫工作的领导,采取了大规模喷洒消毒药水、迅速提供清洁水源和清运人畜尸体等办法,预防瘟疫的暴发。

一、唐山大地震震后疫情概况

1976年7月28日凌晨3时,唐山市发生7.8级的强烈地震,造成巨大的灾难,具有近百年历史的重工业城市唐山市,在瞬间变成一堆废墟。唐山大地震造成了巨大的人员伤亡,根据灾后不完全统计:"在地震中死亡24.24万人,重伤16.46万人,截瘫者3 817人,失去父母的孤儿4 204人,轻伤但仍需治疗者为36万人。"③唐山地震后城区90%的房屋倒塌,生活设施被破坏,卫生防疫体系陷入瘫痪。唐山地震后连降暴雨,连续的高温天气使环境恶化,唐山面临严重的卫生防疫问题。由于正处于盛夏,地震后环境卫生恶劣,人畜尸体迅速腐败,粪便、灰尘、垃圾杂物堆积成山,苍蝇蚊虫滋生,水源被污染,容易引发瘟疫及流行性传染病,卫生防疫处理不当会引发严重灾难。

---

① 钱钢.唐山大地震[M].北京:当代中国出版社,2010:248-249。
② 黄荣辉,张庆云,阮水根,等.我国气象灾害的预测预警与科学防灾减灾对策[M].北京:气象出版社,2005:57。
③ 金磊.中国城市安全警告:专家对中国城市综合减灾的忠告[M].北京:中国城市出版社,2004:82。

地震使唐山市水、电供应中断,道路堵塞,垃圾遍地。市区群众只能饮用游泳池的水、澡堂水和矿井坑水,这些水不符合卫生标准,受到严重污染,极易引发疾病。灾区人们在恶劣环境条件下生活,抵抗力下降,许多传染病患者因缺乏条件,没有被严格隔离,发病后与救援人员和灾区人们生活在一起,加速疾病的传播。地震3天后,灾区就出现了大量的肠炎、痢疾患者。唐山市人员患病率达10%～20%,农村患病率为20%～30%[1]。到8月出现肠炎、痢疾发病高峰,市区发病率高达10%～30%,发病户数占总户数的66%。震后7月底到8月底细菌性痢疾发病率为9.22%～18.60%,而近年同期发病率仅为0.13%～1.10%;伤寒发病率大于0.143%,而近年同期发病小于0.029%[2]。唐山地震后,由于天气炎热,灾区肠道、消化道疾病流行。各地医疗队到唐山救治灾民,组织大量的药品送到灾区。唐山灾民排着长长的就诊队伍,领取医疗队分发的黄连素(小檗碱)与痢特灵(呋喃唑酮)等药品。唐山救灾部队5个支队8月到9月菌痢、肠炎发病调查如表5-1所示。

表5-1　唐山救灾5个支队菌痢、肠炎发病调查[3]

部　队	菌　痢		肠　炎	
	发病例数(人)	发病率(%)	发病例数(人)	发病率(%)
甲	478	73.34	225	33.58
乙	164	26.45	10	1.61
丙	470	78.50	139	23.16
丁	343	85.50	136	34.00
戊	36	15.56	64	27.78

表5-1情况说明,传染性疾病发展的3个环节:传染源(病原体)、传播途径、易感者都具备。为了防止发生重大疫情,解放军以及各地各级部门按照抗震救灾指挥部的要求,调集了5万多件防疫器械,400多t防疫药品,31台消毒水车,组成1 200多人的防疫队赶赴震区[4]。

二、唐山大地震震后卫生防疫举措及成效

唐山地震震级大,危害空前严重,没有国际救援,也无经验借鉴,能够做

① 河北地震局.唐山抗震救灾决策纪实[M].北京:地震出版社,2000:120。
② 邹其嘉,王子平,陈非比,等.唐山地震灾区社会恢复与社会问题研究[M].北京:地震出版社,1997:64。
③ 邓铁涛.中国防疫史[M].南宁:广西科学技术出版社,2006:634。
④ 邓铁涛.中国防疫史[M].南宁:广西科学技术出版社,2006:633。

到灾后无大疫,与我国政府的有力领导和采取的正确紧急措施有密切关系。

(一)成立防疫工作领导机构

唐山地区发生大地震的消息迅速传到北京。我国立即成立从中央到地方的防疫领导机构,制定防疫工作方案,组织防疫队在灾区开展有效的防疫工作。中共中央成立中央抗震救灾指挥部,中央政府还要求有关部门成立支援唐山指挥部,主要负责地震灾害救助。河北省成立河北省唐山抗震救灾前线指挥部(简称"省前指"),设立办公室、防疫组、医疗组、材料供应、交通运输和其他机构。河北省召开救灾工作会议,成立唐山市抗震救灾指挥部。中央提出要稳定群众情绪,把灾害减轻到最低程度,加强对防疫工作的领导。

唐山地震后不久,痢疾、肠炎等传染病迅速传播,引起河北省政府的高度重视。河北省唐山抗震救灾指挥部于 1976 年 8 月 2 日召开了防疫紧急会议,明确要求采取紧急措施,控制肠炎、痢疾等传染病。面对可能暴发的疫情,河北省卫生局发出《关于加强灾区防病治病工作的紧急通知》,对灾区疾病的预防和治疗工作作出要求,指出地震灾区的饮食和环境问题很严重,痢疾、肠炎等肠道传染病已发生和流行,要注意灾区的饮食和环境卫生。救灾医疗队全力救治伤员,动员灾区人民要做好防病治病工作,"进行饮水消毒,修建简易厕所,加强对粪便管理,采取有效措施消灭蚊蝇,加强疫情报告,做好传染病的预防与控制,要大力采用土、单、验方防病治病。各级卫生防疫机构人员作好技术、医学、设备的准备,支持灾区的疾病防治工作。"①

为进一步指导、督促卫生防疫工作,1976 年 8 月 9 日卫生部发出《加强灾区防病工作的紧急通知》,要求卫生部门要认真贯彻"预防为主"的原则,一方面积极治疗受伤人员,同时加强卫生防疫工作。政府动员组织救援人员迅速深埋尸体,清除垃圾、污物和蚊蝇,尽快改变灾区的环境卫生状况,教育群众"不要吃生冷和腐烂的食物,加强饮用水的消毒和垃圾管理,掌握疫情报告,实施各种健康预防措施,抓紧防治痢疾、肠炎、乙脑等灾区存在的传染病,控制其流行蔓延"②,广泛发动群众,清理环境卫生。

为加强对防疫工作的统一领导,8 月 3 日河北"省前指"成立了唐山防疫领导小组,组织力量连夜拟出《防疫工作计划》,制定具体方案,并召开了全区第一次防疫工作紧急会议。贯彻"预防为主"的原则,采取综合措施,把传染病消灭在萌芽状态。要求建立各级防疫组织,制定防疫计划。"省前指"请求中央派一支强大的防疫队来灾区,承担消毒、杀菌、灭蚊蝇等任务,并紧急调

---

① 河北地震局.唐山抗震救灾决策纪实[M].北京:地震出版社,2000:121-122。
② 刘丽普.赴难:大灾之后大疫无踪[N].燕赵都市报,2006-07-22。

运一批防疫器械和药品到唐山开展防疫工作。

为加强唐山地震后的防疫工作,抗震救灾指挥部调集全国力量支援唐山。上海、辽宁、黑龙江、广东、江西、甘肃、宁夏等 7 个省、市自治区,都组成卫生防疫队伍赶往唐山。8 月 5 日前后江西防疫队 123 人、甘肃 120 人、黑龙江 121 人、辽宁 141 人、宁夏 76 人、广东 100 人、上海 15 人、卫生部 25 人、河北省 526 人,共 1 247 人赶到灾区[①]。同时,各地陆续运到防疫器械 5 万多件、防疫药品 400 多 t、疫苗 100 多万份[②]。政府有组织的领导,使得防疫灭病工作在唐山灾区很快有效开展。

(二) 防疫工作措施及其成效

根据唐山抗震救灾指挥部防疫领导小组的部署,以解放军为主力的各方人员开展了一系列的卫生防疫工作,取得了很大成效。

第一,开展大规模杀虫灭菌工作。政府加强灾后消毒灭杀工作,采用飞机、喷洒车、喷洒器进行消杀。灾后唐山地区各种传染病,特别是肠炎和痢疾发病人数显著上升。为抑制疫情,唐山市和区、县使用化学消防洒水车 31 台、各种喷雾器 1 900 多架、小型家用灭蚊蝇喷子 50 000 具、消毒药 240 t、杀虫药 176 t,广泛开展地面杀虫消毒活动。上万名工作人员,身背各种喷雾器,对蚊蝇滋生地进行反复喷药处理。1976 年 8 月 5 日国务院抗震救灾办公室调用 4 架灭虫飞机赶往灾区,于 8 月 9 日、16 日、23 日和 9 月 5 日(每次二三日),先后 4 次到唐山市及郊区喷洒药物。其中"常规喷洒飞机作业 95 架次,喷洒面积 25 000 亩;飞机超低容量喷洒作业 46 架次,喷洒面积 399 000 亩。据唐山市路南区复兴路的 10 个点观测,喷药后 24 小时,苍蝇密度比喷药前平均下降 84%,有的下降 95%,灭蚊效果也很显著"[③]。并对城乡 67 万人进行防疫注射,彻底控制了疫情。1977 年 1 月至 7 月,唐山地区各种传染病发病率比震前同期下降 70%以上[④]。

除杀灭蚊蝇外,政府还注意清理环境,消除蝇蚊。在应急防疫期间,北京军区防疫组"制作防蝇罩 1 300 多个,兴建储水池 1 100 多个,污水坑 1 800 多个,临时厕所 1 300 多个,除杂草 100 多万 m^2,清除垃圾 1 万多 t"[⑤],有效控制病菌的蔓延。

---

① 孙志中.1976 年唐山大地震[M].石家庄:河北人民出版社,1999:233。

② 河北地震局.唐山抗震救灾决策纪实[M].北京:地震出版社,2000:122。

③ 刘恢先.唐山大地震震害:三[M].北京:地震出版社,1986:530。

④ 夏明方,康沛竹.20 世纪中国灾变图史:下[M].福州:福建教育出版社,2001:113 - 114。

⑤ 王中山.唐山地震防疫灭病对策综述[J].灾害学,1987(4)。

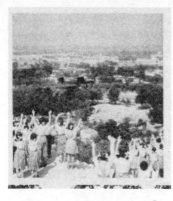

图 5-1　飞机在灾区洒药[①]

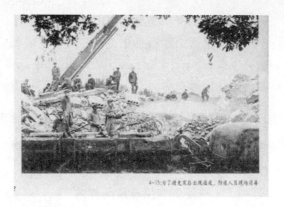

图 5-2　防疫人员在消毒[②]

第二,及时处理人畜尸体,进行消毒深埋处理。唐山地震震亡 24 万多人,大量牲畜、动物死尸,如不及时处理,势必加剧环境污染,疫病流行,灾情扩大。政府组织人员科学分析防疫问题,选择合适的尸体掩埋方式,直接把尸体运到指定地点深 1 m 的清洗池,对人员和工具进行消毒,实现防疫灭病效果。唐山市抗震救灾指挥部设立清尸防疫处,开展宣传,使人们了解清尸防疫的做法和重要意义。解放军承担清理尸体任务,他们从废墟中扒出 10 多万具尸体,按照民间习俗进行深埋土葬。并进行严格消毒,主要对现场、墓地、道路进行消毒,喷洒高浓度的漂白粉、除臭剂。为了尽快完成任务,政府组织了 2 000 多名民兵组成专业队伍清理尸体,清理尸体分三个步骤进行:第一步是清理距离水源、自来水管和主要住宅区 100 m 以内的尸体,并埋在离市区 5 km 以外的地区;第二步是将离市区较近,在交通要道附近的尸体集体埋葬,用石灰消毒,深埋;第三步是对仍未清理出来的尸体全部挖出。至 12 月唐山市和其他受影响的县共"土埋有 190 710 具尸体,基本都经过了标准化处理。唐山市共迁出 5.241 万具尸体,分别埋入 8 个公墓。对埋在津唐和唐青公路两侧约 1.2 万具尸体,进行添土加固"[③]。

清理尸体工作相当艰苦,一位参加清尸工作的民兵回忆:"地震后的半月余,我参加了清尸工作,我们 10 人一组,成为'清尸小分队'。当时的任务是每人每天至少清理 3 具尸体,全小队日清尸均在七八十具,超额完成任务。指挥部每天发给我们两瓶白酒或果酒,用来消毒壮胆⋯⋯在越胜村用推土机挖了两个比篮球场还大,足有 3 层楼深的万人公墓,掩埋着灾民们的父兄姐妹。在

①②　夏明方,康沛竹.20 世纪中国灾变图史:下[M].福州:福建教育出版社,2001:112。

③　河北地震局.唐山抗震救灾决策纪实[M].北京:地震出版社,2000:128。

万人公墓,每天都要运进许多尸骨,一层层地撒上白石灰和喷洒消毒水……我曾看见许多部队的指战员在清尸,就连文工团的女战士也投入清尸工作……我们当时的想法就是尽量做到一尸一袋,保全整尸,虽然费些事儿,但是我们总觉得这样做心里踏实,也是对死者和家属的一种安慰。"[①]为了彻底消除隐患,防疫人员组成 13 个小分队,进行防疫消毒工作。1976 年政府组织清尸防疫研究组,从细菌、病毒、生化、土壤等方面对灾区进行研究,认为不会传染疾病,消除了群众的疑虑。由于清尸工作顺利完成,整个冬天唐山灾区没有传染性疾病的流行,防疫工作取得很大的成就。

第三,保护水源,进行消毒,提供清洁饮用水。能否提供清洁的饮用水,直接关系到能否控制疫情。地震使唐山市的 38 座水源井的泵房倒塌了 22 座,供水管道处于瘫痪状态,整个城市的供水中断。相关部门对灾区饮用水进行检验发现,细菌总数"超过国家饮水标准 1.4 万倍,其中大肠杆菌超过国家标准 200 倍"[②]。地震后的最初几天,人们依靠池塘、地下洞穴、游泳池和一些土井水来生存。为了解决饮用水问题,唐山市抗震救灾指挥部采取一些紧急措施:把储备池饮用水供应给附近的群众;组织全国各地的消防车、油罐车运输水,固定供应到户;利用城市填补井的压力,对周边铺设辅助软管,形成大量的临时供水点。唐山市附近各县还发动群众,用汽车、马车、水柜等所有可用的工具,不分白天和黑夜对城市供水。通过上述措施,灾区人民的饮用水问题得到解决。

政府组织抢修水源,加强饮用水消毒。各医疗队、防疫队到灾区进行保护水源和饮用水消毒工作,对饮用水主要用明矾、硫酸铝、氯化铝等澄清,用漂白粉消毒。灾区散发 500 万片饮用水消毒片,部队出动车辆 600 多台运水,供应缺水地区[③]。1977 年政府组织人员对灾区的 6 万多口饮水井进行消毒,为各地、县举办饮用水消毒培训班,为每村培训饮用水消毒员。

第四,清运垃圾,并开展预防免疫接种。在 1977 年春,唐山市及各县开展群众性爱国卫生运动,整修垃圾池、厕所,大力改善环境卫生。人们迅速地把易腐物品掩埋、焚烧。例如当时的冷冻仓库是一个重要的病菌滋生地,大量肉类在高温天气下急剧腐烂。为彻底清理积压腐肉,政府组织人力对冷库进

---

① 刘艺文. 我参加清尸工作[C]//唐山市政协文史资料委员会. 唐山大地震百人亲历记. 北京:社会科学文献出版社,1995:509 - 512。

② 《唐山地震始末》编写组. 瞬间与十年——唐山地震始末[M]. 北京:地震出版社,1986:187。

③ 朱克文. 全面的综合卫生支援——中国人民解放军的救灾卫生保障[J]. 灾害学,1988(1)。

行了爆破,并将腐肉深度掩埋。

保护易感人群是卫生防疫的重要环节。党和政府通过对疫情态势的判断,以防治痢疾为重点,对易感人群进行应急免疫,增强人群抵抗力。国务院紧急调运伤寒三、四、五联菌苗 80 万份,乙脑菌苗 20 万份,在唐山市区、丰南县等重灾区进行接种。到 1977 夏天,"700 万人口的唐山地区,接种各种各样的疫苗 1 500 万份,有效地控制了疫病的发生和传播"[1]。对已患肠炎、痢疾的病人,进行积极的治疗。政府于 1976 年免费卜发大量药品,1977 年又免费下发 55 万份的痢速宁、25 万份的痢特灵等药物,并广泛发动群众采集中草药马齿苋、杨树花等,起到很大的防疫作用。1977 年唐山菌痢发病人数比正常年份少 9.64%,[2]使得唐山市度过传染病暴发期。医疗卫生部门对患者进行隔离治疗,控制疾病传染源,堵塞疾病的传播渠道。

唐山地震发生后,虽然当时卫生防疫条件较差,但是在党和政府领导下,经过各方面的努力,到 1976 年 8 月底唐山市控制住了灾区主要流行性疾病肠炎和痢疾的蔓延,唐山震后的防疫灭病工作取得了巨大成功,实现了大灾之后无大疫的预期目的。由于卫生防疫体系与卫生科技水平较低,以及缺乏应对大规模震后卫生防疫的经验,这次卫生防疫也存在不足之处,如过度灭杀消毒,造成环境污染。

第三节　2008 年汶川大地震防疫应对

在地震灾害应急管理中,公共卫生应急防疫工作尤其重要。2008 年我国四川汶川发生 8 级大地震,高效的医疗救援与应急防疫,对于保障灾区的救灾与灾民的生活发挥重要作用。

一、 汶川大地震震后疫情概况

2008 年 5 月 12 日,我国西南汶川县暴发 8 级地震,这是 1949 年以来破坏力最大的地震。汶川地震后灾害严重,引发了大量的崩塌、滑坡、泥石流、堰塞湖等次生灾害。地震后疫情形势严峻,为保障人民生命安全,中国共产党领导并组织了大规模的卫生防疫工作。

汶川地震造成严重灾害,根据统计:"灾区总面积约达 50 万 km^2,其中重灾区面积约 13 万 km^2。涉及四川、甘肃、陕西、云南等 10 个省区市 417 个县

---

① 孙志中.1976 年唐山大地震[M].石家庄:河北人民出版社,1999:239。

② 王中山.唐山地震防疫灭病对策综述[J].灾害学,1987(4)。

(市、区)、4 667 个乡(镇)、48 810 个村庄。地震造成的受灾人口达 4 625 万,截至 2008 年 9 月 25 日,汶川地震已确认有 69 227 名同胞遇难、374 643 人受伤、17 923 名同胞失踪,需要紧急转移安置的受灾群众达到 1 510 万人。"[①]直接经济损失 8 000 多亿元。地震造成道路中断,交通、水电等基础设施损毁,地质灾害多发,疫情一触即发。主要体现在以下几个方面:

1. 居住、生活环境恶劣

震后初期灾民挤在露天避难场所,人口密度大,环境卫生条件恶劣。地震后灾区垃圾运输与排污系统被破坏,蚊蝇滋生,虫鼠繁衍,造成疾病流行。以四川理县为例,该县全境基本属于山区,平坦空地极少,县城除原有建筑占地外,"剩余面积总共不到 3 万 m^2,实际安置的人口超过 12 000 人,最拥挤的棚户室内人均拥有面积不足 1 m^2。"[②]安置居民区每天产生大量垃圾、污水和粪便,形成新的污染源,严重威胁着安置人群的身体健康。另外,重灾后的灾区群众遭受巨大精神创伤,营养和休息都得不到保证,人的免疫能力显著下降。这种情况下,传染病极易在人群之间迅速传播。

2. 饮用水与食物污染

地震严重破坏供水设施,造成严重的饮水饮食卫生问题。一些灾区群众被迫就近饮用各种不卫生的水,如池塘水、河水等,很容易感染肠道传染病。此外,地震后很多食物被掩埋,灾区食物供应困难,食品短缺;食品储藏时间过长,造成污染霉变,一些灾区群众食用过期、被污染过的食物等,往往引发食源性疾病。

3. 不利的气候条件

地震发生在炎热的季节,白天气温经常达到 30 摄氏度,多雨、潮湿。在这种气候条件下,病菌繁殖速度快,食品中的致病微生物更容易繁殖,饮用水中的病菌数量增加。此外,大量地震遇难者的遗体和死去动物的尸体腐败速度加快,容易形成新的污染源。高温导致人群体能和营养消耗增大,对传染性疾病的抵抗力显著下降。

4. 卫生疾病控制系统遭到破坏

地震使震区医疗卫生系统被摧毁殆尽,传染病网络直报系统瘫痪,常规免疫接种工作无法开展,公共卫生服务中断,大批灾民得不到及时救治,加大了疾病流行的危险和防疫的难度。汶川地震后环境与水污染,病菌繁殖,极易造成流行疾病的发生与传播,地震后的卫生防疫工作至关重要。

[①]　胡锦涛. 在全国抗震救灾总结表彰大会上的讲话[N]. 人民日报,2008 - 10 - 09。

[②]　卞永桥,刘勇,许汝福,等. 汶川大地震后理县建立卫生防疫综合管理片区的做法与经验[J]. 第三军医大学学报,2009(1)。

二、 汶川大地震震后卫生防疫举措及成效

面对一触即发的疫情,中国共产党及其领导的各级政府以对人民生命和健康高度负责的精神,快速反应,加强对卫生防疫工作的领导,并作了精心的部署,开展了有效的防疫工作。

(一)党与政府加强对防疫工作的领导

中国共产党始终视人民生命高于一切,坚持以人为本的原则。从 2003 年"非典"事件后,我国建立从国家到地方的公共卫生应急体系,具备较高的应急技术水平。2008 年 5 月 12 日,胡锦涛召开中央政治局常委会会议,部署抗震救灾事务,成立全国抗震救灾总指挥部,建立卫生防疫组。各省、市(州)、县的抗震救灾指挥部也都设有卫生防疫方面的部门。这表明党和政府始终把地震后的卫生防疫工作作为一项重要任务来抓。

地震发生当天,温家宝总理立即赶赴灾区,他作出 4 条重要工作部署,其中一条就是要搞好防疫工作。5 月 17 日胡锦涛来到汶川县察看受灾情况,要求相关部门认真做好卫生防疫工作,严防灾后疾病流行。2008 年 5 月 19 日,温家宝主持召开国务会议,要求调集医疗救治、卫生防疫和医药器械等物资,为救灾提供坚实保障,要全力做好灾区防疫工作。5 月 23 日,温家宝主持召开会议,部署卫生防疫工作,重点指出,要有充足的防疫技术人员,保证防疫药品的供应,切断污染源,保证饮水和食品安全。

国家相关部委加强对卫生防疫工作的协调统一领导。地震当天深夜,卫生部立即调集中国疾病预防控制中心的卫生防疫队赶赴四川,指导卫生防疫工作。此外,民政部和公安部、卫生部联合制定紧急地震后受害者的尸体的处理意见,对尸体和卫生防疫提出了明确的要求;农业部进行灾区动物疫病预防,拨款购买消毒药品、设备器械、疫苗,编制《地震灾后动物疫病防控宣传挂图》等宣传资料,全力防控灾区动物疫情。

四川省"5·12"抗震救灾指挥部对防疫工作作出了具体部署。防疫人员坚持专群结合、进村入户、不留死角原则;深入每个村每一户,全面排查,加强监测,发现情况立即报告,消除疫病隐患;对进出灾区的所有车辆都进行严格消毒,一辆也不能漏过。四川省"5·12"抗震救灾指挥部将卫生防疫工作迅速覆盖到各个乡村,掌握疫情,及时应对。

根据中央和四川省省委的部署,四川省卫生厅对卫生防病工作实行早安排、早部署、早行动的方针。地震后的第 2 天,四川省卫生部门成立灾病防治领导小组,落实每个层次的责任,提出每个区在灾难后加强卫生防疫工作的要求。地震后的第 3 天,卫生部门出动 5 996 人次全面开展疾病控制和卫生

防疫工作,覆盖 11 个重灾县[①]。卫生部门针对地震后的实际情况,制定防病防疫技术文件。四川省卫生厅把工作重点落实到灾后卫生防疫上。疾病预防与控制组派出专业团队开展卫生防疫工作,快速实现卫生防疫全覆盖。

为全面作好防疫工作,政府根据灾区实际情况,迅速制定长期防疫规划,使得防疫工作全面有序开展。卫生部制定《抗震救灾卫生防疫工作方案》,在疫情监测、食品卫生、饮水卫生、环境卫生、尸体处理等方面作出详细方案;四川省卫生厅制定《省地震灾后应急预案》《省关于地震灾区重大传染病疫情应急处理预案》等 4 项应急预案,培训相关人员,有效防控肠道、虫媒传染病。在中共中央政府的领导下,在全国积极支援下,四川依托省到乡村的 5 级防疫机制,形成部门协调,上下联动,群众有力、有序、有效的卫生防疫和控制系统,推动了灾区卫生防疫工作的有效开展。

(二) 制定防疫工作"三个保障"的策略

地震后党和政府坚持科学防疫、依法防疫原则,制定防疫工作"三个保障"的策略,要求对防疫人员、组织、用品提供切实全面的保障。

1. 卫生防疫组织的保障

震后在灾区的防疫队伍来自各个部门,多头指挥,各自行动,不能有效满足灾区卫生防疫的需求。针对以上问题,为了有效地发挥人员和物资作用,党和政府充分集中力量,组织做好工作。主要体现在三个方面:

一是整合防疫力量,形成统一指挥管理体系。在四川灾区实现中央和地方、军队以及不同层次之间防疫力量有机整合,形成一个统一指挥管理体系,以利于灾区防疫工作的开展。例如中国人民解放军军事医学科学院卫生学环境医学研究所的防疫队伍在水磨镇执行防疫任务时,面临着与多支军地医疗、防疫救援队协调工作的困难,为此建立防疫协作机制,"防疫队伍建立工作协调例会制度,将现场各支防疫力量整合,划分责任区,确定工作重点。很好地完成灾后医疗救援与防疫工作。"[②]防疫队圆满完成了医疗救护和卫生防疫救援任务。

二是建立落实责任制。四川省委、省政府要求各级党委和政府加强组织保障,落实卫生防疫工作责任制,确保到村的目标和任务落实。各级政府对四川汶川震后的防疫工作落实责任到不同的地方,"每一个县,每一个乡,实施农村卫生防疫工作;举办防疫消杀培训班,培训基层卫生防疫骨干,掌握卫

---

① 吴先萍,方刚,唐雪峰,等.汶川地震灾后四川省的卫生防病工作(2008.5.12～8.12)[J].中国循证医学杂志,2008(10)。

② 刘超.汶川地震灾害卫生防疫实践及启示[J].解放军预防医学杂志,2009(2)。

生防疫基本知识和技能,深入群众有效防疫。"①当地基层卫生防疫骨干掌握必要的卫生防疫知识和技术,在群众中起带头和骨干作用。

三是发挥群众的力量。由于受灾面积大而且分散,只有把广大灾区群众的积极性调动起来,才有可能取得疫情斗争的胜利。为此各地注意组织当地防疫人员参加防疫工作,受灾最严重的村庄均设有卫生防疫工作者。根据记载:"全市 4 个灾区共聘请卫生防疫员 1 305 人,每人每月补贴 600 元。除此之外,成都还在每个村的村民中挑选 3 至 5 人,这些人都经过培训,专门针对重点场所进行消杀。"②防疫工作者对于各灾区开展深入的卫生防疫工作发挥重要作用。

2. 卫生防疫人员的保障

地震后中央要求,防疫专业人员必须全部覆盖到整个灾区,卫生防疫不留死角、不留空白,实现村级全覆盖。四川及全国各地迅速向灾区派遣专业的防疫人员,在地震后很长时间内,汶川云集全国大量防疫人员,"在整个灾区从事卫生防疫的专业人员有 16 000 多人,包括 7 000 多名卫生防疫的专家"③,有公共卫生防疫人员,还有多名中科院院士等权威防疫专家。截至2008 年 6 月初,实现了卫生防疫人员的全覆盖,县、乡、村已经都有专业的卫生防疫人员在指导防疫工作,对灾区民众的生命健康是重要保障。

在全覆盖的基础上,为提高防疫科学性,卫生部在 11 个受灾最严重的县,都派驻卫生部门官员,配备疾病预防和控制的专家,安排蹲点人员,指导灾区防疫工作。四川本省的防疫人员肩负起疫情监测、灾区基本情况等重要信息收集上报的重要工作。

3. 卫生防疫用品的保障

防疫要有充足的物资保障,全国调集卫生防疫用品到灾区。灾区的卫生防疫用品主要分三大类,一是用于消毒、杀虫的药;二是卫生防疫疫苗,如甲型肝炎疫苗、狂犬病疫苗、乙脑疫苗等;三是灾区群众和救灾人员必需的健康用品。

我国卫生防疫用品的库存较为充裕,需尽快把防疫用品运送到灾区。国家食品药品监督管理总局派出工作组,协调四川救灾急需防疫药品器械等工

---

① 凌寒.确保大灾之后无大疫——卫生部新闻发言人毛群安谈震灾之后的防疫工作[N].中国医药导报,2008 - 06 - 05。

② 姜明.为生命护航:确保大灾之后无大疫——四川震后防疫阻击战全记录[N].四川日报,2008 - 08 - 15。

③ 吴先萍,方刚,唐雪峰,等.汶川地震灾后四川省的卫生防病工作(2008.5.12~8.12)[J].中国循证医学杂志,2008(10)。

作。卫生部门全力以赴加快相关物资运输。根据统计："从5月19日起,卫生部每天向灾区增派70万人份疫苗、45 t消杀药品和200台喷雾器等。"①在物资投放过程中,发扬团结互助的精神,抗震救灾人员克服灾区交通极其不便的困难,通过空投、人力等办法,把这些防疫用品迅速运送到灾区一线。除极个别地区因交通不便,绝大部分灾区所需防疫用品的供应都得到比较充分的保障。

(三) 有针对性地开展重点防疫工作

为高效推进防疫工作,党和政府根据实际情况,制定防疫工作方案与预案,有针对性地确定了5个方面的工作重点,分别是加强疫情监测和报告、保证饮用水安全和食品安全、处理环境问题、开展群体性免疫接种、大力开展卫生宣传教育等。

1. 恢复和加强疫情监测和报告工作

疾病监测是疫情控制的首要途径。在突发事件发生时,实时、准确的疫情信息传递对于卫生防疫工作的开展至关重要。在汶川大地震之前,我国已初步建立起遍及全国的疫情监测和报告体系,由于汶川大地震造成交通和通信中断,为了有针对性地开展防疫工作,必须尽快恢复疫情监测和报告体系。

当地卫生防疫组织的疫情监测系统在地震中被严重破坏,外援医疗和防疫救援队担负起了最初疫情监测的任务。例如江苏疾控防疫大队进入四川建立信息管理网络和工作机制,各分队建立疾病控制工作网络,设立信息报告制度②。灾区党组织和政府要求当地卫生防疫组织尽快恢复工作,加强疫情监测。如绵阳市疾控中心专门成立了信息组,收集、整理、报送、反馈了大量防疫信息,为灾后有针对性的防疫工作作出了重要贡献③。根据当时的实际情况,各卫生防疫组织抓住大部分常见疫情的最初表现,如呼吸道症候群、消化道症候群、发热症候群和皮肤异常症候群,主要监测这些项目既能够充分掌握灾区疫情,又简单易行,降低了工作量。

在疫情报告方式方面,由于原有设施受损严重,无法恢复网络直报,各地采取一些补救办法:卫生部向灾区紧急发放手机560部,用于疫情报告,辅以通过填卡或电话方式报告等。5月22日,卫生部、中国疾病预防控制中心为汶川、理县、茂县3个县配备了疫情手机86部,在重灾区建立了传染病症状监测手机报告系统,覆盖3个县医疗卫生机构和居民安置点,5月28日正式启

---

① 郭晓宇,李娜."大灾之后无大疫"法治给我们信心[N].法制日报,2008-05-22。

② 何恩奇.从汶川抗震防疫看疾控领导的危机应变力[J].中国公共卫生管理,2009 (3)。

③ 段晋超,郭洪菊.汶川地震灾后绵阳卫生防疫信息报送存在的问题及对策探讨 [J].预防医学情报杂志,2009(10)。

用。中国疾控中心在灾区建立手机疫情报告网络系统,灾区用手机直接报告传染病疫情,"至5月28日,汶川已启动灾区疫情信息手机直报工作,全部利用手机实现疫情直报,乡镇手机覆盖率达84.62%"①。手机疫情报告网覆盖乡镇卫生院,给地震后疫情实时报告带来极大便捷。"至灾后一月,疫情监测报告系统逐步恢复。灾后一月的网络直报水平已达到2007年同期的88%。"②疫情信息监测有利于灾区的防疫工作的开展。对于监测到的疫情,防疫组织建立了重点疾病日分析、周分析和月分析机制,对发现的疫情,及时派出专家现场指导。例如在北川、茂县和其他地方有问题及时发出整改通知书,督促卫生防疫措施的实施③。

2. 保证饮用水和食品安全

为了给灾民提供符合标准的饮用水和食品,党和政府做了大量工作。

第一,采取紧急措施,保障饮用水安全。强烈地震导致自来水厂、农村自备水及供水系统被破坏,正常供水中断。地震灾区供水系统损毁严重,受损水厂8 426座。专业的水质监测表明:"震后初期(5月16日、5月17日),末梢水和分散式供水合格率为0,出厂水合格率为50%。"④灾民生活饮用水难以保证,容易引起肠道传染病暴发或流行,威胁灾民的健康。

政府努力保障民众最低限度的饮用水需求,确保灾民健康和安全,防止疫情暴发流行。党和政府首先要求开展饮用水卫生监督、监测。地震刚刚发生,四川省卫生厅发出《关于加强地震灾后饮用水卫生安全工作的紧急通知》,以集中式供水,安置区、农村分散式供水为卫生监测点,提出采取临时供水措施,保护健康的饮用水和进行饮用水消毒,集中式供水管道修复供水等要求。政府建立起饮用水卫生安全每日监督、监测、报告,每天一期通报工作制度。据统计:"2008年5月13日至9月28日,四川省共监督检查集中式供水单位、分散式供水点、灾民安置点的饮用水样262 147户(点)次,受灾群众安置点水质快速检测63 331件,采集集中式供水单位的出厂水和末梢水实验室检测17 795件,发出《地震灾区饮用水卫生监测情况通报》75期。"⑤

---

① 明颐,谢丽萍."5·12"汶川大地震极重灾区汶川卫生工作概况[J].成都医学院学报,2008(4)。

② 吴先萍,方刚,唐雪峰,等.汶川地震灾后四川省的卫生防病工作(2008.5.12~8.12)[J].中国循证医学杂志,2008(10)。

③ 刘裕国.四川大灾之后无大疫[N].人民日报,2008-08-16。

④ 朱鸿斌,程娟,赵大余,等.四川省"5·12"地震灾区饮用水卫生情况分析[J].预防医学情报杂志,2008(11)。

⑤ 黄新生,康凤琴."5·12"抗震救灾卫生监督组织与管理工作思考[J].中国卫生监督杂志,2008(6)。

在饮用水供应途径方面,首先,政府提供应急用水,主要供应瓶装或桶装纯净水或矿泉水,调集运水车从绵阳等地区向受损严重的灾区送水。其次,组织专业人员调查灾区居民生活饮用水卫生状况,选定可供饮用水的临时水源,进行保护和快速净化。再次,加强健康教育,通过广播、电视、海报、墙报等方式对群众进行饮用水安全卫生教育,号召喝烧开的水,普及简易的饮用水水质鉴别方法及饮用水消毒方法,发放消毒药品,提高群众科学用水的能力。最后,抓紧供水设施的恢复工作,这是解决饮用水问题的根本之举。经过努力,"抢修受损供水设施 1 300 多处,新建供水工程 2 129 处,解决 575 万灾区农村群众临时应急供水问题,实现群众的供水保障"①。

第二,加强灾区食品安全工作。汶川大地震带来了严重的食品安全问题。食物短缺,变质腐烂,使得灾民食物中毒和感染疾病的可能性大大增加。为了杜绝群体性、食源性疾病的发生,党和政府努力保障灾区群众的饮食卫生安全。政府采取的主要措施包括:对灾区原有食品进行清理与卫生鉴定,保证蔬菜瓜果供应,加强对熟食加工的监督管理,开展食品卫生知识宣传,教导群众使用直接入口的密封瓶装救援食品,对食物中毒病人进行紧急处理和报告。

各级卫生监督执法人员到一线,分区划片,定岗定员,落实责任,加强食品安全工作。以四川理县的防疫工作为例,该县防疫工作一是突出重点单位,加强对学校、医院、机关、餐饮部门等集体性供应点和开业餐馆,特别是临时居住点食品安全的现场监督;二是突出重点环节,加强对食品生产、加工、贮藏、运输、经营、消费以及救援食品管理等环节的监管;三是突出重点食品,加强对米、面、油,以及肉及肉制品、蔬菜、腌制品、调味品和有可能是高风险食品的监管。同时,将现场监督和食品质量检测的结果以及整改意见及时反馈给被检单位,并以定期抽查、联合检查的形式督促其落实整改效果②。

3. 开展消毒杀灭和环境卫生治理工作

汶川大地震造成大量人员不幸遇难,许多动物也在地震中死亡,在高温、多雨的气候环境下,这些遗体很容易腐败,成为新的传染源。地震后垃圾如果清运不及时,也会成为污染源。因此加快处理人畜遗体和环境卫生,对于防止疫情的发生具有重要意义。

第一,对近 7 万遇难者遗体的处理。在高温多雨的气候条件,灾难发生后

---

① 张胜友.让汶川告诉世界——写在"5·12"大地震一周年之际[N].人民日报,2009-05-12。

② 王斌,糜漫天,朱俊东,等.汶川大地震后理县食品安全保障的措施及经验[J].第三军医大学学报,20091,31(1)。

尸体产生的细菌、病毒、微生物很快增长,容易造成二次灾害。

为妥善处理灾区死亡人员的遗体,民政部、公安部、卫生部联合制定了《"5·12"地震遇难人员遗体处理意见》(以下简称《意见》),对遗体处理方式、遗体辨认程序、境外人员遗体处理、卫生防疫和经费保障等方面提出明确要求。《意见》指出,根据有效身份证件或者受害者亲属辨认,确认死者身份,民政部门火化;不具备火化条件的,土葬处理。无法确认遇难者身份的,公安、卫生部门尽力对遗体进行编号,提取可供 DNA 检验的检材,统一保管,建立"5·12"汶川地震遇难人员的身份识别 DNA 数据库①。卫生部发布《地震灾区卫生防疫尸体处理要点》,对于尸体的存放、包裹、运输、掩埋、消毒以及参与人员的防护等环节作出具体规定,尽量消除由于尸体腐坏造成的传染病隐患。

根据上述文件精神,在地震初期挖掘出来的遇难者遗体,一般放置在指定区域进行编号、辨认、记录等。震后第 2 周,处理遗体与发现遗体同步进行。凡发现遇难者遗体,即刻采取清洗、消毒、照相、提取 DNA 等措施,然后放进裹尸袋里,由士兵们运往特定的处理地点深埋。人民解放军是这一艰巨工作的主力,仅在北川就有将近 4 万官兵挖掘和处理遗体。此外武警、消防、防化、工程、公安干警、检疫检验人员、省内外医院的医护人员、疾病控制中心的专业人员等多家单位组成一支防疫大军,参与遗体处理工作。防疫工作与挖掘同步进行。确保挖掘到哪一层,防疫工作就跟着做到哪一层。有关部门做了大量艰苦细致的协调工作,涉及宗教、文化、民情、风俗等,顾及诸多敏感问题。有关部门严格按照卫生部规定的程序,给予受害者以尊严,有条件的由民政部门整容,然后火化或土葬。灾区绝大部分的火葬场均被毁坏殆尽,尸体采取消毒深埋方式掩埋②。

第二,环境卫生治理。地震后灾区的环境极为恶劣,倒塌的建筑垃圾、灾民安置点新产生的垃圾、死亡动物尸体等,构成严重污染源。各防疫组织发动群众开展爱国卫生运动,清理垃圾、粪便、杂草、低洼潮湿积水,减少蚊蝇滋生地。政府工作人员使用杀虫剂杀灭蚊、蝇、蛆、老鼠、蟑螂等传播疾病的媒介。例如汶川卫生防疫人员走村串户,深入安置点和群众家庭开展消杀工作。根据统计:"全县累计消杀面积 11 848.95 万 m^2,处理粪坑 47 255 个,处理蚊蝇滋生地 51 156 处。发放消毒药 130 t、杀虫药 10 415 瓶、喷雾器 1 348 台、防护

---

① 刘鹏程.民政部、公安部、卫生部联合制订"5·12"地震遇难人员遗体处理意见[N].中国社会报,2008-05-21。

② 郭晓宇,李娜."大灾之后无大疫"法治给我们信心[N].法制日报,2008-05-22。

服 11 149 套、手套 7 259 双。"[1]

科学技术在消杀中发挥突出作用。军事医学科学院防疫队带来最先进的防疫车,喷洒防疫消毒杀虫剂。这种杀虫剂喷出后成云雾状,悬浮于空中,大面积、长时间附着,用量少,效果显著[2]。中国预防疾病控制中心制定《汶川地震灾区病媒生物监测方案》《蚊、蝇、鼠密度监测记录表》《灾民安置点蚊、蝇、鼠等调查问卷》,重点监测肠道、呼吸道传染病,进行免疫预防。由于四川大量动物在地震中死亡,要做好死亡畜禽的消毒防疫,防止出现人畜共患病的流行。农业部和四川省兽医部门组织了多个防疫小分队,赴重灾区开展无害化处理和消毒工作,对死亡畜禽进行深埋,对狂犬病、疟疾等人兽共患的传染病进行重点监测与免疫。

4. 开展群体性免疫接种

灾后污染源增加,灾民抵抗力下降。在这种情况下,为防止传染病,保护民众的健康,卫生防疫部门着力做好应急接种准备,建立免疫屏障,保护易感人群。

防疫接种工作具有较强的技术性和公益性,有关部门加强相关指导工作。卫生部专门下发《灾区预防接种指南》,四川省下发《四川省"5·12"抗震救灾指挥部关于灾后预防接种的紧急通知》,具体部署接种工作。2008 年 6 月 1 日至 10 日,各防疫机构在各地开展甲肝疫苗、乙脑减毒活疫苗群体性预防接种,"共覆盖重灾区 6 个市州、21 个县、446 个乡镇、575 个居委会、4 185 个村,总计 723 万人,共接种甲肝疫苗 399 075 人(累计接种率 97.91%),接种乙脑疫苗 137 543 人(累计接种率 95.76%)。"[3]政府加快修复常规免疫接种点,补充接种人员,恢复固定接种点工作;投入大量人员和设备,开设临时接种点和流动接种点。此外,政府加强疫苗储备运输工作,通过维修、租借冰箱和外援支持等方式冷藏疫苗,开展应急接种和常规免疫工作。受灾严重的地区加强免疫接种工作,预防疾病蔓延。如阿坝州是极重灾区,卫生防疫力量薄弱,地震后省疾控中心等对受灾严重的 6 个县加强免疫接种工作。6 月 1～14 日 6 个重灾县开展了甲肝疫苗应急接种工作,2 507 人次参与工作,设立固定接种点 120 个、学校临时接种点 25 个、临时安置点接种点 247 个、巡回接种组 309 个。共接种甲肝疫苗 18 月龄至 12 岁儿童 57 157 人份,13～16 岁儿童、医务工作者、部队官兵、一线工作人员 16 268 人份;乙脑疫苗仅小金县就

---

① 陈红,林世勇,吕晋平,等. 2008 年汶川县 5·12 大地震后卫生防疫及疫情分析[J]. 寄生虫病与感染性疾病,2009(2)。

② 吴志军."防疫铁军"在行动[N]. 四川日报,2008 - 06 - 24。

③ 吴先萍,方刚,唐雪峰,等. 汶川地震灾后四川省的卫生防病工作(2008.5.12～8.12)[J]. 中国循证医学杂志,2008(10)。

接种 4 435 人份①。政府集中防疫力量建立县、乡、村三级防疫网络。

5. 做好卫生宣传工作

广大人民群众是防疫工作的参与者和保护对象,只有让群众尽可能掌握各种卫生防疫知识,才有可能真正做好防疫工作。因此,各级政府大力组织广泛的卫生防疫宣传工作,力求防疫知识家喻户晓,使卫生防疫成为广大人民群众的自觉行动。宣教方式主要有以下几种:

(1) 编印宣传材料。及时组织有关人员编制了大量内容丰富、形式多样、针对性强的卫生防病宣传材料,利用各种途径迅速运往受灾地区。

(2) 面对面传授卫生防疫知识。各级政府积极组织卫生防疫和青年志愿者等深入灾区一线,采用流动宣传车、发放知识传单、健康咨询、义诊服务形式,宣传灾后卫生防病知识。

(3) 利用大众媒体宣传。四川省抗震救灾指挥部加强与广播、电视和其他大众媒体的合作,制作灾后预防专家访谈节目,连续、滚动播放,传播灾后卫生防疫知识。

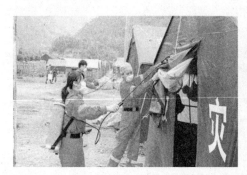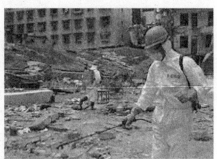

图 5 - 3　灾区消毒防疫

卫生宣教工作的规模巨大,例如绵阳地区广泛开展健康教育,普及救灾防病知识,使用广播、报纸、海报进行宣传,发放宣传材料,共印发各类宣传资料1 023.56 万份②。在宣教内容方面,各级卫生防疫组织主要针对地震后易流行的传染病、灾后容易发生的常见病、临时居所和救灾帐篷的设置点、饮用水、食品、环境卫生等问题,及时制作了《灾后防病健康提示》《灾区卫生防病常识》《饮用水消毒方法》《灾区环境卫生注意事项》等宣传册。宣教对象则包括了生活、

---

① 敬琼,陈开华,黄勇,等.汶川地震阿坝州极重灾区如何开展卫生防疫工作[J].中国循证医学,2008(9)。

② 王卓,吴建林,张光贵,等.汶川地震后绵阳卫生防疫措施与效果分析[J].预防医学情报杂志,2009(5)。

工作在灾区的所有人员。5月17日由国家、四川省编印的震后防病宣传资料运到灾区后,卫生人员采取发放、讲解宣传资料,张贴标语等方式宣传防疾知识。据不完全统计,截至8月27日,阿坝州共发放宣传资料1 597 711册/张,培训26 558人次①。卫生宣教对推进卫生防疫工作产生极为重要的作用。

(四)地震后防疫工作成效

汶川大地震对震区的破坏是巨大的,但是通过中国共产党领导的及时、有效的卫生防疫工作,中国人民将这一灾害对生命的危害降到最低。

据统计,灾后来自全国和四川省内的专业防疫人员达1.6万余人。首先,他们实施环境消毒与疫苗接种,"发放各类宣传资料1 543万余份。累计完成了消杀灭面积近48亿 m²,处理粪坑1 000多万个(次);实施群体性预防接种甲肝、乙脑、流感、流脑等疫苗300余万人(次)。"②其次,他们有效处理遇难者尸体与生活垃圾,清理环境。我国处理遇难人员遗体共6.86万具,无害化处理率达98%以上;处理大牲畜尸体235万只、禽兔2 076万只;在安置点设立生活垃圾收集点2 771个、医疗垃圾收集点452个,垃圾日清运率为95.41%。至2008年8月中旬,疫情分析显示:"重灾区法定传染病报告总数比近3年同期减少42.91%,未发生与地震相关的传染病暴发流行。"③这一系列数据表明,通过政府与卫生防疫人员艰苦的工作,有效降低了疫情发生的可能性,实现了"大灾后无大疫"的目标。

地震后卫生防疫救援发挥很大作用。以汶川县西南水磨镇为例,这里震前人口2.5万人,属山地地形,畜禽家庭养殖业发达,地震直接造成伤亡3 162人,伤亡率12.6%,其中死90人、重伤92人。房屋、电力、通信、交通等生活和生产设施全部被破坏。地震后居民居住集中,环境卫生恶化,卫生防疫压力很大。军事医学科学院疾病预防控制中心的抗震救灾防疫队到灾区开展防疫工作,查明饮水和饮食卫生安全状况,对该镇38处泉水、2处井水的毒理学、细菌学指标持续采样检测;加强对援助食品、市场熟食摊点的卫生监督,开展疾病监测,没有发生聚集性疾病;发现7例散发的疑似手足口病,进行家庭调查追踪,确诊5例,排除2例,及时对确诊病患进行居家隔离治疗,未造成传播蔓延。2支军队医疗队进驻后,水磨镇就诊人数迅速上升,每天200

---

① 何晓锋,焦力群,马文杰. 对汶川地震灾区卫生防疫工作的思考[J]. 空军总医院学报,2008(3)。

② 金小明. 汶川地震"四个没有"奇迹是如何创造的[N]. 新华每日电讯,2009-05-08。

③ 刘裕国. 四川大灾之后无大疫[N]. 人民日报,2008-08-16。

人次以上[①]。军队医疗队加强对临时居住地、居民区垃圾点、污染源控制和蚊蝇滋生地的整治与消毒杀虫,基本实现了垃圾厕所合理布局、集中管理,水磨镇的环境卫生状况得到明显改善。医疗队还组织健康教育活动,采取集中宣讲和分散入户指导相结合,发放资料、张贴健康知识宣传标语与现场指导相结合等方式,发放编印的《地震灾后卫生防疫工作技术方案》《震后卫生防病知识问答》和《乡村医生卫生防疫工作手册》1 000 余本,使灾民充分认识到震后卫生防疫工作的特点和重要性,掌握基本卫生常识。防疫队开展了"每户有个防疫明白人"的培训活动,教技术,送药械,建立乡村防疫体系,支持镇政府建立分级防疫工作责任和技术体系,取得了很大的卫生防疫成效。

通过科学总结汶川地震卫生防疫经验教训,重新制定防治地震灾害、保护人员和环境的系统工程及长效机制。灾后重建计划中,要加强当地医疗、防疫、信息、教育、交通、环境的防震一体化建设,变灾后救援应急模式为将救灾应急工作融入到日常工作中的长效模式,有效加强地方自然灾害应急体系的建设。

附录:安徽医科大学医务人员在汶川医疗救援实录

汶川大地震伤亡惨重,政府组织医疗卫生组全力救援,卫生部门组织急救队伍,利用各种医疗设施全力救治伤员,全国各地派医疗队到汶川,体现人间大爱与真情。安徽医科大学附属医院组织医疗队赴汶川地区进行医疗与防疫工作,留下令人感动的记忆。

安徽医科大学护理部胡少华访谈回忆:

5 月 16 日凌晨 1 点 30 分,安徽医疗队到达重灾区青川县,夜宿于长途汽车内。天一亮接安徽医疗队指挥中心命令,迅速组建 12 支医疗小分队,奔赴12 个乡镇,其余人员留守待命,并负责在青川中学的操场上搭建帐篷,整理救灾物资。

到青川只有一个信念:救人、救人!

我们一行 9 人,来自不同的医院、从事不同的专业,为了保证现场急救速度与质量,在救护车上我们就进行分组,并制定了急救预案。经过 2 个多小时的颠簸,赶到前进乡时天色已晚。发现上午奔赴乡镇的一支 5 人医疗队已经在抢救伤员。我们汇合后,修订了急救方案,成立临时"三级甲等战地医院",麻醉科、脑外科、骨科、普外科、护理等都有专人负责,分工协作,立即投入紧张的救护工作。灾民有的脑外伤,有的胸部外伤,有的腹部外伤,有的腰椎骨

---

① 刘超.汶川地震灾害卫生防疫实践及启示[J].解放军医学杂志,2009(2)。

折,有的四肢骨折等。护士们在手电筒的灯光下一边蹲着、跪着给伤员打针输液、测量血压,一边协助医生清创、包扎伤口、固定石膏等。

当救援官兵把最后一批伤员送到临时战地医院时已是午夜时分,抢救完最后一个伤员我们才感觉到山区的夜晚异常寒冷,单薄的白大褂无法抵御,直到有病人家属生起了火,才感觉到一丝温暖。

天终于亮了。上海市急救中心的救护车来了,只有 4 辆,可我们有 11 个重伤员要转移到广元治疗,坐不下怎么办? 并且由于堰塞湖的影响,我们所在的前进乡异常危险,当地老百姓正在疏散、转移;部队也接到命令准备转移到安全地带。在这危急关头我们没有丝毫的犹豫,选择了转移伤员及家属,自己则留下来。我们用实际行动证明了"把生的希望让给了病人,把危险留给了自己"。我们打算实在不行,就和部队一起转移。当我们转移完最后一个病人,正在收拾急救药品及急救器械时,广元市马华市长驱车来前进乡视察灾情与水情。当他了解到我们医疗队的情况时,非常感动,立即决定用他的专车将我们转移到安全地带。

当我们回到青川中学时,安徽医疗队所有队员都在帐篷前迎接我们,像迎接久别的亲人,我的心久久不能平静,真正理解"一方有难,八方支援""众志成城,抗震救灾"的深刻含义。[①]

第四节　1998 年特大洪灾防疫应对

1998 年夏我国长江流域连降暴雨,发生了百年一遇的特大洪水,党中央发出紧急总动员,全国进行抗洪救灾工作。党中央把抗洪抢险与防病防疫密切联系,高度重视;广大医务防疫人员深入洪涝灾区,进行医疗救治,开展防疫工作。经过大量工作,实现"大灾之后无大疫"。

一、 1998 年特大洪水概况

1998 年 6 月到 8 月的夏季,我国长江和东北嫩江、松花江流域连降暴雨,发生了历史上罕见的特大洪水。江西、湖南、湖北、安徽、黑龙江、吉林、内蒙古、江苏等省与自治区受影响最大。洪涝灾害的损失是 1949 年以来最严重的,据灾后水利部、民政部、国家统计局统计:"1998 年全国共有 1.8 亿人次受到水灾影响,因洪灾死亡 4 150 人。转移安置灾民 1 839.3 万人,因灾毁坏房屋 1 329.9 万间,农作物受灾 2 229.2 万公顷(1 公顷=0.01 km²),绝收

---

① 资料来源:安徽医科大学第一附属医院护理部、宣传部。

529.5万公顷,水灾直接经济损失2 550.9亿元。"①此次洪灾造成的洪涝灾害为历年所罕见。

党中央领导人制定灾后防病防疫的政策方针,开展有效的灾后防疫工作。党中央主要领导人重视灾区的卫生防疫工作,1998年9月江泽民总书记在江西九江视察指出,一定要搞好卫生防疫工作,要确保大灾之后无大疫,重建家园。国务院总理朱镕基在东北洪涝灾区视察,强调要认识疫情的复杂性,监测疫病动态,发动群众搞好爱国卫生运动。

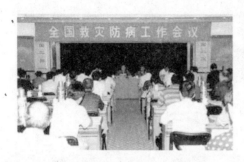
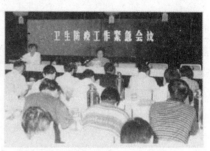

图5-4　中央召开救灾防病会议　　图5-5　中央召开卫生防疫会议

二、 1998年洪水防疫工作措施

1998年洪涝灾害灾情严重,卫生防疫任务艰巨。对此,我国政府采取积极有效的措施。

(一) 建立救灾防疫领导机构

党中央与国务院发布多项指示:1998年8月14日,国务院办公厅发出《关于切实做好灾区救灾防病工作的紧急通知》(1998年第118号文);9月8日,中共中央发出《关于做好卫生防病防疫工作的通知》,要求各地加强洪灾后的卫生防疫工作。

在党中央的领导与部署下,卫生部成立救灾防疫领导小组及办公室,全面负责灾区的防疫工作,各地相继成立救灾防疫领导小组及办公室。1998年8月卫生部扩充救灾防病办公室,组调20多人集中办公,组建综合后勤组、宣传组、新闻简报组、资料组、财务药械组、资料情报组等部门,制定落实各项救灾防病措施。卫生部救灾防病办公室负责人由疾病控制司司长担任;抽调大量人员集中办公,保证救灾防病措施的有效落实;各地区成立以主管省长或卫生厅厅长为组长的救灾防病领导小组,加强各地的防病防疫工作。

---

① 中华人民共和国卫生部.大灾之后无大疫——1998年抗洪救灾防病史实[M].北京:人民卫生出版社,2000:1.

根据国务院办公厅《关于切实做好灾区救灾防病工作的紧急通知》有关精神,国家建立救灾防病药品部际协调会议制度,确定卫生部为协调会议负责单位,成员由财政部、民政部、国家防总、农业部、铁道部、药品监管局、解放军总后卫生部等 14 个部委组成,各部门明确职责,分工协作。国家首次动用国家储备药品用于救灾防病,做好救灾防病防疫的物资保障。在 1998 年救灾防病期间,部际协调会议制度发挥重要作用,体现通力合作、协同作战的大局意识与协作精神。

各地调集大量医疗防疫力量参加救灾防病工作。中央共向灾区调拨 2 400 万元的防病经费,价值 5 849 万元的药品,2 381 万元的消毒、杀虫、灭鼠药械,322 万元的疫苗[①]。灾害期间,相关部门对鼠疫、霍乱等 12 种疾病进行重点监测和防治,实行传染病日报、周报制度。

(二) 加强传染病疫情监测

为加强对灾区的传染病监测,卫生部制定下发《关于在灾区开展重点传染病监测工作的通知》,对鼠疫、霍乱、流行性出血热、钩端螺旋体病、肝炎、脑膜炎、麻疹、伤寒和其他主要传染病开展监测工作。到 1999 年 6 月,各个灾区均完成了钩端螺旋体病、流行性出血热、甲肝、流脑、麻疹监测工作的样本采集及实验室检测工作,并进行了分析总结,完成了灾后传染病监测任务。灾后防疫成效显著,有效防控了几种主要传染病的感染蔓延。

1. 鼠疫

1999 年吉林、黑龙江、内蒙古、江西、湖南 5 省(区)29 个受灾县(市、旗)开展了鼠疫监测工作。政府选派 5 个调查组,深入到内蒙古的兴安盟、哲里木盟、赤峰市,黑龙江省泰来县,吉林省白城市、松原市、四平市等洪水灾区检查指导工作。1999 年吉林省对洪水灾区的调查结果表明,黄鼠平均密度 0.61 只/hm^2,与近年黄鼠平均密度 0.52~0.56 只/hm^2 基本一致。但在局部地区仍存在密度较高的状况。

2. 霍乱

洪灾后霍乱等传染病流行,截至 1998 年 9 月,全国累计报告霍乱病例超过 1 万例,带菌者 2 135 例,死亡 190 人。从 8 月 31 日至 9 月 9 日,平均每日发生病例 130 例。1998 年霍乱发病人数为 1997 年的 10 倍。1999 年仍有 4 570 例[②]。1999 年 3~4 月,卫生部在安徽、湖北、湖南、江西、江苏、吉林、黑龙江等 7 个受灾省开展对重点人群的病原学监测,监测的对象包括腹泻病人、餐饮业从业人员、各种水产品销售人员。中国预防医学科学院做霍乱疫情监测工作,在

①② 邓铁涛.中国防疫史[M].南宁:广西科学技术出版社,2006:655-656。

检测的 14 031 份标本中未检出霍乱弧菌。根据统计,1998 年我国报告霍乱 12 097 例,1999 年我国报告的霍乱病例数为 4 570 例,比 1998 年有较大下降。

3. 钩端螺旋体病

我国钩端螺旋体病流行疫区在长江流域,1998 年发生洪涝灾害的省、区多为疫区。1991 年全国发病率为 2.574 3/10 万,1998 年发病率为 0.943 5/10 万,都未发生钩端螺旋体病的流行。1998 年钩端螺旋体病在湖南、湖北、安徽等省发病率呈下降趋势,从其流行趋势看在正常波动范围内。

4. 流行性出血热

1998 年 9 月至 1999 年 5 月,相关部门先后在 40 个县的监测点开展监测工作,结果表明在全国 31 个出血热监测点中,健康人群感染率平均为 5.62%(220/3916),部分地区感染率高达 10.00% 以上。1999 年第一季度灾区 11 个出血热监测点的发病数(207 例),明显少于 1998 年同期发病数(560 例),大灾后未造成出血热大疫。

5. 流脑

8 个受灾省(区)按照监测方案的统一要求,选择灾区监测点,并以非灾区监测点作对照,重点开展监测工作。监测结果表明除湖北省外,其他省(区)在 1998 年和灾后的 1999 年所报告的流脑病例数均较灾前 1997 年的发病数有所减少。监测结果说明灾区人群中 A 群脑膜炎奈瑟菌带菌率低,流脑的传染源较少,难以形成流脑流行趋势。

6. 甲型肝炎

灾后相关部门对灾区进行了甲型肝炎血清流行病学调查,对灾区和非灾区甲肝抗体阳性率进行了比较,结果表明受灾与甲肝病毒感染有联系。由于易感人群累积,增加了甲肝流行的可能性。

7. 麻疹

麻疹是呼吸道传染病,传染性强。洪灾使灾区的计划免疫接种工作受到一定程度的影响,以致灾区局部地区发生小规模的麻疹流行。1998 年 9～12 月,8 个受灾省(区)麻疹病例数和 1997 年同期相比没有增加,反而有所下降,受灾的 1998 年未发生麻疹病例的明显增加。

8. 伤寒

疫情报告在 1998 年灾情最严重的 7、8 月间,伤寒发病率在湖北和内蒙古出现超常规的增高,内蒙古的发病数在 8 月达到 91 例,是历史发病最高水平的 4.5 倍。疫情总体稳定,从 9 月份后伤寒发病呈下降趋势[①]。

---

① 中华人民共和国卫生部. 大灾之后无大疫——1998 年抗洪救灾防病史实[M]. 北京:人民卫生出版社,2000:26 - 34。

根据统计,以上几种流行性疾病在 1998 年达到发病高峰,1999 年趋于下降,这是灾后防疫取得的成效。

表 5－2 几种重要传染病发病数与死亡数疫情统计表① （单位:例）

年份（平均）	霍乱		肝炎		痢疾		伤寒	
	发病数	死亡数	发病数	死亡数	发病数	死亡数	发病数	死亡数
1993—1997	261	2	153 500	276	162 589	91	15 121	10
1998	650	5	134 704	126	110 027	32	10 485	3
1999	316	1	130 057	161	22 815	24	7 100	2

几种重要传染病发病数与死亡数疫情统计表(续) （单位:例）

年份（平均）	流行性出血热		钩端螺旋体病		乙型脑炎		疟疾	
	发病数	死亡数	发病数	死亡数	发病数	死亡数	发病数	死亡数
1993—1997	14 836	272	5 072	135	2 475	83	5 768	2
1998	11 697	129	5 330	105	1 475	27	4 309	0
1999	11 168	135	2 121	54	1 118	38	3 793	2

在洪灾发生后,卫生部门加强传染病疫情的有效监测,促进灾区卫生防病工作的开展。从对传染病疫情的科学监测反映出,1998 年洪灾后我国实行有效的防疫工作,传染性疾病没有严重蔓延,成功做到"大灾之后无大疫"。

(三) 加强治理饮用水与食品卫生、环境卫生

在洪涝灾害中,饮用水与食品卫生非常重要,它们是造成流行性疾病的主要因素。各受灾省(区)领导和卫生部门根据救灾防病预案,积极采取措施,全方位地开展卫生防病工作。各省、县、市共派出防疫小分队 10 619 支,共有 49 934 名卫生防疫人员深入灾区,发放饮用水消毒片,宣传卫生知识,消毒处理污染水源 141.34 万次,还专门为灾民点打了机井。湖北省采取综合性防治措施,全省派出 3 464 支卫生防疫队,共 14 936 人次,现场发放消杀药品 351 t,饮用水受益人口 1 052 万人②。根据各受灾省区传染病的发病情况来看,采取的注重饮用水卫生预防传染病的措施效果显著,传染病的

---

① 中华人民共和国卫生部. 大灾之后无大疫——1998 年抗洪救灾防病史实[M]. 北京:人民卫生出版社,2000:185。

② 中华人民共和国卫生部. 大灾之后无大疫——1998 年抗洪救灾防病史实[M]. 北京:人民卫生出版社,2000:38－39。

发病率较往年相比有所下降。

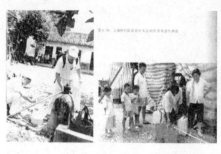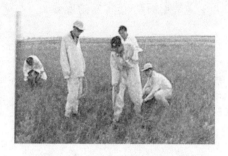

图 5-6　医疗队员对饮用水进行消毒　　　　图 5-7　防疫人员在查鼠疫

　　根据中央部署,各地重视抓灾区退水后的环境卫生工作,对环境进行了彻底治理。

　　1. 对村庄及周围环境进行治理

　　地方政府重点对村容环境、道路进行清理;清除灾后沉积的淤泥、垃圾、人畜粪便和其他污物,采用高温堆肥法进行无害化处理;修复公共厕所、垃圾收集站(点)、垃圾粪便处理场和牲畜饲养场等;清理动物尸体,并登记归档。各地根据环境污染和当地流行病的实际情况,确定环境消毒的具体范围,由卫生专业人员采取方法,根据浓度和剂量的要求,进行环境消毒。

　　2. 对住宅室内及庭院环境进行清理

　　政府要求居民洗涤晾晒衣被,全面进行室内扫除,搞好室内卫生尤其是厨房卫生;清淘大口井污泥,清洗供水通道,搞好饮用水消毒,恢复安全供水;政府组织人员清理和修缮家庭厕所以及畜禽棚舍;加强对学校的环境清理,对学校的教学区、生活区进行全面的环境治理。

(四) 加强救灾防病宣传与健康教育工作

　　为加强防病救灾的宣传与健康教育工作,卫生部颁发《关于做好救灾防病健康教育工作的通知》(卫基妇〔1998〕1 号),要求灾区各级卫生行政部门运用各类媒体传播宣传防病知识,把卫生宣传资料送到灾区每一个家庭。安徽省制定了《1998 年度救灾防病健康教育预案》。湖南省卫生厅组织了《98 卫生防疫大行动》,下发了《98 卫生防疫大行动健康教育实施方案》。各地组织开展多种形式的救灾防病健康教育活动,普及科学防病知识,提高灾区民众的自我保护能力。

　　1. 新闻媒体的报道宣传

　　卫生部救灾办制定宣传计划,向中宣部新闻局报送"新闻媒体在救灾防病中的宣传报道要点建议"。《人民日报》《健康报》等多家主流报纸报道洪灾防病防疫信息、动态,开辟防病知识专栏。《健康报》刊登了如"灾区饮食八不要""临时住地的卫生要求""灾区如何制备饮用水""洪涝灾中防'红眼'"等卫生科普信息指导群众自我防病。《中国红十字报》《保健时报》《健康文摘报》等也积极进行救灾防病与科普知识的宣传。新华社、中央电视台等媒体向社会报道洪灾信息；邀请防病防疫专家在中央电视台、广播电台宣讲救灾防病科普知识；许多企业和个人献方捐药。香港方树福堂基金还为卫生部寄来多种防病治病宣传材料；卫生部、宋庆龄基金会、北京健康促进会等6个部门协作，运用网络，传播洪灾之后的防病常识。卫生部与中央电视台密切配合，制作了由近百位专家参与的《健康之路——抗洪灾，防疫情》特别报道节目，集中宣传卫生防病防疫知识。节目在黄金时间段播出，共播出132集，在全国产生很大影响。新闻媒体形成了全方位、多层次的救灾防病宣传网。

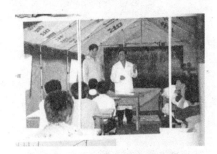 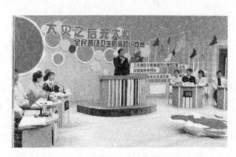

图5-8　医务人员讲健康课　　　图5-9　灾后防疫知识电视大赛

2. 制作救灾防病健康教育宣传材料

卫生部门编印宣传材料。大百科全书出版社与卫生部合作完成了10万册《救灾防病手册》，于8月分批发往受灾省（区）；卫生部门编写、制作出适用于医疗防疫工作队、灾区医务工作者的救灾防病手册、折页、宣传单、防病知识问答、中小学生健康教育画册等共计102万份/册，录音带1万盘，发往各受灾省区。卫生部门还组织拍摄了《洪灾后的防病防疫》3集录像片出版发放到各地。

各受灾省（区）自编自制宣传材料。安徽省健康教育部门按照部署，储备了10种2万份以上的救灾防病材料，紧急制作印发。江西省开展了万份《江西卫生报》救灾防病专刊大赠送活动，把灾后主要疾病的防治预案、诊疗预案和卫生知识送到了灾民和医疗防疫队员手中。湖北省组织编印了《农民健康教育简易读本》《抗洪救灾防病知识问答》等宣传材料，送到灾民手中。内蒙古编印了约15万份健康教育蒙文折页、手册等材料，发放到各地。在洪涝灾害期间湖南省开展《九亿农民健康教育读本》读书活动，灾区群众踊跃参与。各受灾省区发挥大众传媒的优势，及时报道防病防疫信息，开展卫生知识宣传。据统计，8个受灾省（区）共制作各种宣传材料556 22万份/册，下发的宣传材料达 755 万多份/册(盘)①。卫生防病知识的宣传普及,减少了危害灾民健康的因素,各种疾病的发病率得到有效控制。

2000 年卫生部组织专家对洪涝灾害后的传染病疫情进行分析论证,认为我国灾区的传染病疫情得到了有效控制。2000 年 2 月 26 日,卫生部正式宣布实现了大灾之后无大疫的目标。

面对 1998 年特大洪水,在党中央、国务院领导下,全国军民团结奋斗,万众一心,取得了抗洪斗争的胜利,体现了自强不息的民族精神。在抗洪斗争中,我们形成"万众一心,众志成城,不怕困难,顽强拼搏,坚韧不拔,敢于胜利"的抗洪精神,这成为推动我们事业发展的精神动力。1998 年的抗洪救灾,实现了大灾之后无大疫,成为我国卫生防疫史、民族历史上重要的一页。

第五节　我国自然灾害事件防疫应对及经验

一、我国自然灾害事件防疫工作影响因素分析

1. 卫生防疫组织工作有待协调完善

在我国自然灾害卫生防疫工作方面,在党中央的领导下,我国社会主义集中力量办大事的优势得到发挥,相关卫生防疫的指挥体系较为完善。但由于事发突然,而且事前相关预案不足,国家、军队、地方都建立相关指挥机构,在指挥、调动各卫生防疫力量时,在相互协调、联合布置卫生防疫力量时,有时存在政出多门、各自为营的现象,不能有效合作协调,降低了卫生防疫工作的效率。另外,不少上级部门派出大量人员下基层检查,救灾一线出现视察多、检查多、评比多的现象,牵制了基层防疫组织的精力,影响了卫生防疫工作的开展。这些都反映我国应急防疫组织协调管理比较滞后。如唐山、汶川地震后全国各地很多医疗队、防疫队到灾区,但是力量比较分散,行动不统一,缺乏统一明确的组织管理体系以及有效的信息沟通,影响救援防疫成效。我国应急防疫组织协调机制不够通畅,在震后初期,政府对卫生防疫的迫切性和重要性认识不足,没有在震后迅速组织防疫消杀活动,大规模的消毒杀虫工作是在震后多日才开展的,以致出现严重的疫病流行情况,严重损害了人民健康。

---

① 中华人民共和国卫生部. 大灾之后无大疫——1998 年抗洪救灾防病史实[M].北京:人民卫生出版社,2000:46-49。

2. 灾区防疫消毒过度

在救灾中我国缺乏科学规划及科学防疫,缺乏应急防疫标准与技术,部分灾区防疫消毒过度,缺少科学合理的消杀计划及技术、药物。由于一些干部和群众存在对疫情暴发的恐慌心理,且卫生防疫人员技术水平普遍不高,部分领导和群众认为卫生防疫工作就是单纯的消、杀、灭,部分防疫人员也是边干边摸索,认为药物喷得多、喷得广、喷得久,灭菌工作才有成效,才有利于避免疫情发生。一些地方大面积喷洒难以消解的消毒药剂,甚至使用不合格的消毒产品,将农药当作卫生杀虫剂使用;一些地方存在公路设卡消毒,灾区消毒剂和杀虫剂供应超量等现象;还有部分灾区过量喷洒消毒药水,造成环境污染、药物中毒等次生灾害。另外,由于资金、大型装备缺乏,卫生防疫手段有限,不同系统组织大量喷洒药物,出现防疫消杀用药针对性不强的现象,造成环境污染,危害人身与其他生物的健康。

3. 物资保障管理缺乏规范

在卫生防疫工作中,物资保障管理方面存在一定问题。医疗防疫救援物资调配不够合理,缺乏有效管理。在唐山大地震中存在救援物资分配不平衡的情况。比如救援的药品大都运抵市区,而稍远的农村则只有很少的药品,有时甚至出现极度的短缺,影响了灾民的救治。如供应丰南县的9车药品,不敷分配,许多伤员得不到及时治疗,伤情转危而无药救治,因而失去生命。在改革开放后我国生产力水平已经有较大提高,卫生防疫所需各种物资比较充裕。灾后全国各地支援灾区积极性很高,各级指挥部也尽力满足一线卫生防疫力量的物资需要。但是在物资品种运输、储藏和领用等环节存在管理混乱现象。灾后调拨、捐赠、配发的物资品种繁多,针对性不强。如大量广谱抗生素被发放到灾民手中,一些消毒药剂无说明书和生产日期。由于信息混乱、管理低效,许多灾区一线急需的卫生防疫物资送不上去,而许多消毒剂又大大超量。如汶川地震后理县仅4.5万人,死亡仅110人,地震后各部门拉去了20 t过氧乙酸,以及其他许多消毒剂,这大大超过当地的实际需要,带来很多储存和使用上的安全隐患[1]。医疗防疫机构的应急物资储备不足,缺少应急卫生检测试验装备;灾区实验室受到破坏,无法展开灾后短期内水质、食品和有毒物的检测,导致救灾防疫工作没有能够发挥更高效率。

二、 我国自然灾害防疫应对举措分析

我国自然灾害如地震、洪水等后往往发生严重的疫情,党与政府对救灾

---

[1]　曹佳. 汶川、唐山大地震卫生防疫工作特点及今后的改进措施[J]. 第三军医大学学报,2009(1)。

防疫历来高度重视,在不同历史时期,制定不同的政策,采取不同的措施,反映不同历史时期党与政府在灾害事件应对方面的领导思路与大政方针,需要我们深入的分析研究。

(一)防疫领导组织注重专业性

在自然灾害的救灾活动中,卫生防疫是重要方面。改革开放前,我国实行计划经济体制,救灾中实行高度集中的行政领导体制,具有较强的社会调动能力。改革开放后,我国加强了自然灾害的应急管理体制建设,制定相关法律法规,灾后的防疫组织领导更加专业化、科学化。如1976年唐山地震时期,我国采用计划经济时期的行政领导体制,建立从中央到地方的抗震救灾指挥部,成立唐山防疫领导小组,制定《防疫工作计划》,调集人力物力,组成各级防疫队开展防疫工作。20世纪80年代以来,我国建立灾害应急管理制度,制定《防洪法》(1988年)、《破坏性地震应急条例》(1996年)、《防沙治沙法》(2001年)等,建立健全突发公共事件的应急指挥管理体系。2008年汶川大地震后,国家成立抗震救灾指挥部和卫生防疫组,各省、市、县都设立地震卫生防疫部门,中央直接领导防疫工作,并将其作为重要任务来抓。同时,我国整合各地防疫力量,建立协调工作制度,形成统一防疫指挥管理体系,建立各级卫生防疫工作责任制,覆盖整个灾区,党与政府科学决策,加强灾区防疫的领导组织工作。

(二)防疫组织方式重视社会参与

我国在自然灾害发生后的防疫组织方式,受到社会政治、经济、文化等因素影响,不同历史时期的防疫组织方式有所变化,改革开放前主要是群众性运动;改革开放后是发动社会广泛参与,民间组织与国际合作相结合。群众路线是我党工作的基本方法,在灾害发生后我国政府注重发动群众参与灾后防疫工作。在20世纪80年代,群众性卫生运动是我国卫生防疫的主要方式,这在当时发挥了很大作用。1976年唐山地震后,卫生部发出紧急通知,要求各级领导发动群众,大力开展爱国卫生运动,治理环境卫生,加强灾区防病工作。改革开放后,我国重视社会动员与合作救灾。1991年、1998年洪水灾害中,政府就发动广大群众开展卫生防疫活动,动员社会力量进行救灾防疫。2008年汶川地震发生后,我国政府进行全社会动员,建立社会动员应急机制,各类社会团体、企业、非政府组织纷纷参加救援。一些民间组织参与救援与防疫宣教活动,广大志愿者组织发挥很大作用,接受国际如韩国、日本、俄罗斯的救援。全社会的动员机制,成为改革开放后防疫救灾的新方式。

(三)防疫活动从盲目消杀到科学处理

灾后防疫工作要遵循科学规律,在改革开放前我国的灾后防疫工作不够注重科学,缺乏科学管理,防疫技术水平不高。在改革开放后我国逐渐重视并运用高技术,进行有效的防疫工作,灾后防疫工作逐渐科学化、规范化。1976 年唐山地震中,卫生防疫人员过度消杀,使用药物针对性不强,飞机喷洒40 多 t 药物,遍及附近城乡,产生很大毒副作用。在汶川地震中,我国政府选用高科技防疫设备、低毒高效药物,遵循科学规律进行科学处理,产生很好的效果。

三、 自然灾害应急防疫经验分析

(一) 坚持以人为本,保护民众生命健康

在以人为本的理念引导下,各级政府、各防疫组织精心组织、周密部署、不辞劳苦地开展卫生防疫工作,才实现了"大灾之后无大疫"的目标。党和政府保持了与人民群众的血肉联系,对人民疾苦十分关心。中国政府在救灾中显示的亲民姿态、人文关怀赢得了世界的好评。国家领导人第一时间赶赴灾区指导救灾,鼓起人们战胜灾难、重建家园的信心,赢得民众对政府的信赖。2008 年汶川地震发生后,温家宝总理在救灾会议中与现场多次强调:"人命关天,救人要紧,现在第一位的工作是抓紧时间救人。"政府组织救援,尽最大力量抢救群众的生命,反映政府对人的生命的尊重,体现政府对民众生命健康的人道关怀。以往的救灾经验提示我们,在今后的卫生防疫工作中,必须继续坚持以人为本的理念,将人的生命健康放在首位。

(二) 党和政府领导坚强有力,反应迅速

在自然灾害的救灾过程中,党和政府对卫生防疫工作极为重视,进行了有力高效的领导。中共中央和国务院的领导亲赴灾区对卫生防疫工作进行部署,极大地鼓舞了全国人民对卫生防疫工作的热情。国家、省市、军队、卫生等各级各部门迅速启动,建立全面、权威、职责明确的指挥机构,人员、物资及时投入,在极短的时间内开展大规模的、高效的卫生防疫工作,充分发挥了社会主义制度集中力量办大事的优势。1976 年唐山地震发生后,政府迅速建立了应急卫生防疫组织体系,制定了正确的防疫方针,进行了精心的组织和指挥,各职能部门行动快速、有力,特别是人民解放军,关键时刻临危不乱,在卫生防疫工作中起到了中流砥柱的作用。全国在中央政府统一指挥下有序行动,军队、水利、电力、交通、气象、消防、民政、医疗、防疫等部门密切合作,做到"一方有难,八方支援"。汶川地震发生后当地政府分析灾情上报中央,启动应急预案,2 个小时内集结 2 万人的部队参与救援,有效救援灾民,控制水库溃坝、传染病流行等灾害的发生。实践证明没有有力的领导和组织,卫生防疫任务是不可能完成的。

（三）发扬协作团结、无私奉献的救援精神

救灾防疫中各部门通力协作，形成强大的合力。灾区的卫生防疫涉及卫生、药品、食品、医学科学、环境、交通、财政等多个部门。在紧急时期，各个部门从抗洪救灾的大局出发，共同协作。1998年洪灾防疫中为保障防病防疫工作，国家启动储备药品，建立部际协调会议制度，协调各部门，进行职责分工，保证救灾药品供应。部际协调会议制度体现通力合作、协同作战的职能，在救灾药品的组织生产、调拨、分配管理方面起到重要作用。这类各部协作的机制在应对突发灾害事件中发挥重要作用，值得总结发扬。在救灾防病工作中，中央和地方有关部门目标明确，积极参与，团结协作，充分体现了在克服灾害面前的社会主义大协作精神。

（四）科学决策，科学防疫

科学技术在救灾防疫中发挥重要作用。首先是科学决策。自然灾害发生之后，我国利用现代科学技术方法和手段，作出正确的决策。党中央、国务院听取有关防病救灾部门及专家的汇报后作出指示，邀请专家深入灾区实地考察，制定救灾防病预案和具体技术方案。其次是科学预测。利用科学技术，通过对疫情的分析，准确地预测灾害后疾病变化的趋势。卫生部组织专家制定了《救灾防病预案》《洪灾防病手册》《灾区重点传染病的监测方案》等，为救灾防病工作的开展做好准备。再次是使用先进的科学技术和方法进行有效防疫，包括现代检测技术，如诊断试剂、水质速测箱、高效喷雾器、农药速测卡、大肠菌群快速检测纸等，及早发现疾病，及早治疗，降低病死率。在汶川大地震震后，广大专业防疫人员运用了许多新方法、新技术。例如运用手机疫情直报，有针对性地选择低毒高效消毒药，使用高科技的防疫车、微生物检验车、检水检毒箱组、医疗救护方舱等设施，提高防疫工作的效率，降低副作用。科学技术促进防疫工作的科学化。各级政府应树立科学防疫观念，进行科学决策，开展科学预测与防治，进行卫生科学知识普及教育，达到有效防病防疫的目的。

（五）加强卫生防疫教育，注重基层卫生保健网建设

长期以来，我国民众科学文化素养较低，缺乏良好的卫生观念与习惯，容易造成疾病流行。因此，加强卫生防疫的宣传教育非常重要。在1998年的洪灾中，政府高度重视宣传教育，从中央到地方建立各级卫生防疫宣教组织，开展大量卫生防疫知识科学普及活动，起到较大作用。国家运用各类新闻媒体，采用多种形式，形成了从中央到地方上下结合的救灾防病宣传与健康教育网，深入灾区基层民众，产生很大的舆论宣传效应。在救灾防疫中，各地应将健康教育与卫生防疫相结合，普及卫生防病知识，提高民众的健康素养及

自救能力。

健全的基层三级医疗预防保健网是我国卫生事业的基础,广大医务卫生工作者是救灾防病的中坚力量。在救灾防病工作中,我国农村三级医疗预防保健网发挥了重要作用。广大基层医务卫生工作者在工作条件极其恶劣的情况下,承担了大量疫情报告、卫生宣传、饮用水消毒、疫点处理、治疗伤病员等工作,真正做到了哪里有灾情、疫情,就出现在哪里;哪里有群众,就服务到哪里。事实证明,哪里的三级医疗预防保健网健全,哪里的防病措施和工作就落实比较到位,灾区群众发病也就减少。

(六) 全社会动员,共同救灾

救灾防疫工作很复杂,需要防疫人员进行专业评估,制定有针对性的技术方案,并正确恰当地组织实施,更需要动员广大民众共同参与。如地震后的防疫必须坚持专业应急处置和民众动员教育相结合,通过教育宣传让灾区每个人都树立卫生防病观念,掌握基本的卫生常识,共同维护生活和环境卫生。在汶川地震救灾中,政府发挥主导力量,社会组织、企业、志愿者发挥重要作用。很多社会团体、企业承担救灾责任,通过捐助资金、食品、设备和参与救灾等方式支持救灾,为灾区提供重要的物质与人力基础。尤其是广大志愿者的加入,体现公民责任意识的觉醒。广大志愿者与非政府组织积极参与,是我国救灾模式的新变化。同时,我国接受国际援助,同意俄罗斯、日本、韩国等派出地震救援队,吸取别国灾害救援经验,体现中国自信开放的大国姿态。

四、 自然灾害应急防疫启示

(一) 增强民众危机意识,提升抵御风险能力

对自然灾害风险的抵御防范的能力,反映公民的素质,体现社会文明进步的程度。在应对灾害中,需要重视民众的风险防范意识教育,提升他们应对自然灾害风险的能力。从唐山大地震到汶川大地震,我国付出巨大的生命代价,我们反思民众地震知识的匮乏、地震自救能力的欠缺、应对疾病防疫的薄弱。四川安县桑枣中学是初级学校,从 2005 年开始全校每学期组织一次紧急疏散演练,进行逃生通道疏散教育。汶川地震发生后,全校 2 000 多名师生都从教室、教学楼冲到操场,仅用 1 分多钟,无人伤亡。以日本政府地震风险教育为借鉴,日本重视对民众进行全面有效的地震知识教育与地震防灾自救演练。日本政府设立"防灾日",每年在"防灾日"都进行地震防灾演练,向市民介绍突发灾难的应急对策,增强市民的危机意识与应对风险的能力。我国应当加强对公民风险防范意识能力的教育,普及灾害防护与急救以及灾后传染病防范知识,提高公民应对灾难的能力。

(二)建立健全政府灾害应急管理体系

现代政府的重要职能,是促进并加强社会建设,保障公民安全权利与社会秩序。长期以来我国坚持以经济建设为中心,各级地方政府把经济发展放在核心地位,忽视社会建设,对公共卫生、灾害防治、教育文化等方面缺乏有效的重视和投入,因此需要加强政府社会治理体系的建设,促进政府社会治理的科学化、规范化、高效率。我们要转变计划经济时期政府治理社会的思维模式,我国过去应对突发事件往往使用运动方式,虽然短期内集中人力物力能够解决问题,但是代价很高。因此需要转变政府治政理念,建立政府灾害应急管理科学体系,包括应急指挥体系、预警系统、信息系统、医疗防疫系统及管理机制,进行灾害风险预测与评估,加强政府应急管理能力建设,做好灾害预防及应急工作。

(三)加强对民间组织的管理,提高公民参与程度

灾害救援关系到整个社会,我国传统救灾是以政府为主导,部队救灾为主,通过政府强有力的资源调度、管理实施救灾。民间组织力量薄弱且分散,受到经济、信息、流动性的限制难以作为。在唐山地震时期几乎没有志愿者参加救援,主要是解放军在极为困难的情况下进行救援。改革开放以来随着经济活跃发展,信息的发达,人口的流动,使得民间组织开始较快发展,在慈善、环保、艾滋病防治、农民工维权、灾害救援等方面开始发挥越来越大的作用。在汶川地震后,很多民间组织、大量志愿者到四川灾区参与救援。很多国家的灾害救助中吸收非政府组织作为救灾的补充部分。在汶川地震中不少民间组织寻找救援需求,与政府合作,共同运输物资,少数具有专业背景的组织参加卫生防疫工作,如红十字会系统、成都"新驼峰"组织较早到灾区,直接参加救人活动,开展灾区消毒防疫工作,富有成效。政府与社会重视对民间组织在救灾公益活动中的管理与协调,用开放包容、信任支持的态度鼓励民间组织积极参与灾害救援活动,对民间救灾组织进行有效的信息联络、资源调配、任务分担,将民间组织作为救灾重要补充部分,充分发挥他们的积极性与力量,形成政府主导、民间支持、全民动员的灾难救援新模式。

(四)转变新闻报道思路,促进灾情信息报道的公开

长期以来,我国出于社会稳定的考虑,对灾难的新闻报道持特别慎重的态度。新闻报道往往突出正面教化作用,缺乏对于客观事实的报道。唐山发生大地震后只报道震中地区遭到不同程度的损失,具体灾情如死亡人数、房屋倒塌情况等没有直接报道。直到1979年11月17日至22日召开的我国地震学会成立大会后,11月23日《人民日报》刊登了新华社记者徐学江采写的来自此次会议的新闻《唐山地震死亡24万多人》,首次披露唐山大地震的具体

死亡人数,引起国内及世界的轰动。

近年以来尤其是"非典"事件后,政务信息公开透明,中国政府不再把自然灾害的伤亡人数与财产损失视为国家秘密。因此,汶川地震后灾情报道比较透明,媒体快速报道一线的灾情,信息报道开放,全世界的记者都可以到汶川一线采访。由于信息的公开透明,政府与民众之间产生良性互动。灾难事件中政府对信息的公开透明报道,稳定了民心,并得到国际社会的信任,消除了很多误会与猜忌,使得抗震救灾工作紧张有序地顺利进行。

(五) 尊重科学,科学决策

科学是我们这个时代需要强化的重要方面。缺乏科学决策与尊重科学、尊重自然规律的意识,会造成严重的后果。灾害防疫中违反科学规律的教训发人深思。唐山大地震发生时国家地震局疏于地震监测,地震前大自然已经发出很多异常信号,地震预报人员终因无明显的前震征兆,而没有发出预警,导致严重的灾难。唐山大地震后的卫生防疫工作做得比较及时,实现大灾后无大疫的重要目标。但是在紧急状况下防疫工作没有经过科学合理的规划,对地震灾区进行大量过度的消毒、杀虫,使用违规的消杀用品,造成灾区的环境严重污染,给地震灾区的土壤环境、人体健康造成很大危害。尊重科学规律、科学决策是灾害救援的关键。

(六) 坚持依法防疫,信息公开

现代灾害后的卫生防疫工作很复杂,需要加强灾害防疫的法制建设,依法防疫。汶川地震后防疫工作依法展开,比较规范高效。其重要原因在于,在地震之前国家有关部门就制定了一系列相关法规,例如《传染病防治法》明确规定了各级政府在震后卫生防疫方面的责任,这些法规对于指导震后卫生防疫工作,减少工作中的盲目性发挥了积极作用。在汶川地震后卫生部迅速制定《抗震救灾卫生防疫工作方案》,四川省卫生厅制定《省地震灾后应急预案》,并对食品卫生、环境卫生、灾后免疫、传染病防控等作出具体方案,指导应急防疫工作规范有序进行。同时,灾害信息传播要公开透明、迅速,稳定民心,主流媒体对灾情及防疫救援情况进行全方位、全天候的报道,满足公众的知情需要,稳定社会秩序,激发民众团结一心,参与防疫救援,共渡难关。

第六章 我国重大公共卫生事件处理经验

第一节 突发事件应对促进党的理论创新

一个民族要站在世界的高峰,不能没有理论思维;一个政党要站在时代前列,离不开理论创新。理论创新既是社会发展的强大动力,又是社会进步的重要标志,理论创新关系到党的事业兴衰,社会主义事业的成败,是中国共产党保持活力的根本。

一、突发事件与理论创新

理论建设和理论创新关系到党的事业的兴衰,社会主义事业的成败,具有重要的战略意义。理论创新的动力来自实践,实践是理论创新的源泉。马克思主义强调理论对于实践的依赖关系,理论的基础是实践,又为实践服务,在实践发展中不断创新。实践永无止境,党的理论创新也永无止境。列宁说:"实践高于(理论的)认识,因为它不但有普遍性的品格,而且还有直接现实性的品格。"[①]毛泽东指出"实践的观点是辩证唯物论的认识论之第一的和基础的观点"[②],要使实践的普遍性品格发生作用,就要使理论不断把握实践中遇到的新情况,不断进行创新。江泽民指出:"什么时候我们紧密结合实践不断推进理论创新,党的事业就充满生机和活力;什么时候理论的发展落后于实践,党的事业就会受到损害。"[③]胡锦涛指出"最广大人民改造世界,创造幸福生活的伟大实践是理论创新的动力和源泉,脱离了人民群众的实践,理

---

① 陈新汉.关于理论创新的几点认识论思考[J].天津社会科学,2001(3)。
② 毛泽东选集:第一卷[M].北京:人民出版社,1991:284。
③ 江泽民文选:第三卷[M].北京:人民出版社,2006:333-334。

论创新就会成为无源之水,就不能对人民群众产生感召力,对实践发挥指导作用"①。党的理论创新来自鲜活的社会实践,在实践中产生发展,指导实践沿着正确的方向前进。党的十八大以来以习近平为首的党中央提出"全面深化改革,有效应对前进道路上可以预见和难以预见的各种困难与风险,都会提出新的课题,迫切需要我们从理论上作出新的科学回答"②。我国以改革创新的精神加强党的理论创新,全面提高党的建设科学化水平。

理论创新源于实践,应对重大突发事件的实践经验推动党的理论创新。中国共产党成立以来领导中国革命与建设,应对处理很多重大突发事件,都是运用马克思主义理论方法创新理论,解决问题。在新民主主义革命时期,毛泽东等领导人应对突发事件,进行理论策略创新,如20世纪30年代抗日战争时期"西安事变""七七事变"发生后,我党确立联合国民党力量共同抗日,建立抗日统一战线的方针;1941年在"皖南事变"发生后我党提出抗日民族统一战线的策略,发展进步力量,联合中坚力量,孤立顽固势力等,解决当时重大的社会问题,创新党的统战理论,丰富新民主主义革命理论。在社会主义建设时期我党注重对突发事件的处理,维护党的政治威望与社会稳定。我党通过应对突发公共卫生事件的实践,深入思考重大问题,总结应对经验,形成新的观点与理念,如提出以人为本、执政为民的理念,科学发展观,生态文明建设思想,社会应急管理观念等,突出执政为民,科学执政,依法执政,增强党抵御风险的能力。

重大事件直接反映出尖锐的社会问题。例如"非典"疫情直接暴露我国经济与社会发展的不协调,公共卫生事业发展严重滞后。重大事件促使人们探索解决问题的路径方法,如三鹿奶粉等食品安全问题的发生,促使我党加强对食品安全的监管,提出要进行国家的社会治理,实现治理能力与治理体系的现代化、科学化。我党在重大突发事件中从容应对,经受锻炼与考验,积累丰富的经验,能够通过现象抓住规律,并形成理论。突发事件的应对实践与党的理论创新之间具有内在关系,突发事件的应对实践经验促进党的理论创新,理论创新又促进突发事件的解决。

二、加强"以人为本"的执政理念

执政理念是执政党在执政活动中所形成的理性认识,反映党在执政过程中的整体态度。执政理念包括两个层面:一是为什么执政,即执政的宗旨、目的和价值追求;二是怎样执政,即执政的路径、方略和基本方式。我党的执政

---

① 胡锦涛2003年"七一"讲话单行本[M].北京:人民出版社,2003。
② 习近平谈治国理政[M].北京:外文出版社,2014:26-27。

理念随着时代的发展而创新发展,指导我国社会主义建设事业的发展。我党在应对"非典"事件、"三鹿奶粉"事件、汶川大地震等突发事件过程中,积累了丰富的经验,强化了"以人为本"的执政理念。

"以人为本"反映马克思主义的人本思想。马克思关注人的自由与人的全面发展,指出人的本质是一切社会关系的总和,"任何人的职责、使命、任务就是全面地发展自己的一切能力,包括思维能力"①。他认为每个人的自由发展是一切人自由发展的条件,人的本质要求人的自由全面发展。马克思主义人本思想关注人的生物类存在、社会群体意义以及独立人格个性发展,把人的发展作为终极目标,重视人的物质生活满足,精神生活需要,尊重人、解放人、依靠人。人本主义要求我们在实践中造福于广大人民群众,体现了马克思主义的社会理想。1995 年 3 月在哥本哈根召开的世界首脑会议通过了《哥本哈根社会发展问题宣言》和《行动纲领》,提出社会发展应以人为中心,社会发展的最终目标是改善和提高全体人民的生活质量,是全体社会成员分享发展成果。中国共产党人在第十六届三中全会提出"以人为本"的宗旨,确立以实现人的全面发展为目标。"以人为本"体现我党执政理念的本质,就是全心全意为人民服务,保障人民享有应有的权利,得到自由和全面发展。"以人为本"是我国社会主义现代化建设的基点,我们的一切工作都从人的价值利益出发,不断满足人们的需求,尊重与解放人,促进人的全面发展。"立党为公,执政为民"是我党的根本宗旨,是执政的基础与力量源泉。我党在应对突发事件中,始终把人民生命健康与财产安全放在首位,统筹安排各项工作。

我党对突发公共卫生事件的处理,注重保护民众切身利益,体现民本特色。在"非典"事件中,由于受不可知疾病的巨大威胁,人们对生命有更高层次的认识,人的生命健康受到极大的尊重。在"非典"防治中人们经历生与死的洗礼,更加体会到生命的可贵。胡锦涛指出"人的生命是最宝贵的,我国是社会主义国家,我们的发展不能以牺牲精神文明为代价,不能以牺牲生态环境为代价,更不能以牺牲人的生命为代价"②。他提出坚持以人为本的原则,使发展的成果惠及全体人民,保障群众生命健康权,使群众体验美好生活,实现人的全面发展。

在 2008 年汶川大地震的应对中,党与政府坚持生命至上,救人第一,积极救援,妥善安置灾民,赢得了国际声誉。在汶川地震后人的价值被放到首位,反映我国人权观念的进步。"以人为本"的执政理念,在汶川地震的感人搜救

---

① 马克思恩格斯全集:第三卷[M].北京:人民出版社,1960:330。

② 胡锦涛.中共中央政治局第 30 次集体学习会议讲话[EB/OL].[2006 - 03 - 29]. http://news.sohu.com/20060329/n242532247.shtml。

中得到体现。汶川地震救援行动,把"以人为本"的理念认识推向新高度。党的十七大报告把"以人为本"的理念置于中心地位,成为我党执政的核心理念。党的十八大报告正式提出把科学发展观作为党的指导思想,核心立场是以人为本,进行可持续发展。此后,习近平总书记提出始终要把人民群众的生命安全放在首位,要改善民生,使得民众具有获得感;干部要贯彻群众路线,密切联系群众,为群众创造美好生活。正是坚持执政为民,以人为本的理念,我党在突发事件中才能快速整合社会力量,攻克各种困难,成功应对并解决突发事件,保障人民群众的切身利益,赢得较高的政治声誉。突发事件对中国共产党执政提出了新的挑战,需要我党改革完善执政机制,提高依法执政治国的能力。我党强化"以人为本"的执政理念,以人民利益为根本,改进突发事件紧急状态下党的执政方式,改善党的领导体制,完善党的监察体系等,对提高党的执政能力具有重要的作用。

三、 促进科学发展观的提出发展

重大公共卫生事件涉及国家社会建设与经济、政治建设的关系,我党及时总结经验,反思经济与社会的协调发展,促进科学发展观思想的产生。

20 世纪 50 年代后各国追求经济增长,忽视环境保护与能源节约,导致生态环境恶化,社会政治动荡。人们进行反思,提出"发展＝经济增长＋自然生态"的极限论。70 到 80 年代国际出现可持续发展论。1987 年挪威首相布伦特兰在《我们共同的未来》报告中提出可持续发展观,即"发展＝经济＋自然＋社会＋人"的全面发展。以人为中心,全面协调可持续发展的观念在各国越来越受到重视。我党科学判断世界形势,顺应世界发展的潮流,结合我国改革开放发展中遇到的实际问题,提出科学发展观。

突发事件的应对处理对于科学发展观的形成具有促进作用。2003 年初春我国发生"非典"事件,造成严重的后果。在党与政府的统一领导下,我国建立应急管理体系,政府调集各方力量组织疾病预防与救治,有效防控疫情蔓延,取得防治"非典"的胜利,留下极为深刻的经验反思。"非典"疫情给我们带来很多启示,其中之一就是要统筹经济社会协调发展,要树立全面协调的科学发展观。"非典"的起因,与我国发展中过度开发、利用自然资源,大量捕杀野生动物,破坏生态平衡有密切关系。"非典"初期的疫情不明,防控反应不力,与我国公共卫生体系力量薄弱有密切关系,体现经济与社会发展不统一带来的严重问题。"非典"事件促使党与政府思考我国经济中心发展观的得失,思考为什么发展、怎样发展的问题,探索新的发展观、发展方式,提出以人为本的科学发展观。

"非典"事件的冲击,使得我国高层领导人认识到经济发展与社会建设的辩证关系,只有实现良性的可持续发展,才能促使党进行理论创新。重大突发事件,推动人们的观念改变和社会管理制度的改革。"非典"事件发生后,中国共产党的执政理念发展改变,从以"经济增长为中心"的观念,转向以"经济社会和谐发展"的科学发展观念;从过去人民被动地接受发展的结果,转变为人民参与社会发展决策并深刻影响发展;从单纯经济增长的政绩评价标准,转向经济增长与社会发展的评价标准;从解决温饱的生存权,上升为维护人的生命权利,维护个体的生命尊严以及个人的发展权等。中国共产党以危机为契机,推动政府社会管理制度的变革,建立比较完善的公共卫生投资制度及应急管理体系,保障民众的健康。以"非典"事件为契机,我党提出科学发展的思想理论。2002 年党的十六大就提出"以经济建设为核心,坚持可持续发展"的战略,其理念是"人口、资源与环境的协调发展"。①"非典"疫情发生后,2003 年 4 月 16 日胡锦涛视察广东,结合社会主义市场经济发展的实践,深入思考发展问题,发表讲话提出全面发展的思想,指出"在新世纪新阶段,我们要认清形势,进一步增强加快发展、率先发展、协调发展的历史责任感和使命感……坚持全面的发展观,通过促进三个文明协调发展不断增创新优势"②。2003 年 7 月 28 日胡锦涛在全国防治"非典"工作会议上发表讲话,认真总结防治"非典"工作经验,系统、完整地阐明了科学发展的问题:"发展是党执政兴国的第一要务,这里的发展绝不只是指经济增长,而是要坚持以经济建设为中心,在经济发展的基础上实现社会全面发展。我们要更好地坚持全面发展、协调发展、可持续发展的发展观,更加自觉地坚持推动社会主义物质文明、政治文明和精神文明协调发展,坚持在经济社会发展的基础上促进人的全面发展,坚持促进人与自然的和谐。"③温家宝在"非典"防治会议讲话中提出要树立全面发展观,"要切实转变政府职能,重视社会管理和公共服务。加强公共卫生建设,加强农村卫生工作,统筹兼顾,促进经济和社会的协调发展。"④首次提出重视政府的社会管理与公共服务职能。2003 年 11 月党的十六届三中全会上胡锦涛指出树立、落实科学发展观,是改革开放经验的总结,是战胜"非典"疫情的启示,明确提出"以人为本,树立全面、协调、可持续的发展观,促进经济社会和人的全面发展"是科学发展观的基本内容。"非典"事件后,

---

① 江泽民. 全面建设小康社会,开创中国特色社会主义建设事业新局面[M]. 北京:人民出版社,2002。

② 胡锦涛视察广东讲话[N]. 人民日报,2003 - 04 - 16。

③ 胡锦涛. 在全国防治"非典"会议上的讲话[C]//中共中央文献研究室. 十六大以来重要文献选编. 北京:中央文献出版社,2005:403 - 405。

④ 温家宝. 做好"非典"经常性防治工作[EB/OL]. [2003 - 07 - 18]. http://www.people. com. cn/GB/shizheng/1024/1974701. html。

我党的执政理念开始转变,强调以人为本与经济社会全面发展,这是科学发展观思想形成的关键因素。2007年党的十七大报告明确提出:"科学发展观,第一要义是发展,核心是以人为本,基本要求是全面协调可持续,根本方法是统筹兼顾。"①

发展观对国家、社会的影响很大,不同的发展观导致发展结果迥异。"非典"事件之后,我党提出科学发展观,这成为指导我国经济、政治、文化、社会建设的根本方针。胡锦涛指出"树立和落实科学发展观,这是二十多年改革开放实践的经验总结,是战胜'非典'疫情给我们的重要启示,也是推进全面建设小康社会的迫切要求"②。这反映我党对发展问题的新认识。"非典"事件是促使我国发展观转变的关键因素,也是我党执政理念注重科学性、法制性的重要契机。科学发展注重发展的科学性、全面性、民本性、生态性。发展的科学性,是指在各个方面的发展中注重科学决策、运用科学技术,根据实际进行可持续发展;发展的全面性,是指经济、社会、自然与人全面发展,减少发展的不平衡,否则经济也难以取得更大增长;发展的民生性,是指我国的发展以改善民生为根本,公共卫生是关系民生健康的重要方面,因此我党在"非典"事件后大力发展公共卫生事业,提高全民的健康素质;发展的生态性,是指关注环境、资源的综合发展,尊重自然规律,充分考虑资源、环境的承载能力,对自然资源合理开发利用,保护生态环境,促进人与自然和谐发展。

"非典"事件是科学发展观形成的重要动力,它显示出社会全面协调发展的价值意义,使得我党在面对复杂多变的形势时,能够保持清醒,认识到经济发展和社会发展、自然环境之间是互相联系、互相影响、互相依存的辩证关系,任何一方面的缺失必将引起其他方面的损失,从而影响发展的速度与效益。我党认识到经济与社会、自然发展不协调造成的严重后果,提出科学发展观这一理论,指导社会实践。

四、 深化生态文明建设思想意识

(一) 环境问题与人类环境保护意识

环境灾害是人类在发展中对环境的破坏造成的灾难性危害。环境灾害不仅威胁人类自身的生存,也威胁到自然界生态系统内的其他物种。世界近现代以来的工业化发展、环境污染使人类逐渐认识到环境保护的重要性。人

---

① 胡锦涛.高举中国特色社会主义伟大旗帜　为夺取全面建设小康社会胜利而奋斗[M].北京:人民出版社,2007。

② 胡锦涛.树立和落实科学发展观[C]//中共中央文献研究室.十六大以来重要文献选编.北京:中央文献出版社,2005:483。

们对环境问题的认识不断发展,20世纪以来环境伦理学、环境哲学、灾害哲学、环境生态学等一系列新学科相继出现。人类转变人类中心主义思想,反思人类发展与自然的整体关系,促进了环保事业的发展,取得了积极的成效。环境问题受到人们的普遍关注,各国政府相互合作,制定了一系列的国际公约,采取措施共同保护人类共有家园。

我国改革开放以来随着经济的快速发展,资源、环境、人口与科技之间存在严重的矛盾,地方政府与企业片面追求经济增长,忽视安全生产与环境保护,发生很多环境灾害事件,造成严重危害。近年来我国一些大中城市灰霾天数不断增加,雾霾现象严重,危害人们的健康生活,到了急需治理的状况,需要我们改变传统的发展观与发展方式。

(二) 我国从环境保护到建设生态文明的转变

从21世纪以来,突发事件造成的环境危害日趋严重,这是我党进行理论创新,提出建设生态文明的契机。20世纪70到80年代,全球性的生态环境失衡与能源危机,使得生态伦理研究中的"自然中心主义"受到关注。"自然中心主义"主张在满足人与社会合理需求的基础上,关注地球的绿色发展,并在此基础上提出生态文明概念。建设生态文明的基本内容包括尊重自然,保护环境,克服人类中心主义,提倡简朴、清洁、健康的绿色生活方式,珍惜生命,追求社会民主,绿色经济发展等①。生态文明提出人与自然、环境、生态的新型关系,辩证认识人、自然、社会发展的平衡关系,促使人类对社会资源、自然资源的合理利用与保护,具有重要意义。

21世纪以来我党创新发展了生态文明理论。2002年11月党的十六大报告指出"生态环境得到改善,资源利用效率显著提高,推动整个社会走上生产发展、生活富裕、生态良好的文明发展道路"②,将生态文明作为全面建设小康社会的一个目标。2003年"非典"事件后党与政府强调发展经济要与社会、资源、环境、民生等方面协调统一,人与自然要和谐相处。2004年禽流感事件后,人与动物、生态环境的关系受到重视。我国频发的安全事故对环境造成的污染破坏受到关注,经济发展与人口、资源、环境的协调成为中央领导重视的问题。2004年胡锦涛在中央人口资源环境工作座谈会上的讲话中提出:"要倍加爱护和保护自然,尊重自然规律。发展经济要充分考虑自然的承载能力和承受能力,坚决禁止掠夺自然、破坏自然的做法,建立和维护人与自然

---

① 李良美.生态文明的科学内涵及其理论意义[J].毛泽东邓小平理论研究,2005(2)。

② 中共中央文献研究室.十六大以来重要文献选编[M].北京:中央文献出版社,2005:15。

相对平衡的关系。"①这一讲话阐明了环境保护、资源节约之间的关系。

胡锦涛还指出："在发展过程中不仅要尊重经济规律，还要尊重自然规律，加强对土地、水、森林、矿产等自然资源的合理开发利用，保护生态环境，促进人与自然相和谐，实现可持续发展。"②党与政府为保护资源环境，发展绿色消费、循环经济，实现向低碳经济的转型，与国际上提倡可持续发展，绿色环保的发展理念一致。

2005年我国制定全国生态保护规划，在全社会大力进行生态文明教育，首次明确提出建设生态文明。2007年党的十七大报告对生态文明建设提出系统全面的要求，按照政治、经济、文化、社会、生态五个方面布局安排，生态文明建设为重要组成部分，大力推进生态文明建设。十八大以来我党对生态文明建设有新认识，把建设生态文明与实现民族复兴、增进人民福祉相结合，将其融入经济社会建设全过程。2012年党的十八大提出建设美丽中国，"必须树立尊重自然、顺应自然、保护自然的生态文明理念，把生态文明建设放在突出地位。"③我国政府将生态效益纳入社会经济发展的评价体系，建立体现生态文明要求的目标体系。2013年习近平总书记阐述生态环境与生产力发展的关系，提出"要正确处理好经济发展同生态环境保护的关系，牢固树立保护生态环境就是保护生产力，改善生态环境就是改善生产力的理念"④，认识保护生态与发展生产力的辩证关系，实现经济发展与生态保护的双赢。我国政府以系统工程思路进行生态文明建设，严格划分生态红线，提出"要牢固树立生态红线的观念，在生态环境保护问题上，就是不能越雷池一步，否则就应该受到惩罚……实行最严格的制度、最严密的法治，才能为生态文明建设提供可靠保障。完善经济社会发展考核评价体系，把资源消耗、环境损害、生态效益等体现生态文明建设状况的指标纳入经济社会发展评价体系，使之成为推进生态文明建设的重要导向和约束"⑤。2017年党的十九大召开，习近平总书记在十九大报告中提出要加快生态文明体制改革，他指出人与自然是生命共同体，人类必须尊重自然、顺应自然、保护自然，建设人与自然和谐共生的现代化。他还指出要"提供更多优质生态产品以满足人民日益增长的优美生态环境

① 中共中央文献研究室.十六大以来重要文献选编[M].北京:中央文献出版社，2005:852-853.

② 新华社.中央经济工作会议召开 胡锦涛、温家宝作重要讲话[J].中国工商，2005(12)。

③ 胡锦涛.坚定不移沿着中国特色社会主义道路前进，为全面建成小康社会而奋斗[C]//本书编写组.中国共产党第十八次代表大会文件汇编.北京:人民出版社，2012。

④ 习近平总书记系列重要讲话读本[M].北京:人民出版社，2014:123-124。

⑤ 本书编辑组.习近平谈治国理政[M].北京:外文出版社，2014:209-210。

需要。必须坚持节约优先、保护优先、自然恢复为主的方针,形成节约资源和保护环境的空间格局、产业结构、生产方式、生活方式,还自然以宁静、和谐、美丽"①。这体现我党绿色发展的新理念,将生态环境保护与生态文明建设作为国家的重要发展战略,也符合世界可持续发展的新趋势。

突发事件造成的环境污染,以其严重的环境破坏性,促使我党执政理念的转变。科学发展观、生态文明观的提出践行,促使我国发展模式改变,这有利于防范处理突发环境灾害事件,更好地保护生态环境,真正实现人与自然界的和谐持续发展。

五、 丰富民族精神的新内涵

民族精神是一个民族在长期共同生活与社会实践中形成的为成员所认同的价值取向、思维方式、道德规范、精神气质之和,体现一个民族的心理特征、文化传统、精神风貌,是民族生存发展的精神力量。中华民族精神源远流长,反映民族的生命力、凝聚力,体现为自强不息、团结统一、爱好和平、勤劳勇敢等方面。民族精神在民主革命、社会主义革命建设中有新的发展。井冈山精神、长征精神、延安精神、雷锋精神、"两弹一星"精神等是我国民族精神在不同时期的发展。在突发性灾难事件中,中华民族精神得到凝练升华,并有新的发展。1998 年抗洪救灾精神、2003 年抗击"非典"精神、2008 年汶川大地震抗震救灾精神等,赋予我国民族精神新的时代内涵。多难兴邦,灾难和压力锤炼了中华民族的品格和精神,铸就了中华民族坚忍顽强的民族精神,提高了民族精神凝聚力。

1. 团结一致、齐心协力的协作精神

突发事件的应对比较复杂,需要各方面紧密的团结协作。我国在应对突发事件中形成了团结协作的精神,这一精神发挥了重要的作用。1998 年的抗洪抢险斗争突出"万众一心、众志成城、不怕困难、顽强拼搏、坚忍不拔、敢于胜利"的伟大抗洪精神②。为了国家和民族利益,为了群众的生命安全,抗洪救灾队伍团结一致、齐心协力,凝聚各方力量,有力保障抗洪救灾的顺利进行。在救灾中个体为国家集体大局利益,不惜作出牺牲。为了确保长江大堤安全,沿江一些地方果断挖开堤坝,任江水淹没房屋和庄稼。抗洪军民焕发出来的爱国主义、集体主义精神令人感佩,他们赋予了社会团结大协作以新内涵。

---

① 中国共产党十九大报告[EB/OL]. [2017 - 10 - 28]. http://cpc. people. com. cn/n1/2017/1028/c64094-29613660. html.

② 王秀莲. 论"九八"抗洪精神的鲜明时代特征[J]. 河南大学学报(社会科学版),2000(3).

2. 奉献牺牲、热忱关怀的仁爱精神

突发事件的处理以人为本,体现奉献关爱的精神。突发灾难考验我国民族的凝聚力,在抗击"非典"斗争中形成了"万众一心、众志成城、团结互助、和衷共济、迎难而上、敢于胜利"的精神。在"非典"时期我们民族的精神得到升华、凝聚与提高。在"非典"时期,广大医务人员把危险与困难留给自己,把生的希望留给患者。为抢救病人牺牲的医务人员邓练贤、叶欣、范信德等是杰出代表,他们身上体现了人道主义的博爱精神。20 世纪 60 年代有平陆县抗中毒斗争"为了六十一个阶级兄弟"的佳话,而 21 世纪厦门市则出现"为了六十六个兄弟姐妹"等抗"非典"义举,人们在困难中传递友善、理解、宽容、信任。中华民族团结互助、同舟共济、共渡难关的优良文化精神,得到发展创新,营造全社会互相关爱、互相理解、互相帮助的友善氛围,形成战胜灾难的凝聚力。

3. 坚忍不拔、拼搏奋进的奋斗精神

在突发事件中,面对各种风险困难,党与政府领导全国人民,努力拼搏,体现自强不息、奋斗不止的民族品质。为了战胜 1998 年的特大洪灾,救灾军民与洪水顽强搏斗,沙市、岳阳、洪湖、九江以及哈尔滨在洪峰翻卷危急时刻,以共产党员为主体,跳进巨浪中用血肉之躯护卫江堤,成为中流砥柱,体现了英雄主义与顽强坚韧的精神;以血肉之躯保障群众安全,维护国家利益,体现了坚韧拼搏的奋斗精神。

4. 以人为本,尊重科学的理性精神

在突发灾难事件中,人文精神、人本意识得到高扬。2008 年 6 月,胡锦涛总结抗震救灾精神是"万众一心、众志成城、不畏艰险、百折不挠、以人为本、尊重科学"。政府高度关注人民,尊重科学,在救灾中进行科学救援,科学规划。在汶川地震灾难中,全国人民紧密团结,体现以人为本、珍爱生命的价值取向,万众一心、和衷共济的团结意识,自力更生、拼搏奋斗的自强意识,迎难而上、不屈不挠的英雄气概。在与突发灾难的搏斗中,我国不断创造形成新的精神资源,这是民族精神在当代的体现与发展,具有强大的影响力。

总之突发事件的应对处理与党的理论创新具有密切联系。重大事件应对的实践经验是我党理论创新的重要动力来源,它推进新时期我党的理论创新;促使我党人本执政、科学执政、依法执政,改善执政的方式机制,提高执政的能力水平;加强我党可持续科学发展思想,以及应急管理理论的创新发展;深化弘扬社会主义核心价值观,形成中国精神的组成部分,坚定对社会主义共同理想的认识;加强我党对于生态环境的关注,提出生态文明建设的指导思想。

第二节　突发事件应对促使制度创新

改革开放以来随着市场经济的发展,我国现代化建设的深入,各类风险不断扩大,往往会引发突发事件,造成严重的社会问题。想要规避风险,预防、避免突发事件的发生,就需要加强制度创新。目前,我国在突发事件和社会管理、应急管理机制、新闻报道与信息化建设等方面有一定研究,注重社会公共管理。中国共产党的十八大报告提出"加强社会建设,是社会和谐稳定的重要保证。要围绕构建中国特色社会主义社会管理体系,加快形成党委领导、政府负责、社会协同、公众参与、法治保障的社会管理体制"①,以保障和改善民生为重点,推进国家治理体系与治理能力现代化,加强社会管理制度体制的创新。2017年中国共产党的十九大报告提出国家治理现代化的理念、架构及目标,指出"加强社会治理制度建设,完善党委领导、政府负责、社会协同、公众参与、法治保障的社会治理体制,提高社会治理社会化、法治化、智能化、专业化水平。加强预防和化解社会矛盾机制建设,正确处理人民内部矛盾"②。我国明确提出打造共建、共治、共享的社会治理格局,促进社会治理的现代化。

一、突发事件促进社会应急管理制度创新

应急管理是现代国家应对突发事件的重要方面。突发事件应对促使我国进行应急管理制度的创新建设,从而提高政府公共应急管理水平。党与国家领导人高度重视应对突发事件,提出应急管理的思想理论。2003年7月在全国防治"非典"会议上,胡锦涛指出要建立健全应对突发事件的应急机制,"加强社会管理体制的建设和创新,要抓紧建立健全各种应急机制,切实加强我国应急机制和能力建设,以提高我们应对各种突发事件和风险的能力。"③明确提出通过制度创新来加强社会管理,有效防控、应对突发事件。2003年5月15日,温家宝在贯彻实施《突发公共卫生事件应急条例》座谈会上强调,要

---

① 中国共产党十八大报告,中国共产党第十八次代表大会文件汇编[M].北京:人民出版社,2012。

② 中国共产党十九大报告[EB/OL].[2017 - 10 - 28]. http://cpc. people. com. cn/n1/2017/1028/c64094-29613660. html。

③ 中共中央文献研究室. 十六大以来重要文献选编[M].北京:中央文献出版社,2005:403 - 405。

依法加快建立应急管理机制,有效应对突发事件。2005年温家宝在全国应急管理工作会议上讲话,指出"建立健全社会预警体系,加强应急管理工作,就是要提高国家保障公共安全和处置突发公共事件的能力,预防和减少自然灾害、事故灾难、公共卫生和社会安全事件及其造成的损失,保障国家安全,保障人民群众生命财产安全,维护社会稳定"。"非典"事件后我国高度重视重大事件应急机制建设,党的十六届四中、五中、六中全会,都提出建立健全重大事件应急机制,提高危机管理能力。2008年汶川大地震后,胡锦涛在抗震救灾总结会上提出要"加强应急管理能力建设,大力提高处置突发公共事件能力",建立健全"集中领导、统一指挥、反应灵敏、运转高效"的工作机制①。2009年9月18日,中共十七届四中全会通过《中共中央关于加强和改进新形势下党的建设若干问题的决定》,提出增强"应急管理、舆论引导、新兴媒体运用能力,切实抓好发展第一要务,履行好维护稳定第一责任",加强对领导干部处置突发事件的能力的培养。2010年青海玉树地震、甘肃舟曲发生特大山洪灾害,造成严重危害。同年10月中共中央通过《关于制定国民经济和社会发展第十二个五年规划的建议》,强调建立健全社会安全事件的预防预警和应急处置体系。面对新时期的突发事件,我党及时总结经验,形成应对突发事件的应急管理思想理论,基本内容主要是在科学发展观指导下,党委领导,政府分级负责,社会协同应对,集中统一指挥,群策群力,依靠科技,动员民众,建立健全应急管理机制,完善应急法律体系,提高应对突发事件的能力。

由于党与国家领导人的高度重视,"非典"事件之后我国应急管理制度建设很快开展。2003年后,形成"一案三制"(预案、法制、体制与机制)的科学应急管理系统。国务院颁布《关于全面加强应急管理工作的意见》和《"十一五"期间国家突发公共事件应急体系建设规划》,明确应急体系建设的目标、原则及任务,建立健全各级应急管理体制、机制和法制。我国应急管理制度坚持"以人为本,减少危害,居安思危,预防为主,统一领导,分级负责,职责明确,快速反应"的原则,应急管理分"预防、准备、响应和恢复"四个过程,主要内容包括:应急管理组织体系、应急救援预案管理、应急培训、应急演练、应急物资保障等。党中央国务院确立卫生应急工作目标,按照"分类管理、分级负责、条块结合、属地为主"的原则,构建"统一指挥、反应灵敏、协调有序、运转高效"的应急管理机制,主要包括建立反应灵敏的应急指挥体系、统一开放的信息平台、高效的疾病预防控制体系、医疗救治体系和卫生执法监督体系。2004年1月1日中国"救灾防病与突发公共卫生事件报告"管理信息系统在

---

① 胡锦涛.在全国抗震救灾总结表彰大会上的讲话[M].北京:人民出版社,2008:22。

全国正式启动,信息报告翔实迅速,应急机制快速反应。2006 年国务院颁布《国家突发公共事件应急预案》,2007 年我国颁布《突发事件应对法》《政府信息公开条例》并作修订,建立了统一、协调的突发事件应对法律体系。2015 年我国颁布《突发环境事件应急管理办法》,2016 年国家安监部颁布《生产安全事故应急预案管理办法》,加强应急管理建设。"非典"事件之后我国中央与地方筹资 68 亿元,加强疾病预防控制体系建设和应急队伍建设。2018 年 3 月,我国成立国家应急管理部,其主要任务是防范化解重特大安全风险,整合优化应急力量和资源,推动统一指挥、专常兼备、反应灵敏、上下联动的中国特色应急管理体制的形成。总之改革开放以来应对突发公共卫生事件的实践,促使党与政府转变观念,提高认识,加强了对突发事件应急管理的制度创新,提高了社会管理水平,有效应对国内外突发事件的风险。

二、 突发事件促进我国社会监管体制改革

市场经济存在市场失灵,一是外部性问题,经济代理人将成本或收益施给交易方之外的人,使商品价格不能反映该产品的真实成本,损害社会福利。二是信息不对称,消费者很难了解产品或服务信息,供应者往往提供不合格的产品或服务牟取利润。三是自然垄断,物品或服务由一个企业生产,造成垄断,企业赚取高额利润。市场失灵损害社会正义,危害社会大多数公民的权益,影响经济的良性运行。经济学者认为市场监管能以合理成本减少市场失灵,提升市场效率。纠治市场失灵,需要政府加强监管,充当市场经济的"守夜人"。通过政府监管在食品安全、职业卫生、传染病预防、环境卫生等方面保障大多数公民的利益,化解由此产生的各类突发事件风险。为了保护公民的权利,尤其是健康权利,政府应提供保障,国家介入,社会积极参与,实行有效的市场监管。党的十八大报告提出要"建立健全重大决策社会稳定风险评估机制。强化公共安全体系和企业安全生产基础建设,遏制重特大安全事故"[①]。

立足中国市场监管现状,借鉴国外政府的监管经验,我国提出了强化事中事后监管的原则,明确市场监管职责,引入以信用监管为核心的监管制度,并探索监管方式的创新,推动市场监管法治化、制度化。2016 年我国建立信息互联共享机制,建设国家企业信用信息公示系统、信用信息共享交换平台,应对市场监管难题。2017 年 1 月国务院印发《"十三五"市场监管规划》,这是首部全国市场监管中长期规划,它推动了市场监管的科学化、法制化。

从 2000 年以来,我国食品安全方面突发事件频繁发生,促使国家监管治

---

① 本书编写组. 中国共产党第十八次代表大会文件汇编[M]. 北京:人民出版社,2012。

理理念及体制的转变与创新。突发事件使得食品安全问题进入国家政府的高层战略视野,党与国家领导人高度关注食品安全问题。民众享有食品安全权利被看作与政治、经济同等重要,食品安全问题上升到国家安全战略高度。三鹿奶粉事件后,我国政府开始对食品安全监管制度进行调整及改革,首先取消食品免检制度,其次改革完善食品检测标准。2010 年 3 月卫生部公布"生乳"新标准,三聚氰胺失去"限量添加"的"合法身份"。食品安全事件使得政府更加关注社会管理体制的创新。

2000 年以来在食品安全事件不断发生、民众呼声日高的情况下,中国开始对食品安全监管体制进行改革。2004 年 9 月国务院发布《关于进一步加强食品安全工作的决定》,提出"采取分段监管为主,品种监管为辅"的方式。2008 年我国政府开始建立单一型的监管体制,组建国家食品药品监督管理局,有效防控食品安全风险。2009 年 2 月全国人大通过《食品安全法》,将食品安全上升到基本法的地位,实行从农田到餐桌的全过程监管。2010 年 2月,国务院成立食品安全委员会,提出食品安全是产品质量试金石,应加强食品质量监管。2013 年以来我国对食品安全问题高度关注,政府提出重点治理食品安全。2015 年我国修订《食品安全法》,监管体制由分段监管到集中统一监管,建立产品追溯制度,加重违法惩处力度。

食品安全事件对新形势下政府公共管理水平和制度设计提出更高要求,促进政府管理理念及体制的改革。国家采取以预警风险为核心的科学监管,提高政府社会公共治理水平。

三、突发事件促使我国社会管理法律制度创新

我国突发公共卫生事件的发生及处理,促使公共卫生法律体系的创新与建设。2003 年"非典"事件发生后,我国颁布一系列法律,加强应急管理体系法制建设与"非典"的防治,建立健全突发公共卫生事件应急法律体系,在疫情信息报告公开、应急处理相关职责、法律责任方面有严格的法律规范。把防治工作纳入法制轨道,体现了党和政府对应急管理工作的规律性认识。

党的十六大,尤其是十七大、十八大以来,中共中央、国务院科学分析公共安全形势,作出重大决策,坚持依法应对各类突发事件,及时地把成功经验提升为法律制度,指导接下来的工作。

在突发公共卫生事件中,我国不断总结经验,促进一系列法规的制定实施,加强了公共卫生的法制建设。2003 年"非典"事件发生后,我国颁布《突发公共卫生事件应急条例》,明确突发传染病疫情、重大中毒等公共卫生事件的应对处理措施及法律责任等。2004 年以来禽流感、甲流感事件发生后,我国颁布《动物防疫法》(2007 年)、《重大动物疫情应急条例》(2005)等,对动物保

护、动物疫情报告、强制免疫、应急扑杀等都进行法律规范。2007年11月1日起我国颁布施行《突发事件应对法》，对突发事件作出明确的法律界定，制定了应对措施，使危机处理有法可依。这是应急管理实践和理论创新的成果。三鹿奶粉事件则直接促成《食品安全法》的制定和实施，国家将食品卫生提升到食品安全的高度。近来修订的《食品安全法》(2015年)被称为最严厉的法规，严厉打击食品安全肇事者，最高可判死刑。群发性的尘肺病事件，促成了2011年我国《职业病防治法》的修订。国家加强对职业病的监督，用法律保障劳动者的合法权利。我国从一系列安全事故、环境事故中吸取教训，重视环境立法，修订《环境保护法》(2014年)，以及《大气污染防治法》(2015年)，注重从源头治理，强化主体责任，明确政府责任与排污标准，从法律角度加强对于环境污染的治理。

第三节 突发事件应对促使社会管理机制创新

一、突发事件社会动员机制创新

在处理解决重大事件的过程中，我党走群众路线，充分依靠群众，相信群众，发挥群众的积极性、创造性，创新社会动员机制、方式与内容，有效组织动员群众参与突发事件的处理，提高民众的社会参与度，创新社会管理机制。

(一) 社会动员及其作用

社会动员是通过宣传、传播影响社会成员的态度、价值取向与行为，使得社会成员发动起来，广泛参与，积极行动，实现社会目标，促进社会改革发展的过程。社会动员是我党重要的领导方式与优良传统。我党在长期发展建设中形成科学有效的社会动员理论与方法，开展了物质性、精神性、参与性社会动员，在政治、经济、文化、卫生等方面通过社会动员，呼吁民众广泛参与，促进了社会主义现代化建设事业的发展。主要体现在以下方面：

1. 发掘民众力量，实现社会革命与改革总目标

在民主革命时期，我党开展土地革命，从民众利益出发，通过宣传动员农民广泛参与土地改革运动，满足农民分田分地的愿望。有效动员农民参与民主革命，通过参军、支前等方式支持共产党领导的民主革命，是我党领导民主革命胜利的关键因素。

2. 提高民众的政治觉悟，促进社会改革建设

党和国家通过宣传教育提高民众素质，使他们积极参与社会改革。爱国

卫生运动是 1952 年根据毛泽东、周恩来的倡议,由各级政府组织,全社会参与,为改善社会卫生状况的群众性卫生运动。在卫生保健水平落后,传染病不断肆虐的情况下,党和国家通过组织发动民众的社会力量,开展环境卫生、疾病预防活动,提高了民众卫生科学观念,普及了疾病预防知识。

3. 民众参与国家事务,促进政治民主改革

社会动员提高民众的社会参与意识,促进社会民主改革。社会动员赋予民众在政治选举、权力监督、政治协商等方面的权利。他们参与管理国家社会事务,通过各种途径影响政治决策。这是我国推进民主建设,实现人民权利的重要方式。中华人民共和国建立初期的"三反""五反"运动,就是发动群众广泛参与监督、揭发党内贪腐干部及官僚特权作风,起到敲山震虎的效果。

4. 加强社会管理,应对重大危机事件

现代社会危机事件频发,社会风险加剧。有序广泛的社会动员,能够组织社会各阶层民众,调集社会资源,有效应对危机事件,防控社会风险。社会动员提高民众参与社会事务的能力,促进我国突发事件的有效处置,抵御社会风险。应对突发事件需要民众理性参与,如"非典"时期,部分地区的"隔离"病人;禽流感时期捕杀家禽,对家禽免疫等,都需要民众的理解、支持与参与,才能有效实施。

政府在突发事件中开展应急社会动员,能够尽快组织社会公众自救、互救,再结合政府救援,能降低事件应急管理成本,提高应急管理效率,使得公众及时了解事件态势及应对措施,消除恐慌情绪,共同应对突发事件,形成资源共享及应对合力。

(二) 公共卫生事件中的社会动员内容

社会动员在突发公共事件中具有重要功能,它有独特的内容与组织方式,对突发公共事件的处理发挥重大作用。公共卫生事件与公众的健康生活密切相关,公共卫生事件的应对,需要广泛的社会动员与民众参与。

国外的社会动员措施,立足基层,利用企业、社会力量开展应对活动。如美国建立"防灾型社区",建立相关机构,制定推行社区减灾计划,开展灾害风险评估,提高市民应对突发事件的能力;建立社区应急响应团队,提高社区应急管理能力。同时,美国注重发挥国际红十字会、红新月会、救世军(基督教会组织)等宗教慈善机构的作用。日本将突发事件应对作为企业的应尽职责,企业建立应急救援力量,制定应急计划并进行应急培训演练,与市民防灾组织合作。同时,日本大力开展公共安全教育,将其纳入学校教育体系,编写防灾教材及《思考我们的生命和安全》,面向中小学校发放。澳大利亚重视公民志愿者的积极作用,每个州都有应急服务中心,志愿者参加培训达到标准

后,经过选拔担任救灾救援等工作,并建立防灾教育基地、应急救援学校,通过培训教育实现公民自救。日本、美国也比较注重志愿者救灾服务。

我国的社会动员内容,与各个时期社会政治、经济、文化环境密切相关。在民主革命时期,苏区根据地发动群众开展卫生防疫运动、环境清洁运动。中华人民共和国建立初期传染病肆虐,党与政府以政治动员、群众运动的方式开展卫生防疫活动,开展群众性灭鼠、灭螺运动,对防控鼠疫、血吸虫病发挥重要作用。

在重大突发事件面前,社会动员已经成为党与政府社会管理的重要方式,在社会治理方面发挥重大作用。胡锦涛在"非典"防治会议上提出"要建立健全社会动员机制。能否迅速、有效地组织起充足的人力、物力和财力,是能否成功应对突发事件的关键。要大力创新社会动员的方式方法,综合利用经济、政治、法律等手段,努力使我国社会主义制度集中力量办大事的优越性,进一步制度化"①。社会动员内容主要有以下几个方面:

首先,以人为本,关注人的生命与尊严,注重保障公民权利。在突发事件中,人的生命健康及尊严受到高度重视。在"非典"事件、汶川地震中,党和国家首先是动员民众基于人道主义救助生命,把生命放到最高位置,组织医疗力量、志愿者、解放军官兵,动员社会各方力量参与救助,不惜一切代价救助生命,搜救受地震伤害的民众,体现了党和国家尊重生命的人道主义观念。

其次,注重报道事件真实情况及预防措施。政府通过媒体及时通报疫情信息,引导动员民众采取理性行为,有效应对突发事件。1988 年上海甲肝流行,政府通过媒体传播甲肝的预防措施,对市民进行社会动员,配合疫病的防控。现代社会突发事件的公开报道使民众获得知情权,提高对突发事件的认识,因而他们能够被组织起来有效应对突发事件。

最后,注重卫生科学知识的普及和应急宣教。动员内容主要是有关事件的科学知识、针对性的应对措施。政府应采取深入的动员方式,如社区张贴告示、创建安全应急讲座、发放宣传材料等,得到民众的理解支持。如"非典"时期,要对疑似病患进行隔离。广州市各社区通过宣教,隔离病患,采取有效措施对"非典"进行防控。安徽省阜阳市对农民工等流动人口进行严格的隔离检查,民众在受到宣传教育后积极配合政府。禽流感暴发时期,卫生防疫部门对养殖家禽的民众进行深入的宣传教育,在疫区捕杀家禽,进行家禽免疫。群众在了解禽流感的危害后,都比较支持配合防疫工作。

---

① 胡锦涛. 在全国防治非典工作会议上的讲话[C]//中共中央文献研究室. 十六大以来重要文献选编. 北京:中央文献出版社,2005:405-406。

（三）社会动员的方式创新

社会动员方式,过去主要采用开会、做报告、学习讨论的方式,通过宣传教育影响人们思想行为,形式比较单一。随着社会发展,社会动员方式更加多样。

1. 媒体动员

随着改革开放的深入,现代传媒技术的发展,社会动员方式已经发生很大变化,新型、综合性动员方式发展迅速。媒体动员是运用现代传媒技术,通过新闻广播、电视、互联网乃至手机等传播媒介进行社会动员。媒体动员迅捷、范围广、直观生动、形式多样、信息丰富,给人们留下深刻印象,加快沟通交流。在应对公共卫生事件中,我国政府注重运用媒体动员,如户外广告宣传、数字化学习平台、应急知识宣传栏、社区 QQ 论坛、微信公众号等,收到显著效果。

2. 参与动员

参与动员是通过人们参与社会管理活动进行动员。人们都有参与社会活动的需求,通过参与实现人生价值。参与动员现实广泛,生动具体,符合民众的要求。在公共卫生事件中,参与动员发挥重要作用,既发挥了民众的积极性,又符合他们的权益需求。在我国一些重大职业卫生、环境灾害事件中,政府发动民众广泛参与,进行现场转移疏散,对促成事件的控制及解决,都具有重要作用。

在应急处理中,政府组织应急社会力量,制定社会动员计划,开展应急宣教及演练,设立社会动员协调网络,确定社会动员的范围等级,发布社会动员令,进行指挥协调,统一安排。应急社会动员促进突发事件有效处理,创新社会管理机制,具有重要意义。

（四）公共卫生事件中的公众社会参与

通过社会动员,实现公众的社会参与。公众依法或以政府组织的方式,组织社会团体参与突发事件处置,构建政府与公众之间的沟通纽带,配合、协助并监督政府做好公共卫生事件的处理工作。

突发事件因其突发性、公众性、广泛性,与民众利益密切相关,需要公众的积极、广泛参与,才能进行有效的防控处理。在突发事件中,国家应充分动员社会基层单元,形成覆盖全社会的防护网,在基层形成有力的应急队伍,发挥全民民主参与作用。2003 年的"非典"事件,在经历初期的惊恐混乱后,由于政府的信息公开与舆论动员,公众及医护人员都积极投入"非典"的防控活动中。北京的社区、街道、乡村等设置防疫检查站,自觉进行体温检查与病患隔离,并开展卫生清洁运动。广州社区的民众都动员起来,了解政府颁发的

"非典"防治指引及相关措施,积极开展预防"非典"活动,协助社区疾病控制中心进行病患隔离与环境卫生工作,成效显著。在高致病型禽流感疫情严重时期,经过政府的宣传教育和动员,广大农民积极配合进行疫区家禽宰杀以及强制免疫活动,并停止家禽交易,以防止疫情的扩大,及时有效地防控疫情蔓延。在 2008 年汶川地震中,有大量的志愿者,以及非政府民间组织到灾区参与救援,发挥重要作用。社会治理的核心是合作与公众参与,我国突发事件的公民参与度不断提高,参与成效日趋显著,体现公民素质的提高和成熟。政府通过让公民参与应急管理,调动全社会的人力物力,促进突发事件的应急处理。通过公民参与应急处理,我国开始探索社会管理的新模式,即政府主导,社会、公民有效参与支持,共同协助合作,从而提高我国社会管理的水平。

二、 突发事件新闻报道机制创新

(一) 突发事件中新闻报道作用

现代社会舆论越来越受到人们的重视,突发事件往往成为人们的关注的焦点。能否运用媒体,把握舆论导向,是能否应对解决突发事件的关键。政府的新闻报道对于及时公布事件真相,满足公众知情权,引导舆论,处理突发事件,维护社会安定具有重要作用。

首先,新闻报道具有权威性,能及时迅速报道事件真相,澄清事实,保障公民知情权,消除社会恐慌。公共卫生事件因其不确定性往往引起民众的高度关注与惊恐,人们本能地渴求信息,了解真相,进行自我防护。政府发布新闻能够在第一时间告知公众事件真相及政府采取的措施,满足公众的知情需要,稳定公众的情绪,使得他们配合、支持事件的解决。如果政府新闻发布不及时,就会产生谣言,造成民众的非理性行为,如"非典"时期广州市民听信谣传抢购醋、板蓝根,日本福岛核泄漏使我国民众抢购碘盐等,造成严重的影响。

其次,新闻报道能进行广泛的社会动员,使民众采取措施有效防范和处理突发事件。现代社会媒体发达,如果政府新闻发布滞后,就会失去舆论主动权,造成谣言满天飞的局面,导致事态恶化。政府只有及时公开报道事件真相,采取防范措施,掌握引导舆论的主动权,树立责任政府的良好形象,才会得到公众的理解支持,才能防止事态的扩大。如"非典"时期对病患的隔离,禽流感时期对家禽的宰杀与免疫等,都是通过新闻媒体、网络的宣传,进行有效的组织动员。这对于疫情控制发挥重要的防控作用。

最后,新闻报道进行科学知识教育宣传,使民众了解预防措施,积极应对突发事件。在突发事件的防控中,政府报道具有重要的权威性,能得到民众的信任。在防治鼠疫、血吸虫病的过程中,通过媒体宣传教育,民众采取了灭鼠、灭螺,避免接触疫区、"疫水"等防护措施,提高了科学防控疾病的意识与能力。对职业尘肺病,通过职业健康教育,工人了解了尘肺病及其危害,做好安全防护,避免露天粉尘作业。

(二) 突发事件中新闻报道模式

舆论是一把双刃剑,能够化解危机,也会恶化事态,造成不利影响。突发事件发生后,有关部门对外新闻发布不及时,长久不作回应,往往产生很大社会反响,造成被动局面。在当前信息化时代,一些政府部门对舆论的影响力没有正确的认识,在突发事件中新闻报道不主动,对于媒体信息,包括网络信息报道没有进行认真的分析,并积极采取措施有效应对。2010 年贵州恒盛公司尘肺病事件的暴发是源于工人在"天涯"网站发的帖子。"三鹿奶粉"事件最早是消费者、医生在网上披露,导致公众的强烈反响。根据统计,80%的中国危机从网络媒体暴发,网民的帖子、博客文章,使得突发事件很快成为民众关注的焦点。哲学家罗素说:"回避绝对自然的东西意味着加强,而且是以最变态的方式加强。"在突发事件中政府封锁消息,隐瞒真相,只能加剧恐慌,滋生谣言,造成不利的舆论环境,失去公众的信任,造成严重的后果。因此在突发事件发生后,政府需要及时、公开、透明地发布事件相关信息,争取社会舆论的主动权,赢得民众的支持理解,这样才能有利于突发事件的应对解决。

从中华人民共和国建立到改革开放时期,在不同的时代环境下,我国政府对公共卫生事件的新闻报道模式发生很大变化:从以"阶级斗争"为纲到"以人为本",关注公民权利;从正面报道人与灾难斗争的英勇事迹,到全面客观报道事件灾情,公开发布真实信息,保障公民知情权,等等。社会在进步,突发事件中的信息报道也在不断改善。2005 年 9 月,国家保密局和民政部联合宣布,因自然灾害导致死亡的人员总数及相关资料不再作为国家保密事项,对突发事件报道机制作了规范。2007 年 4 月国务院发布《政府信息公开条例》,2008 年 5 月实施,该条例明确规定行政机关应公开政府信息,涉及突发事件应急管理,包括突发事件应急预案、预警信息及应对情况,环境保护、公共卫生、安全生产、食品药品监督管理情况等,保障公众知情权。政府认识到新闻报道在应对突发事件中的重要性,积极推进报道法制化建设。

(三) 突发事件中政府新闻发布机制创新

现代社会传媒高度发达,影响力极大,尤其是网络,已经渗透到人们的工作与生活。政府需要建立有效的新闻发布机制,应对突发事件。

1. 建立突发事件应急新闻发布机制

突发事件发生后,公众担忧自身安全利益,渴求有关信息,急于了解事件真相、政府措施等。政府及时发布信息满足公众需求,能增强政府的公信力。"非典"事件发生初期,政府信息不公开,导致事态扩大,乃至国际社会对中国发出"隔离"之声,致使政府形象受到极大的负面影响。政府及时、准确地发布新闻信息,可以控制谣言,减少民众恐惧,有利于化解危机,推动事件的及时解决。

突发事件需应急新闻发布,政府要创新应急新闻发布机制。首先政府部门要转变观念,改变面对突发事件隐瞒拖延、敷衍塞责的认识,主动应对公开新闻报道,掌握舆论主动权。建立突发事件新闻发布专门机构,配备必要的专业人员以及经费设备,明确突发事件中政府新闻发布的范围内容、方式方法、目标目的。新闻发布方式主要有政府公报、新闻发布会、新闻稿、政府网站及宣传单等。拟定新闻发布的方案,政府部门确立新闻发言人,选择政治素质高、政策水平强、具有宣传工作经验的人担任发言人,保持宣传口径的统一,打造政府与媒体良好信息发布合作关系,及时了解事件相关情况,保证信息发布的准确性与权威性。政府公布应急电话,安排相关人员接待记者与公众,与公众进行面对面沟通,加强与各部门的协调,引导媒体向积极方面报道,避免信息混乱造成负面影响。政府部门向媒体发布权威信息,能够缓解媒体、公众的压力,为问题的处理保留回旋余地。

2. 制订突发事件新闻报道应急预案

突发事件中新闻信息的报道需要有良好应急预案。应急预案包括新闻发言人及相关应急机构要准备新闻发布材料,核准事实;统一客观一致的口径;落实各类材料,材料要反映事件真实情况;组织应对措施,公众行为等;新闻发布的方式,信息传播的设施保障,与新闻人员的沟通联络,新闻发布会的组织召开等。政府根据现场容纳实际情况指定新闻媒体活动范围,保证采访与救援的正常进行;建立健全新闻发布应急预案,能够在突发事件发生后,积极有效地进行新闻传播,引导媒体舆论,促成突发事件的及时解决。

2006 年中央电视台制定《突发事件和重大活动报道管理规定》,加强对突发事件的应急报道管理。汶川地震发生 32 分钟后,中央电视台作报道;52 分钟后,新闻频道推出《关注汶川地震》直播特别节目;3 个多小时后第一批记者到灾区现场报道,两天内各路记者赴灾区展开报道。在紧急情况下央视调动一切传播手段,使新闻信息报道达到公开化、最优化,对消除民众恐慌情绪、调动社会力量抗震救灾起到积极作用。

3. 注重突发事件新闻报道策略

目前,针对突发事件,政府发布新闻需要掌握策略。一是新闻报道要及时主动、迅捷真实。突发事件发生后,政府要及时在第一时间发布信息,迅速反应,告知民众真实情况,杜绝谣言的出现与传播,掌握舆论主动权、事件处理主导权。网络与手机媒体的普及,要求新闻发布更加快捷及时。汶川地震发生后党和政府主动向社会发布灾情报告,灾情信息被快速公开。新华社在地震发生十几分钟后,就发出了快讯。主要媒体 24 小时不间断直播,创新闻纪录。二是新闻报道公开透明。在"非典"事件中,中央政府面对不利的谣言,每天发布疫情,提供及时、客观、真实信息,谣言不攻自破。杭州市及时公布"非典"疫情及政府十项措施,将疫情、疫点、留验点公之于众。98%的市民认为政府举措及时有效,民众满意率达到 99%。经过"非典"事件,我国政府信息发布更加公开透明,取得了公众的信任,增强了政府公信力。三是新闻信息发布要客观权威,科学传播,具有统一性。公共卫生事件涉及卫生科学等多方面专业技术知识,对公众进行科学、客观、权威的信息传播,才能取得公众的信赖和认同。三鹿奶粉事件中,卫生部专家在媒体上解读三聚氰胺及结石医学知识,使众多家长、公众认识到科学知识,了解事件真相,及时停止食用问题奶粉,采取医治措施。职业卫生事件中,通过卫生专家的信息传播,职工了解尘肺病知识及危害,这对及时解决事件起到重要作用。政府在传播信息中突出情感力量,以情动人,取得公众谅解。四是政府新闻报道要引导舆论,遵循新闻发布的规律,用公众接受的方式组织新闻传播内容,形成有利于解决突发事件的舆论导向。

新闻报道反映党的政策主张,体现民众的心声。在突发事件发生时期,政府新闻报道要把公众利益放在首位,胡锦涛指出,"要坚持把实现好、维护好、发展好最广大人民的根本利益作为新闻宣传工作的出发端和落脚点,把体现党的主张和反映人民心声统一起来,把坚持正确导向与通达社情民意统一起来,尊重人民的主体地位,发挥人民的首创精神,保证人民的知情权、参与权、表达权、监督权。"[1]我国部分政府官员缺乏与媒体沟通的能力,事件发生后没有及时进行新闻发布,导致谣言流传,民众恐慌。在三鹿奶粉事件发生后,当时任中央党校校长的习近平就强调指出,(官员应)"提高同媒体打交道的能力,尊重新闻舆论的传播规律,正确引导社会舆论,要与媒体保持密切联系,自觉接受舆论监督。"[2]我国处理突发事件,需要完善政府新闻发布制度,保持信息渠道畅通,引导舆论民情,提高媒体应对能力,提高党与政府的社会公信力。

---

① 胡锦涛到人民日报社考察工作[N].人民日报,2008-06-20。
② 张毅强.风险感知、社会学习与范式转移[M].上海:复旦大学出版社,2011:169。

第七章 我国重大公共卫生事件应急管理策略

我国在公共卫生事件的处理中,积累了丰富的经验,注重突发事件处理的应对策略,主要体现在加强应急管理体系、受害者的赔偿政策机制、媒体应对与信息传播的策略、应急科研合作机制策略、心理救援体系建设等方面,切实加强公共卫生事件的处理应对,保障民众生命健康与社会安定。

第一节 加强应急管理体系建设

公共卫生事件是一种危机,应对公共卫生事件需要政府加强危机管理,运用科学的理论与方法,建立现代应急管理体系,更好地预防及处置突发公共卫生事件。

一、应急管理及国外经验概述

应急管理是对于突发事件的管理,应急管理的直接目的在于恢复秩序,最终目的在于防范危机。应急管理是一个系统工程,包括危机事件来临前的发现问题和研究问题、危机来临时的处理问题、危机解除后的恢复秩序等。应急管理预控具有较强的权变性,由于危机具有不确定性,在实践中决策主体要有多套预案。

应急管理在突发事件中具有重要作用,主要体现在预防、准备、反应与恢复四个方面。预防是应对突发事件的关键。一是预防预测,包括监测、预演。重大卫生疫情的动态监测要广覆盖,在美国就包括911呼救症状监测、医院急诊室病人监测、社会药物销售监测等。对监测获得的原始信息要进行科学处理和分析,才能进行有效的科学预警。二是准备,在突发事件中对危机的准备包括预警、储备。根据事件的危害大小,采用不同级别的预案。预案内容要详细,应该具有明确的指导意义。储备则是指根据经验,针对事件进行的必要物资储备,如针对疾病疫情须准备的救治设备和药品等①,为事件的处理提供物资保障。三是反应,指的是突发事件发生后的应急反响。通过应急条例明确相关部门的职能和责任,及时发布相关信息,正确引导广大群众从容面对危机。在应急管理决策机构统一指挥下,政府各部门如卫生、安全、军队、警察、消防、交通、社会保障等要建立沟通和协调机制,紧密合作,形成合力②。四是恢复,主要是公共卫生事件处理平息后续事务,包括评估、完善、恢复、转危为"机"。突发公共卫生事件结束后,政府应组织有关专家学者科学客观地评价应急预案的实现程度、取得的成绩、存在的问题和经验教训,以便发现工作中的薄弱环节,改变工作中不恰当的做法,为今后更好地开展工作打下基础。危机也是机遇,处理得当可以使人们增强危机感,提高相关机构工作效率。我国的公共卫生事件应急管理处于初始阶段,而英、美国家的公共卫生体系比较成熟发达,我们可以从世界发达国家汲取经验。

1. 美国的公共卫生应急管理

美国建立了"国家—州—地方"三级公共卫生治理网络,该网络应对突发公共卫生事件的能力走在世界的前列。美国将应对公共卫生突发事件的战线扩展到世界各地,与世界各国以及包括世界卫生组织(WHO)在内的多个国际机构展开密切交流与合作,将公共卫生的全球治理作为国家战略的重要组成部分。美国应对突发公共卫生事件的服务系统主要是 CDC(疾病控制和预防中心)、HRSA(医院应急准备系统卫生资源服务部)、MMRS(城市医疗应急系统)三个部分。CDC 收集各种不同疾病的病例信息,对不同组织和机构的研究信息进行整理和综合,从而为公共卫生事件的处理提供更为完整的共享信息。在美国的突发卫生事件应对体系中,CDC 是整个体系的核心;HRSA 则通过各级医疗保健和管理机构,为国民提供健康服务,构筑强大的公共卫生防护网;MMRS 则更能体现出美国公共卫生治理的理念,它在应对公共卫生事件的目标指引下,建立公共卫生治理的网络,公共卫生、危机管理、执法、医疗和消防救护等多部门实现了多维度、多领域的联动和协作,形成科学高效的应急管理体系。

美国立法体系比较完善。"9·11"事件后的炭疽病恐慌使美国认识到生物恐怖与疾病的关联。2002 年美国制定《防止生物恐怖袭击法案》,成为指导性法律规范。美国经验表明,强有力的公共卫生基础设施与高效的应急管理能力,是对公共卫生事件的最好防御。全球化背景下,突发公共卫生事件威

---

① 于水,郭力生. 核恐怖事件与医学应急处理[J]. 中国辐射卫生,2003(12)。

② 缪凡,陈坤. 突发公共卫生事件中危机管理模式的作用[J]. 中国公共卫生,2006(10)。

胁国家安全。1976 年美国颁布《全国紧急状态法》,将应对公共卫生事件纳入国家安全危机管理体系之中;1992 年 4 月联邦应急管理局制定了《联邦反应计划》,将公共医疗系统作为国家灾难应对体系中的重要组成部分;2002 年美国制定《美国联邦反应计划》;2003 年美国成立了国土安全部,全面负责包括公共卫生突发事件在内的各类突发事件的应对与管理。国家危机管理体系和公共卫生服务体系的良好配合是应对公共卫生事件的重要基础。美国建立综合性应急管理体系,包括法律、规划、预案、组织体系,监测预警体系,应急反应体系,综合管理体系,教育动员体系等,具有很强的防灾能力。

2. 英国的公共卫生应急管理

英国的应急体系比较先进。2002 年英国修订了国民健康服务系统(NHS)计划,构建完善的公共卫生应对网络,该网络包括卫生局、健康与社会保健理事会、执行官员等。2003 年英国成立健康保护机构(HPA),支持 NHS 在传染病领域的服务活动,监测疾病威胁,及时反应,开展应对突发事件的研究、教育和培训,向公众提供清晰、权威、可信赖的卫生信息。英国国民医疗服务制度建立于 1948 年,该体系阵容庞大,医疗队伍专业化程度高,受到包括世界卫生组织在内的全世界的广泛赞誉。在突发事件暴发时,为了能够更及时和有效地应对,英国还设置了垂直管理的应对管理体系,即中央设立突发事件规划协调小组,主要负责发布应对突发事件的国家指导,协调卫生部与其他政府机构的联络。英国的卫生保护局(BHPA)成立于 2003 年 4 月,是由卫生部大臣许可成立的独立的跨部门组织。该部门的主要任务和目标是保障国民的健康,减少传染病、化学危害、毒物和放射性物质危害的影响,为英国有效应对各类突发事件提供保障。

英国突发事件应急管理主要是地方自治,明确规定各个部门的应急管理职责,中央政府予以协调支持。英国突发公共卫生事件的应对体系,实际上是以国民医疗服务体系为核心的,以初级保健联合体作为社区卫生保障的第一响应机构,形成了以社区为基础,自下而上的危机响应体系。中央政府和基层组织之间权责分明,中央应急部门主要负责制定应对突发公共卫生事件的规划和指导方针,提供必要的财力和智力支持。

3. 日本的公共卫生应急管理

受自然地理条件的影响,日本自然灾害频发。日本人应对各种灾害的危机意识很强,有着很好的危机管理传统,形成了一套以预防为核心的危机应对体系。日本在 20 世纪 60 年代制定了《灾害对策基本法》,建立全面预防、应急救援、恢复重建的综合管理体制;90 年代后建立了内阁危机管理总监,加强对重大事件的应对。

日本的卫生管理和服务体系分为国家(厚生省)、都道府县(卫生主管部局)、保健所、市镇村(卫生主管科股)。日本突发事件频繁,应急处理由管理健康、福利、劳保的厚生劳动省负责。厚生省和都道府县的卫生行政机关作为国家垂直管理的卫生行政机关,主要作用在于制定和执行国家的卫生保健政策,对保健所实施管理和协调,起到上传下达沟通协作的作用。日本政府与国民都有明确的责任义务,中央主管机构制定实施应急方案,传染病信息监测则由国家传染病研究所信息中心负责。此外,在应急系统中,消防、电力、供水、通信、医疗、警察、交通等部门都有各自的应急管理实施要领,互相配合,实行应急对策[1]。日本还非常注重培养国民,尤其是儿童和青少年的危机意识,并将普及应急知识作为学校教育的重要任务。日本应对突发公共卫生事件的机制主要以基层的保健所为核心,以个人的卫生习惯和意识为基础,将突发公共卫生事件限制在较小范围内。

综上所述,国外的应急管理体制有其先进性,在组织体系、应急管理、技术设备、职责分工、流程运行等方面,都有值得我国借鉴之处。

二、 加强公共卫生事件应急体系建设

2003年的"非典"、2004年的禽流感、2009年的甲流感等事件,暴露出我国应急管理机构尤其是基层机构建设、公共卫生信息平台建设、预警预测体系建设、应急响应协调体系建设等方面的不足。经历多次公共卫生事件之后,公共卫生应急管理受到人们充分重视。

(一) 加强基层应急管理机构及人员建设

我国应急管理存在很多问题,基层应急管理机构薄弱,专业人员匮乏,投入保障严重不足,应急管理能力不强,难以迅速反应和积极应对。需要政府加强基层应急管理体系建设。"非典"事件后《国务院关于全面加强应急管理工作的意见》中指出要建立运转高效的应急管理机制,从中央到地方设立各级应急管理领导中心,科学领导决策,协调各个方面工作,为公共卫生应急工作提供人力、技术、物资设备等保障。我国目前建立了常态管理与非常态管理相结合的新型应急管理体系,实现应急管理制度化和常态化、专业化。但是我国很多城市社区、乡镇农村没有建立应急工作机构,缺乏专业应急管理人员,对于突发事件往往只能简单应对。根据2012年的不完全调查统计,"哈尔滨、江西等地区市级卫生局有编制的应急管理机构不足50%,县级应急机构则不到10%。"[2]基层应急管理人员不足,且年龄偏大,职称、学历偏低,专业

---

① 王俊.公共卫生:政府的角色与选择[M].北京:中国社会出版社,2007:37-43。

② 凌玉、陈发钦.我国突发公共卫生事件应急管理存在的问题和对策[J].中国公共卫生管理,2012(2)。

性人才短缺。"非典"事件后调查发现,"2007 年安徽安庆全市疾控机构编制人员数为 484 人,实际职工总数 539 人,在职在编数 466 人,学历本科以上仅占 10.83%,大专以下学历 65.98%,高级技术职称仅占 6.3%,无职称占 24.1%。"①我国基层应急经费投入严重不足,根据统计,2008—2010 年间,湖北 99 家县级医疗机构每年只有 4.6 万元卫生应急经费。

我国加强基层公共卫生应急机构建设,一是建立健全基层卫生应急机构体系。建立县、乡卫生应急体系,在各级市县的疾控中心要建立健全应急管理机构,建立健全县、乡级卫生应急体系网络,建立县疾控应急中心、乡镇医院应急站、社区卫生服务中心应急站,设置专门机构与人员,加强公共卫生应急建设。二是加强各部门应急管理与协作,提高基层突发事件应急管理能力。我国应建立省、市、县应急体系一体化机制,将实力较强的省、市疾控中心、应急机构与县、乡对口结合,建立联合体,派技术人员定期到县乡支持帮扶,加强对县乡的人力、物力支持,逐渐实现县乡应急机构的建设与应急能力的提高。三是加强应急经费投入与保障,以及对专业人员的培训教育。各级政府需要增加基层应急建设投入,配备专业人员与专业设施、专项经费等,加强对人员的应急专业培训。切实提升基层公共卫生应急管理能力与服务水平。

(二) 建立公开的信息发布网络平台

在应对公共卫生事件方面,我国急需加强信息化建设。我国应建立反应及时、公开透明的信息系统,满足群众的知情权,消除民众的疑虑惊惶,从而凝聚民众的力量应对突发事件。我国在"非典"事件后建立健全了传染病网络信息直报系统,实现传染病疫情报告的动态性、实时性和网络化。根据统计目前全国已有 66% 的乡镇卫生院、93% 的县级医疗卫生机构实现传染病及突发公共卫生事件网络直报,为做好突发事件的预测预警工作奠定了信息基础。

1. 建立突发公共卫生事件专题信息数据库

该信息数据库内容可包括各种传染性疾病、突发性疾病,各类卫生事件的疫情状况、防治方案和相关信息,各类中毒、灾害、交通事故、恐怖事件等突发事件中受伤人员的救治方案和信息,各类应急医疗机构数据库,包括各医疗卫生单位,特别是急救中心、疾病预防控制中心、门诊急诊室、各野战医院、野战防疫队等。实现突发公共卫生事件信息与机构的网络一体化,便于实时沟通。

---

① 李贤相,王学明,程鸿飞.安庆市突发公共卫生事件应急管理现状及对策[J].中国公共卫生管理,2008(4)。

2. 建立高效、兼容的信息管理平台，提高信息资源的利用率

我国应建立和完善突发公共卫生事件信息管理平台，实现指挥、控制、保障、管理职能一体化；要建立快速疫情报告和信息提供双通道信息网络系统，确保疫情报告准确及时，同时能快速准确搜集防治信息，为医务人员控制疫情、救治患者提供重要的参考信息。

3. 制定政策法规，加强公共卫生信息化建设

我国应建立相关规章制度，规范突发公共卫生事件信息化管理，包括制定管理规定、措施、疫情报告程序、预案启动程序和预警响应流程等；建立统一的信息标准，实现资源数据的共享，确保突发公共卫生事件应急流行病学调查、传染源隔离、医疗救护、现场处置、监督检查、监测检验、卫生防护等工作高效有序地开展，保证信息的搜集、处理、传递和利用的有效和畅通。

（三）建立疫情预警监测系统

预警机制是突发事件及时反应的重要方面，包括监测系统、咨询系统、组织系统与法规体系。预测是防范危机事件的关键，通过监测发现危机的苗头，科学识别、准确分级、及时响应，做好应对准备。应对突发事件需要国家建立反应灵敏的预警监测体系。一是建立突发事件的监测系统。国家建立公共卫生信息数据库，加强信息监测系统的建设，广泛覆盖社会各个方面。只有对信息进行准确加工、科学分析，才能发出疫情警报。按照《突发公共卫生事件与传染病疫情监测信息报告办法》《国家突发公共卫生事件相关信息报告管理工作规范》的要求，各地应加强疫情监测预评估建设。各地应将疫情信息监测网络覆盖到县、乡镇、村与社区，与当地的卫生机构建立延伸关系，实现突发公共卫生事件基层网络直报与监控。卫生部门根据监测信息，及时发出可能发生公共卫生事件的报告。国家应建立预报系统与预警报告制度，为卫生部门采取防控措施提供科学依据，使得政府与社会提高应急反应准备能力。二是制定突发事件的应急预案。政府的应急救援预案在突发事件中起到重要作用。应急预案应包括危机的预测诊断，人力、物力资源的准备，应急组织人员及职责，行动的程序与步骤，演练步骤、计划，危机后的恢复重建等。各部门明确职责，积极投入，做好突发事件的预警工作，切实防范重大公共卫生事件的发生。

突发事件预测预警机制依靠科学，以人为本，满足公众的需求，重视公众参与，做好常态与非常态的预警。目前，我国预警信息监测发布不够常态化，风险分析能力较低，预警信息没有与社会应急响应结合。因此我国需要建立科学的预警监测指标，确认社会风险，监测分析突发事件危险源；规范预警风险流程，监测、识别风险，进行风险分析评估；加强风险控制，重视预警信息传

播,做到科学预警、有效报警,及时作出应急响应,从而提高风险预警监测水平。

(四)建立应急响应系统

公共卫生事件的应急响应主要体现在专业救援人员队伍、物资设备保障,以及事件反应处理措施等方面。首先要加强对应急专业队伍人员的培训,按照卫生部《关于建立应急卫生救治队伍的意见》,组成应急救援队伍,建立国家级应急队伍专家库,保持应急准备状态。在事件危机处置过程中,突发公共卫生事件事发地的一级政府,按照应急条例和预案向上一级政府报告,迅速组织协调应急救援力量,救治伤病员,紧急疏散居民,实施必要的管制措施,积极控制局势,防止事态进一步发展;各级卫生行政部门组建应急专家委员会,确定事件的响应级别,启动应急预案;事件被有效控制后,在经过专家评估确认后,由政府宣布终止应急。应急响应需要各级政府加强对于应急物资、设备设施、医疗药品、技术人员等资源储备的保障。我国急需建立以社区、村镇为基础的自下而上的快速反应体系。这样疫情能够在第一时间被发现上报,政府能迅速采取措施,隔离病患与现场,组织急救,研究分析病因,及时遏制突发事件的蔓延,把事态控制在最小范围内。

我国要加强突发事件应急指挥、预测预警建设,将突发事件应急网络建设纳入城市公共安全信息共享网络系统中,形成融指挥协调、监控预测、医疗救助、物资储备等为一体的电子信息网络系统。建立反应灵敏、实现共享的应急管理信息系统,提高政府履行公共服务与社会管理职责的能力。要建立责权明晰的一体化应急管理机制,加强对资源、技术、能力的整合,提升应急管理的效率。

第二节　建立受害者赔偿体系

一、公共卫生事件的赔偿概述

突发公共卫生事件对公众生命健康造成严重损害,对受害者的治疗和赔偿成为国家在公共管理领域中要解决的重要问题。在我国政府起主导作用,形成行政主导型赔偿模式。

赔偿即对他人的损害进行补偿。从对突发公共卫生事件受害者进行的赔偿来看,赔偿主体是赔偿政策制定、实施者,可以分为国家赔偿、事故责任方赔偿、第三方赔偿(如保险)。赔偿对象是指在事件中受到伤害(包括致病、致残、致死等），需要进行补偿的群体。赔偿内容包括对受害者进行免费医疗、现金赔付，基金、社会捐赠等。突发公共卫生事件影响大、范围广、受害者众多，造成大规模的侵权行为，侵权人往往丧失赔偿能力，受害者的赔偿救济成为难题。因此需要国家发挥职能，承担调整赔偿的重任。《国家赔偿法》规定国家因国家机关和工作人员的行为造成大规模侵权事件，应依法承担赔偿责任。国家通过设立企业保险、救助基金等方式救济受害者，优化救助机制，促成事件解决，缓解国家和社会压力。

突发公共卫生事件中的赔偿具有重要的作用。首先，赔偿体现人道关怀，是对受害者及其家庭生命健康权利的保障，通过赔偿恢复其生活水平。其次，赔偿有效控制了突发公共卫生事件带来的损失，保障了受害者的合法权利，有利于国家及时解决突发事件。最后，对受害者进行赔偿，能稳定受害者的情绪，防止不法分子利用受害者的悲愤情绪和人们对受害者的同情心，借机扰乱社会。

在我国目前关于突发公共卫生事件受害者的赔偿问题没有专门立法。《突发事件应对法》《消费者权益保护法》《食品安全法》《职业病防治法》《侵权责任法》规定了相关赔偿的具体内容，注重受害者医疗康复以及生活保障。赔偿政策是受害者获得赔偿的基本依据，如《关于做好婴幼儿奶粉事件患儿相关疾病医疗费用支付工作的通知》《关于做好传染性非典型肺炎有关后遗症治疗工作的若干规定》。

二、 突发公共卫生事件的赔偿及存在问题分析

我国的受害者赔偿处于一种行政主导模式，即由国家承担主要的受害者救助和赔偿责任。

在突发公共卫生事件发生后，主要由政府主导制定赔偿政策，对受害者进行医疗救治与经济补偿。如1998年发生的朔州假酒中毒案，当地政府积极制定应对措施，对住院病人实施免费救治并补贴每人1万元作为补偿。2003年阜阳劣质奶粉事件发生后，政府发布通知要求对患儿进行免费治疗，所需经费采取政府和社会救助相结合的方式筹措解决，对因服食伪劣奶粉死亡的每位患儿的家庭救济1万元。2003年"非典"事件暴发，政府对患者采取先救治后结算的政策，免费救治农民和贫困"非典"患者。北京设立定点医院免费接收治疗"非典"后遗症患者；红十字会给予患者一定补助，其中有工作单位的每年每人补助4 000元，无工作单位的每年每人补助8 000元。2012年，补助金额分别提高到了4 500元和9 000元[①]。在重大自然灾害中，国家给予受

---

① 白朝阳. 非典后遗症患者现状[N]. 中国经济周刊，2013 - 04 - 16。

害者的救助标准有所不同。2008 年汶川地震,我国政府对因灾遇难家庭每人发放 5 000 元抚慰金。2010 年青海玉树地震,对遇难者每人发放 8 000 元抚慰金。

表 7-1　突发事件救助标准①

事件	朔州毒酒	阜阳奶粉	三鹿奶粉	汶川地震	玉树地震	舟曲泥石流
救助项目	病人补偿	死者抚恤	死亡抚恤	死者抚恤	死者抚恤	死者抚恤
个案标准(人)	1 万元	1 万元	20 万元	0.5 万元	0.8 万元	0.8 万元
				房屋补助 2 万元	房屋补助 13.5 万	房屋补助 2 万元
全国标准		5 000 元/人		4 259/间	1 万元/户	

我国的受害者赔偿存在很多问题,对此进行分析能为受害者赔偿措施的制定提供借鉴。

1. 补偿标准单一,赔偿金额不足

我国的补偿标准单一,忽视了受害者的具体损害状况,未能做到真正的公平。三鹿奶粉事件发生后卫生部制订的赔偿方案中,患儿被分为死亡、重症、一般三种情况,赔偿数额分别是 20 万、3 万、2 000。2 000 元对于一般患儿的治疗而言显得严重不足。补偿款的多少关乎受害者及其家庭的生存问题。如何科学制定和有序发放补偿款是政府应对公共卫生事件的关键所在。

2. 补偿申请审查手续烦琐

突发事件的赔偿需要受害者根据自身具体损害情况进行申请,通过审查最后获得免费医疗与补偿款。我国目前烦琐的审查手续使一些受害者难以得到及时的赔偿,如阜阳奶粉和三鹿奶粉事件中由于申请手续繁复,许多受害患儿无法获得免费医疗。阜阳奶粉受害患儿获得免费医疗的条件是具备奶粉购买凭证、奶粉质量检验报告单、住院病历、专家鉴定结论等材料。三鹿奶粉患儿要想获得后续治疗补偿,必须是被登录在当地卫生部门已建数据库患儿名单中,患儿家庭必须出具此前赔偿金收据、医学诊断证明、申请人身份证及其与患儿关系证明等,很多受害者因手续繁复得不到相应的补偿。

3. 赔偿基金运作存在缺陷

医疗赔偿基金的设立是政府在应对突发事件中结合实际情况和吸取国外经验的一种探索与实践。三鹿奶粉医疗赔偿基金为三鹿奶粉受害患儿 18 周岁以前相关疾病提供免费治疗,对患儿及其家庭提供了很大的保障。但是

---

① 中华人民共和国民政部. 中国民政统计年鉴[M]. 北京:中国统计出版社,2013:58.

在基金的实践操作中,无相关法律法规可循,基金使用信息缺乏透明性。2012 年 5 月 14 号,基金的运作方中国人寿保险公司发布了一则《婴幼儿奶粉事件医疗赔偿基金管理及运行情况》通告,"自 2009 年 7 月 31 号医疗赔偿基金正式启动至 2011 年 12 月 31 号,中国人寿累计办理支付 2 055 人次,支付 1 242 万元。截至 2011 年年底,医疗赔偿基金账户余额 1.9 亿元(含利息)。"[①]三鹿奶粉事件医疗赔偿基金也被称为"谜基金"。

4. 相关立法滞后

我国缺乏专项受害者赔偿法和赔偿基金法。《企业破产法》中食品安全债权的规定和十倍赔偿金缺乏可操作性,无法满足受害者的补偿需求。按《企业破产法》有关规定,三鹿企业在清偿职工工资、医疗等费用后无须承担患儿的赔偿费用,受害者的赔偿希望将落空。此外,《侵权责任法》的惩罚性赔偿及《食品安全法》的十倍赔偿金的设定,在赔偿实践中具体数额不容易确定,可操作性有待加强。

三、 公共卫生事件受害者赔偿对策

1. 制定公共卫生事件受害者赔偿专门法规

我国对受害者的救助没有形成专门的法律规范,受害者救助缺乏充分完备的法律依据。受害者赔偿的规范化和法定化可以最大限度地利用国家公共资源和强制力,保障受害者的基本权利。我国《突发事件应对法》《社会救助暂行办法》《自然灾害救助条例》等对政府救助做了基本规定,但是没有明确的法律依据。政府要结合我国国情、以往公共卫生事件受害者赔偿情况以及相关法律法规中的条文,以保障公共卫生事件受害者的身心健康为目的,以事件中受到损害的公民为赔偿对象,以国家、责任企业、社会、保险公司等机构为赔偿主体,以医疗救治与经济补偿为主要赔偿内容,构建一个完整的受害者赔偿体系,将受害者赔偿法定化,保护受害者的合法权益。

2. 建立市场化的救助机制

市场化是将赔偿政策的制定到实施放到整个市场经济范围内,减少行政干预,给患者、医院更大自主权,使救助资金效益最大化。受害者救助市场化主要涉及免费医疗、赔偿金发放和基金三个方面。政府在处理公共卫生事件时建立市场化机制。第一,建立专门账户。面对受害者的医疗需求,政府可以为每一位受害者建立一个专门账户,将公共卫生事件救助金打入此账户,受害者及其家庭根据治疗情况进行付款,如果治疗费用用完,再由

---

① 康尼.婴幼儿奶粉事件医疗赔偿基金管理及运行情况[N].中国保险报,2012-05-15。

政府提供资金,可以避免某些医院与政府拒绝救助受害者的情况发生。第二,实名发放赔偿款。对赔偿金的发放实行实名制,受害者或其代理人先领取后再由赔偿主体确认领取资格的合理性,对不符合条件的没收赔偿金。在救助标准方面,可以建立公众参与的机制,在政府引导下受害者群体以自治的方式确定一个合理认可的分配方案,分配过程简单透明,容易被群众所接受。

3. 建立意外损害社会救济基金

建立突发事件社会救济基金,对事件中受到严重损害的患者予以救济。救济基金由政府、企业、社会、医疗机构等共同出资建立,政府、企业出资应占主要部分。基金明确救济的范围、方式、申请救济的程序,制定明确的救济标准。该基金应由第三方机构独立运营,政府财政、社会保障等部门协调支持,实行全透明运营,充分尊重和保障受害者的求偿权利。我国需要完善突发事件受害者赔偿法律体系,将受害者赔偿制度化、法定化,实现对受害者全方位的救济保障。

第三节　建立应急科研合作体系

一、　突发公共卫生事件中的科研合作作用

在突发公共卫生事件中,国家要建立应急科研合作机制,开展科研合作。这对于突发事件的处理发挥极其重要的作用。应急科研是针对突发公共卫生事件进行的科研活动,其核心就是使科研资源得到最佳配置,对科研结果展开分析和评估,完善突发事件的监测和预警体系,加强科研合作,以实现既定的科研目标。首先,科研合作促使科技人员充分发挥智力资源优势,达到科技创新的目的。在突发事件应急科研中,需要各方面科学家的协作研究,创造出新的科学技术,应对突发事件。其次,科研合作能在突发事件中整合资源,有效进行应急科研工作。最后,科研合作能加强突发事件科研信息的沟通交流。在突发事件中,科研信息的沟通共享是应急科研的关键,只有及时掌握科研信息,才能开展迅速有效的科学研究,应对突发事件。近年在我国公共卫生事件中,如"非典"、禽流感、甲流感等,开展疾病诊断、疾病防治、疫苗研制等相关应急科研,对于疾病防控发挥关键的作用。

二、　我国突发传染病事件科研合作存在问题

从"非典"到禽流感,我国对突发传染病事件的应急科研合作不断深化,

逐渐建立规范体系。这一体系正发挥越来越大的作用,但是也存在一些问题。

1. 科研资源、科研信息未能充分实现共享

我国应急科研缺乏统一高效的信息平台,导致低效重复性研究。科研机构协调性差,资源与信息的共享程度不高。在"非典"期间,"非典"病毒株不能被及时利用,许多"非典"病人的临床和实验检测数据不能共享,我国很多研究部门无法获得病理标本,导致中国 SARS 研究落后于世界,首创纪录为零。在禽流感、甲流感事件中,这种情况有所好转,但是在科研信息共享,尤其是国际科研信息合作方面缺乏有效的机制。

2. 科研机构之间存在壁垒,缺乏有效合作

长期以来我国科研体系不完善,致使各科研机构间责任不明,合作不畅,整个社会无法充分利用和整合科研资源。我国的科研机构往往多头领导,各自为政,互相隔离,力量分散,导致科研资源的浪费。我国医学应急科研在危机时期难以建立信息共享、技术合作的机制,难以开展全面有效的应急科研,没有有效的医学技术平台和有效的科技手段来保证科研。

3. 缺乏应急科研合作方面的法律规范

我国现行科研管理机制与规范不能满足突发事件的应对需要。在突发事件发生后的应急科研合作中,缺乏管理机制与法律规范,导致合作部门的研究存在利益冲突与障碍。相关部门间存在隔膜,反应迟滞,只关注科研成果的专属性,造成科研信息的封锁;缺乏规划组织和协调,造成科研工作的低效。

三、 公共卫生事件科研合作机制的对策分析

1. 建立应急科研合作信息平台

国家应建立以创新为动力、以需求为导向的科研合作信息平台。该平台能够整合资源,促进资源共享,增强科研创新的支撑能力。国家应设立应急科研信息交流机构,提供突发事件的信息交流平台,以便在事件早期迅速确定科学研究方向,事件中期提供适时信息,为科研工作提供依据。应急科研信息平台的建设可细分成三个层次:首先是基础层,需要有关系统运行的一切硬件与软件的保障,同时需要后期的维护;其次是主体信息层,包括科研信息、人才机构信息、法律法规信息、成果信息等几个部分,建立基本信息数据库,并及时补充数据,由平台统一处理存储;最后为作用层,由信息平台的数据库为科研机构提供应急科研信息服务,加强信息利用,提高科研效率。应急科研信息平台规范了合作流程,促进了各机构间的沟通,使科研合作更加便捷高效。

2. 建立应急科研资源整合机制

国家应建立应急科研资源整合管理机制，加强人力、财力、物力等资源的合理配置及重组。

（1）人才整合机制

国家建立科研人才资源信息平台，可通过各基层信息平台来汇总人才资源信息，进而实现动态掌握科研人员的分布及流动状况；建立科研人员流动机制，在突发事件中可以及时有效调集科技人才进行科研合作攻关。

（2）经费管理利用机制

在应急科研中对于科研合作各方，国家应加强经费分配与管理，建立有关机构，根据需要合理进行经费分配，加强资金监管，优化科技经费支出结构，并成立相关经费审核委员会，以监督科研资金的有效投入与使用。

（3）科研设备整合机制

各科研机构之间的资源能共享。国家建设拥有先进仪器设施的专业中心，建立科研设备的信息管理系统，实现设备信息的动态管理，在突发事件应急科研中合理有效调配科研设备，提高设备利用率。

3. 建立应急科研合作的管理协调机制

我国应加强应急科研合作的管理机制建设，要在合作机构管理、信息平台管理、科研工作项目管理、科研成果鉴定与归属管理等方面，加强管理的规范建设。应急合作的管理机制，包括应急科研人员调集、经费管理、设施管理、科研信息管理、成果应用管理机制等。"非典"危机暴露出我国应急反应慢、科研组织协调差、条块分割等问题，因此我国应改革不利于科研合作的体制壁垒，加强应急科研的协调管理，及时有效运用科研成果应对突发事件。

4. 加强应急科研合作的专项法规建设

我国要建立突发事件应急科研法律体系，将科研合作内容，包括合作主体、合作内容、合作方式及管理、成果界定归属与知识产权、合作保障、相关处罚等纳入法律体系。以法律规范保障突发事件中的科研合作，将突发事件应急科研纳入法制化轨道，加强科研合作成果的知识产权保护。"非典"期间国内的 SARS 研究成果大都是公开、共享的，国家需要重视保护科研信息资源与科研成果。我们要以法律保护应急科研成果，对应急科研合作成果要明确归属权，加强其知识产权保护。

第四节　建立媒体信息传播体系

一、 媒体传播在突发公共卫生事件中的作用

突发公共卫生事件涉及面广，危害严重，而成为媒体关注的焦点、热点，形成舆论舆情。这需要政府及时传播事件相关信息，告知公众防范措施，做好突发事件应急处理。

媒体传播在公共卫生事件中发挥独特的作用。在突发事件中，政府及时传播事件的相关信息，满足公众的知情权，取得公众的理解和支持，有助于突发事件的解决。因此政府应运用媒体进行真实、主动、及时、迅捷、全方位的信息传播，为社会公众提供应对突发事件的行为指南。由于公共卫生事件的危害性与显著性，事件发生后政府需要迅速向公众传播有关的科学知识与防范措施，使公众了解真相，平息情绪，配合事件的处理。信息传播对提高危机管理效能有重要的作用。在突发事件中，媒体表现出强烈的参与意识，发挥很大的影响力。因此政府要创新媒体机制，善于运用、管理媒体，改进应急管理战略策略，有效应对突发事件。

著名学者吴国盛教授指出："科学传播以普及科学知识、传播科学思想、提倡科学方法、弘扬科学精神为己任，以提高公众科学文化素养为宗旨，其本身就是一种文化建设活动。"[①]突发事件中政府运用媒体传播相关科学知识及防范措施，有利于公众掌握相关的应对知识技能，有效防控突发事件。

二、 突发事件中的媒体信息传播特点

在媒体技术日益发达的今天，互联网与电视、手机媒体成为信息传播的主要方式，新媒体和传统媒体相互配合，达到更好的传播效果。

互联网是一种全球性、开放性的信息资源网，成为信息传播的新媒体，它具有新特点。一是迅捷性。论坛、贴吧、微博等多渠道传播方式使得突发事件信息在第一时间被传播出去，满足公众对信息的时效性要求。网络新媒体成为突发事件信息发布的重要渠道。二是信息海量。网络的全方位开放为公众提供了海量信息。在突发公共卫生事件发生时期，互联网新媒体在对事件的报道过程中，可以详实地介绍事件的背景起因、专家评论、解决措施、受众反馈，在形式上能够提供大量的图片和视频等。三是开放性。网络使得公

---

① 吴国盛. 从科学普及到科学传播[N]. 科技日报,2000 - 09 - 22。

众可以自由进入、个性化表达、平等交流等等,让公众感受了最大限度的自由。网络媒体信息传播互动性强,论坛、贴吧、微博等多种形式的传播渠道,使公众参与度极大增强,便于表达自己的观点看法。四是信息混杂,管理困难。网络媒体传播速度快,传播范围广,信息快速传播,难免掺杂谣言,产生负面效应,引发公众的恐慌,造成非理性行为,严重影响社会秩序。自由的发布平台以及信息发布的匿名性等,加大了网络媒体信息管理控制的难度,给突发事件处理带来便捷的同时也伴随新的挑战。

手机媒体具有独特的优势。手机集通信、娱乐、商务等诸多功能于一体,给人们生活带来更多便利。手机传播信息的形式多样,包括手机短信、手机彩信、手机微博、手机报等。手机信息传播即时便捷、个体化、人性化,传播形式多样,有信息文字、音频、视频,图文并茂,拥有强大传播优势。手机庞大的用户群给大范围传递预警信息带来了便利。手机媒体克服了传统媒体单向传播的缺点,具有高度的互动性。手机媒体传播的信息个性化色彩比较浓厚,传播的内容丰富、形式多样。手机媒体在危机事件信息传播中也带来负面影响,信息内容真伪难辨,易出现谣言,造成恐慌。利用好媒体,需要政府和公众的共同努力。

三、 公众对媒体的选择认知程度

突发事件中的信息传递具有动态性、不确定性,信息易被扭曲。信息时代公众获取信息的渠道日趋多元化,在突发公共卫生事件发生时刻,信息的流通至关重要。公众选取何种渠道获取事件信息,以及接受程度如何,对突发危机事件信息顺畅传播,以及应对措施的制定将提供重要支持。为此我们进行了公众随机问卷调查。

表 7-2　公众在突发事件中对媒体的选择

问 题	互联网	报纸杂志	广 播	电 视	手机短信	他人告知
您一般通过哪种渠道第一时间获得突发性事件的报道?	80.09%	1.39%	0.46%	15.28%	1.85%	0.93%
"非典"事件,您最初通过哪种渠道得知?	36.57%	5.09%	0.93%	50%	0.93%	6.48%
汶川大地震事件,您最初通过哪种渠道得知?	64.35%	2.31%	3.70%	24.54%	1.39%	3.70%
日本福岛核泄漏事件,你最初通过哪种渠道得知?	68.06%	3.70%	2.31%	23.15%	1.39%	1.39%

表 7-3　公众认识突发事件的方式途径

问　题	报纸杂志	广播电视	网络新闻	与他人交谈	手机短信
您通常得知突发公共卫生事件的途径是什么？	2.31%	24.54%	67.59%	2.78%	2.78%
您觉得哪一种方式会让突发公共卫生事件的信息传播更为迅速？	1.39%	11.11%	79.63%	0%	7.87%

通过表 7-2 和 7-3 可见，互联网与电视是公众获取突发公共卫生事件信息的主要渠道，其中网络占 80% 以上。从"非典"事件到福岛核事件近十年间，网络媒体不断发展，已经在民众获知突发事件的渠道中从 36.57% 提高到 68.06%，互联网是获取信息的首选途径。手机短信的传播也逐渐得到民众的认同，从"非典"事件时期的 0.93% 发展到福岛核事件中的 1.39%；在公众对信息迅速传播的选择渠道中占到 7.87%，超过传统的报纸杂志(1.39%)。调查中 86% 民众表示能接受手机对于突发事件的大部分信息传播，94% 公众对于网络传播的信息表示大部分相信。在媒体技术日益发达的今天，互联网与电视、手机媒体成为信息传播的主要方式，新媒体和传统媒体相互配合，以达到更好的传播效果。

四、突发事件中媒体信息传播策略

（一）制定突发事件媒体管理的专项法规

我国媒体技术飞速发展，相关政策法规管理却比较滞后。目前国内专门针对突发事件的媒体信息传播规范的法律法规还不够完善。2006 年中央电视台制定《中央电视台关于突发事件重大活动报道管理规定》，对突发事件的性质、应急响应、宣传架构作了具体规定。2007 年 4 月国务院公布《政府信息公开条例》，对突发事件中政府的信息发布进行了规范。2007 年 11 月我国颁布《突发事件应对法》，规定建立全国统一突发事件信息系统，对突发事件中传播虚假信息制造混乱者进行惩处。我国应完善突发事件信息传播法律保障体系，制定突发事件媒体传播管理专项法规，明确事件中媒体传播主体的法律责任，规范传播信息内容与方式。国家应依法加强管理，详细规定造成严重后果的法律惩处，尤其应加强对于网络、手机媒体信息传播的依法管理，使突发事件媒体传播的管理有据可依，为突发事件信息传播提供法律支撑。

（二）建设媒体公共卫生事件信息平台

突发公共卫生事件发生期间，政府需要建立一个权威的公共卫生信息平台，传播突发事件的真实信息，在第一时间向公众传播权威信息，报道政府的应对措施和公众防范措施,有效避免出现虚假新闻和有害信息的泛滥。

在突发公共卫生事件发生时,政府应当做到能够让公众在最快的时间通过官方信息平台,如官方的短信平台、网站、微博等迅速了解有关信息,积极做好应对。政府通过媒体及时告知公众事实真相及事件发展态势,及时了解公众反馈信息,有助于更好应对危机。官方的公共卫生信息平台让公众体会到政府对于公众的关心,成为沟通政府与公众的重要媒介。这一平台能传递关爱,倾听民意,及时解答民众关注的问题,体现了政府对民众的人文关怀。政府通过广泛的宣传教育,引导公众树立正确观念,采取理性的行为方式,避免出现社会恐慌。

国家建立信息发布预案,包括突发事件情况、应对措施、组织状况等;建立多层次的信息发布体系,包括政府网站、大众传媒、有关部门、新闻报刊,形成全方位的信息发布体系,保障民众知情权,促进事件解决。

(三)建立突发事件新媒体传播管理体系

我们应成立专职机构负责突发事件的媒体管理,提高我国应对危机的效率。政府设立专门的突发事件媒体管理机构,进行科学管理,运用技术手段对媒体的信息发布进行监管,控制和引导社会舆论,把危机造成的损失降到最低。政府应采取手机实名制和博客实名制等,加强对突发事件信息发布的控制。手机实名制是手机用户将自己的有效身份信息与手机号码绑定,此举将使信息传递与责任有效联系起来。微博、博客实名制是指用户可以在前台使用昵称或网名发布信息,但在后台需要登记姓名和身份证号码等个人真实信息。这一举措对微博主、博主等传播者起到一定的监督作用。面对媒体技术的迅猛发展,国家应尽快建立和完善突发事件媒体信息发布管理机制,确保信息发布内容客观、真实、全面,引导公众采取理性行为,有效应对突发公共卫生事件。

第五节　加强卫生科普教育

一、突发事件应急科普及作用

应急科普是指为提高社会公众和青少年应对社会突发事件及自然灾害的能力而开展的相关科学技术的普及、传播和教育,"使其了解与应急相关的知识、掌握相关方法、树立科学思想、崇尚科学精神,并具有一定的处理实际突发问题、参与公共危机事件决策的能力。"[①]应急科普内容集中在突发公共

---

① 朱广菁.应急科普在汶川大地震中成效凸显[N].大众科技报,2008-07-04。

卫生事件紧密相关的科学概念、原理、方法与技巧上，以公众便于接受和感兴趣的方式传播和普及，达到专业知识的社会化。

应急科普的形式成为公众获取事实的重要渠道。应急科普具有时效性、针对性等特点。根据负载科普内容的载体不同将应急科普划分为纸质、电子、网络媒体三种科普形式，它们各有独特的特点，发挥着不同作用。"非典"期间，中央电视台、北京电视台等多家频道推出了防治"非典"特别节目。据索福瑞媒介研究发表的数据显示，2003年4月至5月整个北京地区收看"非典"有关节目的观众规模达到93.4％[①]。2008年三鹿奶粉事件，中央电视台制作出《记者归来：三鹿奶粉报道始末》《新闻链接：三鹿毒奶粉事件》等特别节目。2008年4月安徽阜阳地区暴发了儿童手足口病疫情，中国医学卫生杂志社立即组织编辑和寄发了大量《倡导健康生活方式，积极预防手足口病》科普知识宣传画册。这些形式多样、新颖的科普形式直接面向公众，拉近了公众与科学的距离，是提高应急科普效果和公众科学素养的有益之举。

应急科普帮助公众产生新的认知。在突发事件中，应急科普能够在第一时间介绍事件真相，传播有关事件的科学知识，引导公众了解事件以及相关科学知识，使公众掌握正确的防护措施，采取理性的行为，促进社会秩序的安定。良好的应急科普活动传播科学知识，引导社会舆论向健康、理性、科学的方面发展，有助于事态的解决。

政府是事件相关科技知识的提供者、传播者与监管者，加强应急科普工作是其不可推卸的责任和义务。2008年开始实施的《政府信息公开条例》要求我国政府需要向大众及时公开涉及其切身利益的信息。在H7N9禽流感、甲型流感等传染病事件中，我国政府积极采取相应应急科普措施，介绍事件相关科学知识以及政府公共卫生政策，获得了国内大众及国际社会的认可，重塑了政府的良好形象。

二、 公众对应急科普的认识、选择

突发公共卫生事件发生时，公众对事件相关信息的需求更具迫切性和主动性。针对突发公共卫生事件应急科普中公众的认识调查，我们发放问卷316份，回收316份，统计结果如下：

（1）公众对事件应急科普主体的看法

调查显示，受众对政府、大众传媒以及科普行业协会的应急科普责任认同度较高，其中政府部门的科普能够覆盖大部分公众。在对大众传媒、政府、企业等的科普责任的调查发现，政府、科普行业协会、大众传媒三者都以

---

① 居云峰，雷绮虹. 中国科普报告2004[M].北京：科学普及出版社，2007：180。

超过半数的比例入选。作为我国当前事件应急科普的主体之一,在政府部门开展的应急科普工作中,有74.37%的受众表示在日常生活中能够接触到,说明目前我国的突发公共卫生事件应急科普呈现行政主导特点,科普主体仍以政府部门为主。

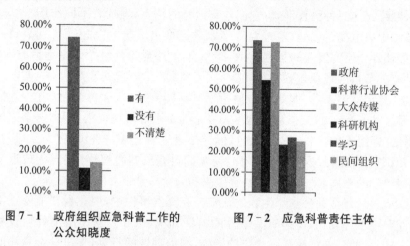

图7-1　政府组织应急科普工作的
公众知晓度

图7-2　应急科普责任主体

(2) 公众对当前事件应急科普存在问题的看法

在对当前我国应急科普工作存在问题的调查发现,64.56%的受众认为科普场馆等基础设施不完备,64.24%的受众认为科普形式单一,不新颖,62.34%的受众认为公众参与度低,56.65%的受众认为科普主体职责不明确,51.58%的受众认为辟谣和传播科学信息不及时,35.44%的受众认为科普内容晦涩难懂,效果不明显。此外专业工作者参与程度不够也是应急科普效率不高的原因。因此国家要加强应急科普的人才培养,拓展创新科普内容与方式,并注重科普资源的建设管理及利用。

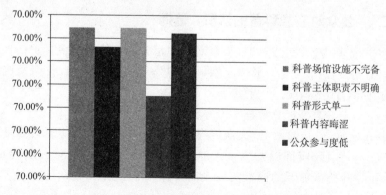

图7-3　应急科普存在的问题

（3）公众对事件应急科普渠道的选择

调查公众对应急科普渠道的选择发现，互联网占 70％以上，新闻媒体达49％，科普专栏活动仅占 20％左右，可见公众接受应急科普信息主要来源于互联网与新闻媒体。这就需要国家提高媒体传播的科学性，提升科普场馆及专栏活动的信息传播能力。

表 7-4　公众对事件应急科普渠道的选择

选　项	问　题		
	在突发事件发生后，您第一时间获取突发事件科普知识的渠道	您较易获取知识的科普渠道	您较为信任的科普知识来源
互联网	74.68％	77.53％	13.29％
报纸杂志	8.54％	6.65％	
电视广播	9.49％	8.23％	
手　机	4.75％	6.33％	
朋友交谈	2.53％		
科普场馆		1.27％	
新闻媒体			49.37％
科普专栏、活动			22.47％
专　家			14.87％

调查表明，我国公共卫生事件的应急科普比较薄弱，应急科普的主体是以政府及科学组织为主，应急科普的方式渠道不够丰富多样，人力物力的投入不足，内容不够通俗生动，反映出我国突发事件注重实际处理，应急科普方面重视程度不够，不能满足公众的需要。

三、我国突发事件应急科普建设对策

目前，我国应急科普的建设非常重要，需要通过应急科普传播科学知识，影响民众的观念与行为。国家应制定专门的应急科普法律规范，建立媒体把关人制度，开发应用新媒体科普方式，充分发挥应急科普的作用。

1. 制定专项法规，将应急科普纳入应急管理体系

当前我国突发事件应急科普法规建设不足，应对突发公共卫生事件的科普法规还未形成完整体系。目前，我国有关应急科普的政策法规只有三部，即 2005 年下发的《国务院办公厅关于印发应急管理科普宣教工作总体实施方案的通知》、2011 年国务院食品安全委员会办公室颁布的《食品安全宣传教育

工作纲要(2011—2015)》以及 2012 年发布的《食品安全科普宣传大纲》。国家要制定出台相应的突发公共卫生事件应急科普条例、实施细则。政府要明确事件应急科普责任主体,规范应急科普传播的科学信息、受众范围,把应急科普内容中的事件性质、危害性、预防措施等内容具体化,扩大受众范围。国家将应急科普纳入我国突发公共卫生事件应急管理体系,由卫生部、科技部等相关部门领导组织具体科普事务,协调科普行业协会、新闻媒体、有关科研机构等,及时开展应急科普工作。

2. 设立媒体科技报道把关人制度

借助媒体开展事件应急科普已经成为趋势,因此我们建议国家设立科技新闻报道把关人制度。把关人具有公益性与指导性的属性。公益性是指把关人以公众科普需求为导向,有着解释事件相关科学问题、传播科学信息、满足公众科普需求的公益性服务义务。指导性则在于把关人需要对事件新闻报道内容的科学性、真实性做规范性引导,对误报、虚报科学信息的媒体进行监督、举报、问责。把关人由专家和专职型科普人员组成。专家是指各领域专业学者和科学家,负责对事件中存在的疑问进行解答。专职型媒体把关人主要由政府部门新闻发布负责人员与科普行业协会人员组成。在对媒体科学信息传播进行把关之前,需要政府对这些人员进行专业知识、技能的培训,从而使他们能对公众进行有效的应急科普活动。

3. 合理发掘和利用新媒体科普方式

在互联网技术高速发展的今天,以门户网站、博客、微博、微信、社交网站等为代表的新媒体改变了科学知识的传播与普及模式。新媒体的出现和发展不仅使科学知识更加快速、便捷地传播至受众,更使受众实现了接收者与传播者身份的随意转换,公众参与应急科普的互动性得到极大提高。加强政府与新媒体的协力合作,使之成为政府与公众间传递信息和反馈信息的桥梁。政府应利用新媒体建立突发公共卫生事件应急科普教育平台,统一协调官方科普网站、社会民间科普网站、科普爱好者。

第六节　建设心理救援体系

一、 公共卫生事件的心理应激及其影响

在突发事件发生后,面对不确定的危机,人们会产生压力,感到紧张、恐惧、焦虑,产生社会心理应激反应。人们的心理反应分为积极反应和消极反应两类:积极的反应能使人注意力集中,调整思维,维持心理平衡,选择理性

的行为。消极的反应使人产生紧张、焦虑、忧郁情绪,行为冲动、固执或退缩逃避,产生不理性的行为。突发事件给人们造成身体危害,也造成心理压力,会引发心理疾病。1976 年唐山大地震后,研究者对 1 813 人进行了调查,发现患延迟性障碍 17 例,患神经症状 114 例。汶川地震后,据研究有 66% 的人有压力感,33% 的人有忧郁哀伤情绪,62% 的人有"创伤后综合征"[①]。心理救援在保证受灾者基本生活的基础上,注重他们的心理康复,观注受灾群众的心理健康。

突发公共卫生事件导致人们心理与行为的改变。人们面对危机出现紧张、惊恐、焦虑、愤懑情绪,容易产生不良社会心理,甚至产生自发的群体性行为,影响社会秩序,不利于应对突发事件。例如 1988 年上海甲肝暴发时期,人们惊慌恐惧,很多人自带被子等要求住院检查,以致医院人满为患。2003 年在海城学生豆奶中毒事件中,死亡小学生李洋的母亲,因为巨大的悲伤致心理失控,竟然自杀身亡,酿成悲剧。2008 年在三鹿奶粉事件中,不少"结石宝宝"的母亲心理压力很大,甚至出现抑郁崩溃的状况。公共卫生事件导致社会环境变化,人们的安全感下降,会产生社会紧张,形成社会焦虑。公众产生群体性的社会冲动,出现非理性的社会行为。如福岛核泄漏事件中民众大量抢购食盐、受三鹿奶粉事件影响到香港等地抢购进口洋奶粉等,严重影响社会秩序。在突发事件中,公众信息需求得不到满足,导致谣言传播,造成社会恐慌,影响事件应急管理。SARS 流行初期,流言、谣言盛行:2005 年 5 月湖北、安徽流传"家家户户必须放鞭炮烧香除'非典'"谣言,当地大放鞭炮;山西大同朔州乡镇放鞭炮,还要"在门框上挂两把草药预防'非典'";四川出现"5月 7 日凌晨两点前喝绿豆稀饭防'非典'"的流言[②],在农村产生很大的恐慌。政府及时发布疫情信息,谣言逐渐衰减。因此,政府应加强对民众的心理干预。

二、 建立突发事件的心理干预支持体系

心理干预是指依据心理学理论,针对社会公众的心理活动或心理问题施加影响,指导公众以正确的态度去应对危机事件。在突发事件发生后,积极的心理干预帮助人们获得安全感,缓解焦虑、抑郁、恐惧心理,恢复心理平衡,保持良好的心态应对危机。

我国政府开始重视突发事件中心理救助问题,制定相关政策,加强了灾

---

① 刘大唯.突发事件中心理危机干预研究[J].中国应急救援,2011(2)。
② 王明旭.突发公共卫生事件应急管理[M].北京:军事医学科学出版社,2004:253 - 254。

后心理干预工作。2002 年国务院颁布的《中国精神卫生工作规划（2002 年—2010 年）》明确规定："建立国家重大灾害后精神卫生干预试点，开展受灾人群心理应激救援工作。到 2005 年重大灾害后干预试点地区受灾人群获得心理救助服务的比例达 20％；到 2010 年，重大灾害后受灾人群中 50％获得心理救助服务。"2004 年国家颁布的《关于进一步加强精神卫生工作的指导意见》明确提出"积极开展重大灾难后受灾人群的心理干预和心理应急救援工作，评估受灾人群的精神卫生需求，确定灾后心理卫生干预的重点人群，提供电话咨询、门诊治疗等危机干预服务"①。汶川地震后卫生部指出，急性期心理危机干预队伍的组建应当以受灾当地的精神卫生机构的精神科医生为主，精神科护士、心理咨询师、社会工作者为辅，为我国灾后心理救援工作提出了明确的目标和要求。

我国在突发事件处理中已经认识到心理干预、社会支持的重要价值，并开展了一定的心理疏导工作。在 1998 年长江流域大洪水、2003 年"非典"和重庆井喷事件、2004 年包头空难等事件后，都有心理工作人员介入开展心理救援工作。汶川地震后中国科学院心理研究所投入 1 000 多人次进行心理援助工作，个体干预 12 000 人，成为历史上规模最大的心理援助活动。目前，我国突发事件心理救援缺乏系统规范，要建立健全突发事件心理干预支持体系。

首先，建立心理干预支持的组织机构，使得心理干预工作法定化、规范化。政府提供经费、设施保障，组织心理专业技术人员，在突发事件发生后对相关民众开展积极有效的心理干预；建立心理救援人员队伍，以专业的心理卫生人员为主，结合社会学家、志愿者等，并对其进行危机心理干预的专业培训教育，提高心理救援人员的素质。

其次，采取多种形式的心理干预，进行专业的心理疏导安抚。一是建立网络心理干预支持机制。国家应建立心理卫生会诊咨询网络平台，发布心理健康知识、危机心理症状以及应对方法等。如"非典"时期北京大学精神卫生研究所与北京协和医院、北京医院、朝阳医院、宣武医院等十多家医院在 2003 年 6 月建立精神卫生联络会诊网络，成立联络会诊科，处理患者的精神卫生问题，对医护人员进行精神病学的培训，合作开展心理疏导咨询服务，发挥很好的作用。二是开设电话心理咨询热线。电话咨询服务范围广、时间自由、及时隐秘、安全方便，作为心理问题应急咨询发挥很大作用。"非典"时期，中国科学院 SARS 心理咨询开通 4 部热线电话，提供应对"非典"的心理支持。

最后，加强突发事件心理干预救援的立法建设。我国的灾后心理救助缺乏法律保障。1995 年卫生部印发《灾害事故医疗救援工作管理办法》，没有涉

---

① 刘大唯. 突发事件中心理危机干预研究[J]. 中国应急救援，2011(2)。

及心理救援问题;2003年国务院公布实施《突发公共卫生事件应急条例》,未提及心理危机干预问题;2007年第十届全国人大常委会通过《突发事件应对法》,也未提及突发事件的心理救援问题。汶川地震发生后卫生部紧急编写了诸多指导性文件,如《紧急心理危机干预指导原则》《灾后不同人群心理卫生服务技术指导原则》《灾难后临床常见精神卫生问题处置原则》《救灾心理危机干预修改方案》等等。《抗震救灾卫生防疫工作方案》就包括灾后心理危机干预要点。为了使突发事件的心理救援工作能够更加有序地开展,我国应当对心理危机干预立法,将突发事件心理危机干预作为重要内容,明确其重要性和法律地位,规范和管理突发事件应急心理危机干预活动。我国应对《灾害事故医疗救援工作管理办法》《防震减灾法》《突发公共卫生事件应急条例》《突发事件应对法》等法律法规作出修订,增加心理危机干预的内容,明确规定该项任务由谁领导、谁组织、谁实施、如何实施以及经费保障等一系列问题,以使灾后心理服务工作能迅速有力地开展,保证灾后心理援助的顺利实施。

三、 设立受害者心理救援服务机制

突发事件发生后,受害者面临致病、致残等身体损害带来的打激,可能会产生创伤后应激障碍、急性与迟发性应激反应等心理疾病,表现出情绪低落、脆弱、悲伤、焦虑,甚至出现敌对、自杀等异常行为。受害者的心理创伤是无法通过临床治疗手段治愈的[①]。灾后民众的心理创伤问题,是需要整个社会关注的。政府应将受害者的心理救援纳入救助规划中,组织心理、医疗等专家,提供有关经费、场地等,制定相应计划方案,对受害者进行心理疏导。这样可以起到缓解受害者心理压力和抚慰创伤的目的,使得民众的情绪得到疏解宣泄,尽快恢复正常生活。首先政府应当建立危机心理干预网络体系,加强与受害者的信息沟通,利用媒体、网络等信息发布机构,及时传达与事件相关的真实信息,保证信息的畅通,稳定受害者情绪。其次政府要对出现心理异常和行为异常的受害者进行心理疏导和行为引导。工作人员需要以耐心、负责的态度与受害者交谈,了解受害者的真实需求,并向其提供实际帮助,同时应分清受害者在生理、情绪、行为、认知上的不同反应,从而制定具体的心理干预措施,安定、引导和鼓励受害者,协助受害者身心健康的恢复。

心理救援需要在第一时间介入,尽力降低受害者及其家庭的心理创伤。2008年汶川大地震中,政府对灾民开展了心理救助服务。2008年5月16日,四川应用心理学研究中心派出10名心理学专业人员与成都医学院10名大学

---

① 栗继祖. 事故后的心理救援[J]. 现代职业安全,2013(10)。

生前往绵阳九州体育馆,对幸存的灾民进行心理疏导救助。由专家、大学生组成的四川心理救助小组,到绵阳、绵竹、都江堰等地震灾区,运用专业知识为受灾群众提供心理救助,发挥很大作用[①]。民间组织也发挥了心理救助作用。在汶川地震后甘肃怡欣心理咨询中心招募组建心理咨询志愿者团队,北京鸿德教育机构把心理干预作为援救目标。爱白成都青年服务中心成立抗震救灾小组,把灾后心理干预作为重点工作目标,他们在一百多个QQ群发布信息,呼吁城市建立避难所、心理疏导站,在中心论坛推出"报平安帖""祈祷帖"活动,扩大灾后心理干预服务范围,对灾民及救灾人员进行心理救助。他们在中心论坛设立"彩虹有力——众志成城抗震救灾"版区作为工作平台,通过成都电台和电视台公布热线及联系方式,开展心理救助。他们深入农村,对灾后儿童进行心理抚慰,组织孩子开展团体性游戏活动,了解孩子在地震后的心理阴影,然后进行针对性的单独谈话咨询,起到良好的心理救助作用。

社会支持包括情感支持、信息支持、专业性支持、实际保障性支持,涉及政府、法律、信息、民政、后勤保障等。社会支持能够降低个体的心理压力,保护人们度过心理紧张期。在危机时期政府应建立强大的社会支持系统,对灾民进行一些自救与心理干预的培训,促进人与人之间的鼓励帮助,保障危机时期公众的心理健康。

总之在突发事件中,受害者不仅是身体健康被损害,心理健康也受到影响,因此建立健全突发事件中的心理救援体系比较重要,包括建立心理救援运行管理机制,制定相关政策条例,培训专业的心理咨询人员,对受害者进行科学、专业、有效的心理疏导与治疗。心理救援体系对于平息受害者及公众的恐慌情绪,促进受害者身心健康的恢复,维持社会秩序安定,具有重要的作用。

---

① 凤凰卫视出版中心. 汶川十日——凤凰地震现场直击[M]. 武汉:湖北文艺出版社,2008:273.

结　语

　　公共卫生风险在现代社会是重大问题,公共卫生事件对社会政治、经济、文化等发展具有重大的影响。本专著运用历史学及公共卫生学的理论方法,系统研究 1949 年以来我国重大公共卫生事件,分析政府应对的政策措施,以及由此引发的理论制度创新,探究其演变的特点和规律,总结对公共卫生事件的处理经验,应对时代的风险挑战。

　　专著通过对公共卫生事件的个案研究,厘清了一些问题,提出了一些新的看法。1949 年发生的察北鼠疫事件,是共和国首次发生的公共卫生事件,军民联合及苏联防疫队的支持,很快控制鼠疫疫情,保障了首都的安全,巩固了人民政权。事件处理开创各部门联动防疫的卫生机制,为我国传染病事件防控提供了经典模式。1950 年春夏发生的高邮县血吸虫病暴发事件,是我国开展血吸虫病防治的首次应对,事件中群众订立的《新民乡血防公约》是我国制定的第一个群众性血防公约,开创了群防群治血吸虫病运动的先河,促进了血吸虫病防治事业的大发展。1960 年春发生在山西平陆县的 61 个民工中毒事件,国家空投医药救治民工,反映社会主义大协作的精神,平陆事件成为弘扬社会主义协作精神风尚的典范,"为了六十一个阶级弟兄"风靡一时,事件引发社会主义道德风尚教育的热潮。1988 年上海甲肝暴发,这是改革开放初期商品经济发展中首次食品安全监管缺失造成的大规模传染病事件,政府全力防控,控制事态,开创了食品安全协同监管的模式。2003 年"非典"事件与 2008 年三鹿奶粉事件,反映经济社会发展的严重不协调,公共卫生监管与信息监测严重缺失,应急管理低效。事件的处理促使科学发展观思想的提出,开创了我国应急管理的新机制,促进了食品安全监管的法制化进程。群发性职业病事件尤其是尘肺病事件,成为近年影响社会安定秩序的重要因素,农民工成为最大的受害者,维权比较困难。恒盛公司尘肺病事件引发网络舆论与社会互动,事件的处理引发对《职业病防治法》的修订。突发环境污染事件及灾害防疫事件,本质是发展中经济效益与环境保护的利益冲突,这些事件的发生主要是源于企业安全生产的保障不足。开县井喷事件、汶川大地震等引发我们反思。政府提出生态文明建设,强调生态环境保护的重要性。

突发事件的应对促进党理论制度的创新和执政能力的建设。在当今时代社会风险聚集,执政党应对突发事件,积累应变经验,提高应变能力,显得越来越重要。公共卫生事件因其突发性,范围广,危害群众生命健康,容易引发政治经济危机,所以我们要从国家安全的高度应对突发事件。公共卫生事件反映社会矛盾,促使党要科学认识和分析形势,制定正确的方针路线应对解决各类事件。在重大事件处理中,党要以民为本,满足人们的利益需要,体现一切为了人民,一切依靠人民的宗旨,赢得了民心。对公共卫生事件的处理提高了党整合社会资源,解决社会问题,维持社会安定的能力。我党在应对突发事件中,能够敏锐洞察到理论发展的契机,善于以突发事件为切入点反思学习,抓住机遇推进理论创新。

公共卫生事件与国家公共政策,尤其是卫生政策的导向密切相关。突发事件促使我国卫生政策范式转变,从市场化转向政府主导的公益型。"非典"事件、禽流感事件、三鹿奶粉事件,反映出我国公共卫生领域体系薄弱、投入不足、资源不均衡等问题。在变化的社会环境中,我国的公共卫生政策体系需要改善。我党提出了社会公益性、预防为主的思想,强化了政府的公共卫生责任,加强了疾病防控体系的建设,提高了公共卫生服务水平。突发事件的累积效应促使卫生政策发生转变,引起了应急管理政策的调整和政策的理念、目标与内容的更新。从全民福利性、广覆盖到市场化,再到回归社会公益性的公共卫生政策的变化,反映了在社会卫生领域治理中公共政策的演变规律。随着社会的发展,医疗卫生体制的改革,卫生政策的调整更有意义。这是社会改革与社会管理、社会资源配置的需要。我国从应急管理、危机处理中,走向决策民主化与制度化并以此促进社会民生的发展。

在突发事件处理中我国应加强制度体制创新,建立科学、合理的领导体制与工作机制。在处理突发事件中国家要形成"总览全局,协调各方"的领导体制,这一体制对于处理突发事件发挥积极有效的作用。国家应建立科学民主的决策机制、迅速反应的应急管理机制、突发事件信息发布沟通机制、社会动员参与机制等,推动党的领导工作机制不断改进创新。突发事件促进我国的应急制度创新。在"非典"事件之后,我国大力加强应急管理制度建设,颁布突发事件应急管理法规条例,制定各级应急预案,建设应急管理体系及应急管理队伍,这推进了我国突发事件应急管理的制度化、法制化建设。我国建立了以公共安全科技为核心,以信息技术为支撑,软硬件结合的应急平台;在全国形成统一高效的应急平台体系,并建立和健全统一指挥、功能齐全、反应灵敏、运转高效的应急机制。我国建立突发事件应急管理机制体系,形成"党委领导、政府负责、社会协同、公众参与"的应对体制,并大力培养社会组织，引导它们积极参与到突发事件的风险管理、监测预警和应急处置中来，加强建设应急救援志愿者队伍，以提高突发事件的应对效率。

突发事件的应对促使我国加强公共卫生法制建设，运用法治思维与法治方式推进改革，处理突发事件。我国建立了全面系统的卫生法律法规体系，颁布了突发事件应急管理法规条例，制定了各级应急预案，将突发公共卫生事件的防控纳入法治的轨道，体现我国政治文明与社会治理的进步。十八大、十九大以来我国政府提出国家社会治理新思路，通过法律制度加强国家的社会治理。近年我国政府提出健康中国的发展战略，公共卫生预防是其中重要方面。需要政府树立"大卫生""大健康"的观念，加强对民众的健康教育，提升国民的健康素质。这些观念的提出对于实现2030健康中国的目标，具有重要的价值意义。

突发性灾难事件考验民众的民族意识，我国的民族精神在灾难事件中得到升华。在突发事件的处置过程中，民众奋斗形成新的精神，丰富了我国民族精神的内涵。在他们身上体现出以人为本，珍爱生命的价值取向，万众一心、和衷共济的民族团结意识，奋力拼搏、艰苦斗争的民族品格，迎难而上、百折不挠的民族英雄气概。

从中华人民共和国建立初期到新世纪，我国突发事件的处理呈现不同的特点：一是制度化、法制化处理趋向明显。改革开放以来我党对于突发事件的处理趋向规范化，建立应急管理制度体系与法律体系，逐渐实现突发事件处理的法制化、制度化。二是突发事件信息过程逐渐公开透明化，处置科学化。改革开放后我国对突发事件作客观事实报道，汶川地震后我国进行全面事实报道，体现我国突发事件信息报道的进步。在突发事件处置中更加注重依靠科学技术的力量，崇尚科学理性精神。三是尊重人权，融入国际潮流趋势。在突发事件中国家尊重公众的生命权、知情权、社会公平权，体现对人的尊重与关怀。在突发事件处理方式方面，国家建立科学应急管理体系，加强突发事件的信息发布与宣传教育，实现应对方式的创新发展。

突发公共卫生事件关系国运命脉，考验党与政府的执政能力，关乎经济、社会与民生，直接影响民众的生命及生活，需要我们高度重视、认真对待。近来国际国内突发事件增多，福禧事件、鲁甸地震以及埃博拉病毒的扩散、雾霾天气的严重影响，都昭示公共卫生对社会的重大影响。国家应从经济发展与医学科学进步、人与自然协调发展的角度，重视突发公共卫生事件的应急管理，促进科学技术创新，提高应对突发公共卫生事件的能力，保障民众健康，促进生态环境与社会可持续发展。

参 考 文 献

专著

［1］中共中央文献研究室.毛泽东文集［M］.北京:人民出版社,1996.

［2］中共中央文献研究室.建党以来重要文献选编［M］.北京:中央文献出版社,2011.

［3］中共中央文献研究室.建国以来毛泽东文稿［M］.北京:中央文献出版社,1987.

［4］《陈云与新中国经济建设》编辑组.陈云与新中国经济建设［M］.北京:中央文献出版社,1991.

［5］范春.公共卫生学［M］.厦门:厦门大学出版社,2009.

［6］万明国,王成昌.突发公共卫生事件应急管理［M］.北京:中国经济出版社,2009.

［7］王陇德.卫生应急工作手册［M］.北京:人民卫生出版社,2005.

［8］丁名宝,蔡孝恒.毛泽东卫生思想研究［M］.武汉:湖北科学技术出版社,1993.

［9］陈海峰.中国卫生保健史［M］.上海:上海科学技术出版社,1993.

［10］邓铁涛.中国防疫史［M］.南宁:广西科学技术出版社,2006.

［11］黄树则,林士笑.当代中国的卫生事业［M］.北京:中国社会科学出版社,1986.

［12］张自宽.卫生改革与发展探究［M］.哈尔滨:黑龙江人民出版社,1999.

［13］王明旭.突发公共卫生事件应急管理［M］.北京:军事医学科学出版社,2004.

［14］程美东.透视当代中国重大突发事件:1949—2005［M］.北京:中共党史出版社,2008.

［15］李维汉.回忆与研究:下［M］.北京:中央党史资料出版社,1986年.

［16］陕西卫生志编纂委员会办公室.陕甘宁边区医药卫生史稿［M］.西安:陕

西人民出版社,1994.

[17] 王育民,薛文华,姜念东. 中国国情概览[M]. 长春:吉林人民出版社,1991.

[18] 张毅强. 风险感知、社会学习与范式转移:突发性公共卫生事件引发的政策变迁[M]. 上海:复旦大学出版社,2011.

[19] 中华人民共和国卫生部. 中国卫生统计年鉴[M]. 北京:中国协和医科大学出版社,2005.

[20] 《高邮市卫生志》编纂委员会. 高邮市卫生志[M]. 北京:中国工商出版社,2006.

[21] 吴群红. 突发公共卫生事件应对[M]. 北京:人民卫生出版社,2009.

[22] 赵荣牲,朝克,许宏智. 内蒙古鼠疫/细菌战稿钞[M]. 呼和浩特:内蒙古人民出版社,2009.

[23] 杨绍基,任红. 传染病学[M]. 北京:人民卫生出版社,2008.

[24] 高邮县编史修志领导小组. 高邮县志[M]. 南京:江苏人民出版社,1990.

[25] 《扬州卫生志》编纂委员会. 扬州卫生志[M]. 北京:中国工商出版社,2006.

[26] 岳阳县地方志编纂委员会. 岳阳县志[M]. 长沙:湖南人民出版社,1997.

[27] 陆建华,陈其昌,陈正. 新民滩的悲欢[M]. 南京:南京大学出版社,1990.

[28] 王小军. 疾病、社会与国家:20世纪长江中下游地区的血吸虫病灾害与应对[M]. 南昌:江西人民出版社,2011.

[29] 安徽省卫生志编纂委员会. 安徽卫生志[M]. 合肥:黄山书社,1993.

[30] 张殿余. 1949—1990北京卫生史料:卫生防疫篇[M]. 北京:北京科学技术出版社,1993.

[31] 《上海卫生志》编纂委员会. 上海卫生志[M]. 上海:上海社会科学院出版社,1998.

[32] 上海通志馆. 上海防疫史鉴[M]. 上海:上海科学普及出版社,2003.

[33] 阳春市地方史志办公室. 阳春县志[M]. 广州:广东人民出版社,1996.

[34] 何沁. 中华人民共和国史[M]. 北京:高等教育出版社,1997.

[35] 迮文远. 计划免疫学[M]. 2版. 上海科学技术文献出版社,2002.

[36] 李继唐. 艾滋病的历程与防治新进展[M]. 北京:人民军医出版社,2005.

[37] 郑力. SARS与突发公共卫生事件应对策略[M]. 北京:科学出版社,2003.

[38] 尹赤林. 抗击非典零距离:内蒙古自治区卫生战线防治SARS工作回顾[M]. 赤峰:内蒙古科学技术出版社,2003.

[39] 胡鞍钢. 透视SARS:健康与发展[M]. 北京:清华大学出版社,2003.

[40] 中共中央文献研究室.十六大以来重要文献选编[M].北京:中央文献出版社,2005.

[41] 姜良铎.禽流感与人禽流感[M].北京:中国中医药出版社,2006.

[42] 赵学敏.禽流感防治与野生动物疫病[M].北京:中国林业出版社,2008.

[43] 吴永宁.现代食品安全科学[M].北京:化学工业出版社,2003.

[44] 魏益民,刘为军,潘家荣.中国食品安全控制研究[M].北京:科学出版社,2008.

[45] 信春鹰.中华人民共和国食品安全法解读[M].北京:中国法制出版社,2009.

[46] 张利痒,张喜才.食品安全危机管理[M].北京:中国农业科学技术出版社,2010.

[47] 徐景和.食品安全综合监督探索研究[M].北京:中国医药科技出版社,2009.

[48] 刘移民.职业病防治理论与实践[M].北京:化学工业出版社,2010.

[49] 傅梅绮.职业卫生[M].北京:化学工业出版社,2008.

[50] 何永坚.中华人民共和国职业病防治法解读[M].北京:中国法制出版社,2012.

[51] 河北省地震局.唐山抗震救灾决策纪实[M].北京:地震出版社,2000.

[52] 孙志中.1976年唐山大地震[M].石家庄:河北人民出版社,1999.

[53] 刘恢先.唐山大地震震害[M].北京:地震出版社,1986.

[54] 夏明方,康沛竹.20世纪中国灾变图史[M].福州:福建教育出版社,2011.

[55] 中华人民共和国卫生部.大灾之年无大疫:1991年救灾防病纪实[M].北京:人民卫生出版社,1992.

[56] 李敬斋.跨越时空的真情:六十一个阶级弟兄事件及96重聚大纪实[M].北京:中华工商联合出版社,1997.

[57] 韩俊魁.NGO参与汶川地震紧急救援研究[M].北京:北京大学出版社,2009.

[58] 王俊.公共卫生:政府的角色与选择[M].北京:中国社会出版社,2007.

[59] 卓立筑.危机管理:新形势下公共危机预防与处理对策[M].北京:中共中央党校出版社,2011.

[60] 陈坤.公共卫生安全[M].杭州:浙江大学出版社,2007.

论文

[1] 丁名宝,蔡孝恒.周恩来医药卫生思想初探[J].毛泽东思想研究,1995(2).

[2] 胡凯.略论毛泽东的卫生思想的形成和发展[J].毛泽东思想论坛,1996(2).

[3] 史春林.1949年后毛泽东关于卫生防疫的思想[J].毛泽东思想研究,2005(2).

[4] 王冠中.新中国成立初期中共整合政治资源防控疫病的举措及经验[J].中共党史研究,2010(10).

[5] 李洪河.毛泽东与新中国的卫生防疫事业[J].党的文献,2011(2).

[6] 崔艳明.邓小平的医疗卫生思想[J].党史博采(理论),2006(2).

[7] 胡克夫.新中国社会主义卫生事业和防疫体系的创立与发展[J].当代中国史研究,2003(5).

[8] 肖爱树.1949—1959年爱国卫生运动述论[J].当代中国史研究,2003(1).

[9] 李玉荣.改革开放前新中国公共卫生事业的发展及其基本经验[J].理论学刊,2011(3).

[10] 李立明.新中国公共卫生六十年的成就与展望[J].中国公共卫生管理,2014(1).

[11] 裴淑敏.在防范和处理突发公共卫生事件中发挥党组织的重要作用[J].中国乡村医药,2005(2).

[12] 乔启国.增强党应对突发事件的能力[J].攀登,2005(5).

[13] 刘永志.中国共产党新一代领导集体在应对突发事件上的执政形象创新[J].理论月刊,2009(9).

[14] 吴新莉.中国共产党应对突发事件的经验研究(1998—2008)[D].武汉:华中师范大学,2008.

[15] 唐明勇.中国共产党与突发事件[J].江汉论坛,2006(4).

[16] 文晓霞.从"非典"事件看政府危机管理[J].求实,2003(7).

[17] 潘松涛.浅谈突发公共卫生事件应急体系建设[J].中国公共卫生管理,2010(1).

[18] 张义.突发公共卫生事件中政府危机管理研究[D].长春:吉林大学,2011.

[19] 葛荃.SARS对中国政治的影响与对策[J].南开学报(哲学社会科学版),2003(4).

[20] 王乐夫.公共部门危机管理体制:以非典型肺炎事件为例[J].中国行政管理,2003(7).

[21] 清华大学危机管理研究中心SARS应急课题组.突发公共卫生事件的应急管理:美国与中国的案例[J].世界知识,2003(10).

[22] 李洪河.建国初期的卫生防疫事业探论[J].党的文献,2006(4).

[23] 李洪河.建国初期突发事件的应对机制:以1949年察北专区鼠疫防控为例[J].当代中国史研究,2008(3).

[24] 王冠中.20世纪50年代中共整合组织资源防控血吸虫病的实践及启示[J].党史研究与教学,2011(3).

[25] 艾智科.1950—1951年上海的天花流行与应对策略[J].社会科学研究,2010(4).

[26] 林闽钢,许金梁.中国转型时期食品安全问题的政府规制研究[J].中国行政管理,2008(10).

[27] 薛澜,张强.SARS事件与中国危机管理体系建设[J].清华大学学报(哲学社会科学版),2003(4).

[28] 冯治,刘伟,徐敏宁.十七大以来党应对突发事件的理论与经验创新研究[J].当代世界与社会主义,2012(6).

[29] 程美东,侯松涛.改革开放以来中共处置城市群体性突发事件的经验[J].中共党史研究,2012(4).

[30] 昌业云.新世纪以来我党应对非常规突发事件经验研究[J].中共济南市委党校学报,2013(5).

[31] 于晓静.中国共产党应对突发事件的经验与启示[J].中共贵州省委党校学报,2010(3).

[32] 彭志中.中国共产党生态文明建设思想的形成及其意义[J].党史文苑,2013(9).

[33] 唐明勇,高岳仑.中国共产党处理重大突发事件的历史经验与启示[J].理论探讨,2005(4).

[34] 冯仿娅.网络环境下中国共产党应对突发事件的经验思考[J].上海党史与党建,2011(10).

[35] 程美东.改革开放以来中国共产党应对重大突发事件的历史变迁[J].湖南社会科学,2010(2).

[36] 张润昊,袁岳霞.突发环境事件应急机制的几个理论问题[J].辽东学院学报(社会科学版),2007(2).

[37] 辛向阳.重大突发事件与改革开放新时期马克思主义中国化理论创新[J].马克思主义研究,2009(7).

[38] 余芳梅.完善政府处理突发事件的新闻发布机制[J].文教资料,2006(14).

[39] 杜云祥,王国庆,刘金玉,等.应对突发公共卫生事件的信息化建设[J].预防医学情报杂志,2006(5).

[40] 马志毅.中国应急管理:体制、机制与法制[J].行政管理改革,2010(10).

[41] 刘军民,刘海鹰.当代各国执政党应对突发事件概况及启示[J].当代社科视野,2008(3).

[42] 汪志红,王斌会,陈思玲.国外突发事件应急管理机制的借鉴与思考[J].科技管理研究,2012(16).

[43] 阚学贵.新中国公共卫生监督体系的建立和完善[J].中华预防医学杂志,1999(6).

[44] 龚向光.从公共卫生内涵看我国公共卫生走向[J].卫生经济研究,2003(9).

[45] 杨迎春.简析改革开放前我国公共卫生工作的经验教训[J].党史文苑,2004(10).

[46] 谭浩.论我国公共卫生危机控制模式的制度变迁[J].卫生软科学,2006(6).

[47] 刘继同,郭岩.从公共卫生到大众健康:中国公共卫生政策的范式转变与政策挑战[J].湖南社会科学,2007(2).

[48] 褚文君,姚耿东.中国公共卫生管理事业存在的问题及对策[J].上海预防医学杂志,2005(7).

[49] 王守振.关于加强公共卫生体系建设的几点思考[J].河南预防医学杂志,2004(2).

[50] 夏媛媛.从解放后我国公共卫生体系的发展看政府的责任[J].现代医药卫生,2006(1).

[51] 陈旭,关晓光.我国公共卫生体系的不足与完善对策[J].中国医药导报,2007(15).

[52] 李洪河.建国初期的城市公共卫生治理述论[J].辽宁大学学报(哲学社会科学版),2008(2).

[53] 曾光,黄建始.公共卫生的定义和宗旨[J].中华医学杂志,2010(6).

[54] 温金童.抗战时期陕甘宁边区的卫生工作研究(1937—1945)[D].北京:中国人民大学,2010.

[55] 于连科.察盟人间鼠疫发生、蔓延、捕灭的全过程[J].锡林郭勒盟文史资料,1985(2).

[56] 魏承毓.对国内几起重大传染病突发事件的回顾与反思[J].预防医学论坛,2008(7).

[57] 陈徒手.红卫兵大串联北京接待记[J].炎黄春秋,2013(12).

[58] 李军宏,王晓军,梁晓峰.我国流行性脑脊髓膜炎的流行概况及预防控制[J].疾病监测,2005(4).

[59] 王明旭,张文.抗击非典精神的反思[J].中国医学伦理学,2003(3).

[60] 王克文.我国高致病性禽流感发生及流行的特点[J].中国牧业通讯,2011(9).

[61] 倪楠,徐德敏.新中国食品安全法制建设的历史演进及其启示[J].理论导刊,2012(11).

[62] 张建成.我国食品安全监管体制的历史演变、现实评价和未来选择[J].河南财经政法大学学报,2013(4).

[63] 郭勤,胡善联,李永良,等.1988年上海地区甲型肝炎传播途径的探讨[J].上海医科大学学报,1988(5).

[64] 俞顺章.上海甲肝流行的反思[J].科学,1988(4).

[65] 李秀平.朔州毒酒案始末[J].法律与生活,1998(4).

[66] 朱军华,姜亚兰."阜阳劣质奶粉"事件能否引发国家赔偿?——从"阜阳劣质奶粉"事件看行政机关不作为的国家赔偿责任[J].法制与经济,2004(10).

[67] 刘勇,范会婷,韩继普."三鹿奶粉事件"后河北省奶业发展研究报告[J].安徽农业科学,2008(36).

[68] 陶跃华,张晓峰.从"三鹿奶粉事件"浅析我国食品安全监管现状及对策[J].中国卫生监督杂志,2010(4).

[69] 王冀宁.食品安全的利益演化、群体信任与管理规制研究[J].现代管理科学,2011(2).

[70] 招嘉虹.图解我国2010—2014年职业病报告[J].现代职业安全,2016(2).

[71] 赵庚.我国尘肺病的社会经济影响分析研究[D].北京:中国地质大学,2011.

[72] 李丰,赵福中.贵州:一群矽肺病工人的抗争[J].工友,2010(10).

[73] 彭永.矽肺,难以承受之痛——云南水富农民工矽肺门事件始末[J].农村·农业·农民(B版),2009(10).

[74] 郑木林.职业健康监护与思考[J].职业与健康,2011(14).

[75] 韩毓珍,王祖兵,顾明华,等.我国农民工职业病危害现状[J].环境与职业医学,2006(3).

[76] 武攀峰,刘媛媛,陆炜.国内突发环境污染事件特征分析及防治对策研究[J].环境科学与管理,2010(2).

[77] 徐龙君,吴江,李洪强.重庆开县井喷事故的环境影响分析[J].中国安全

科学学报,2005(5).

[78] 陈新,张华东,陈荣光,等.开县特大井喷事件及严重后果成因与反思[J].现代预防医学.2007(12).

[79] 陈新,张华东,潘仲刚,等.开县特大天然气井喷事件应急处理及评价[J].现代预防医学,2007(11).

[80] 秦新安.氯气泄漏背后的城市困局[J].新闻周刊,2004(15).

[81] 王中山.唐山地震防疫灭病对策综述[J].灾害学,1987(4).

[82] 吴先萍,方刚,唐雪峰,等.汶川地震灾后四川省的卫生防病工作(2008.5.12~8.12)[J].中国循证医学杂志,2008(10).

[83] 刘超,陈照立,汪中明,等.汶川地震灾害卫生防疫实践及启示[J].解放军预防医学杂志,2009(2).

[84] 明颐,谢丽萍.5·12汶川大地震极重灾区汶川卫生工作概况[J].成都医学院学报2008(4).

[85] 凌玉,陈发钦.我国突发公共卫生事件应急管理存在的问题和对策[J].中国公共卫生管理,2012(2).

[86] 管文娟.公共突发事件媒体危机传播策略探析[J].高等函授学报(哲学社会科学版),2008(12).

[87] 栗继祖.事故后的心理救援[J].现代职业安全,2013(10).

[88] 刘大唯.突发事件中心理危机干预研究[J].中国应急救援,2011(2).

英文文献

[1] Merkhofer M W. Decision Science and Social Risk Management: A Comparative Evaluation of Cost-Benefit Analysis, Decision Analysis, and Other Formal Decision-Aiding Approaches[M]. Dordrecht: D. Reidel Publishing Company,1986.

[2] Bos P J. Crisis Management in A Crowded Humanitarian Space: The Politics of Hosting Refugee Influres[M]. Stockholm: The Swedish National Defense College,2003.

[3] Rosenthal U, et al. Managing Crises: Threats, Dilemmas, Opportunities[M]. Illinos: Charles C Thomas Publisher LTD,1989.

[4] Nick F Pidgeon, Kasperson R E, Paul Slovic. The Social Amplifiction of Risk[J]. Cambridge University Press,2003.

[5] Hey P A R C R. Taylor "Political Science and the Three New Institionalisms"[J]. Political Studies,1996(44).

[6] Lok Powell. The Belgian Dioxin Crisis of the Summer of 1999: A Case Study in Crisis Communications and Management[J]. Technical Report,2000(13).

[7] Riley S, et al. Transmission Dynamics of The Etiological Agent of SARS in Hong Kong: Impact of Public Health Interventions[J]. Science,2003(300).

[8] World Health Organization. Report of the Fifth Meeting of the Global Technical Consultative Group for Poliomyelitis Eradication[R]. Geneva: World Health Organization, 2000.

后　记

　　现代社会充满风险,举凡食品、环境、交通、公共卫生、自然灾害等,在社会与经济发展中面临严峻挑战,突发公共卫生事件深刻影响到国家的安定与秩序,公民生活安全与质量,带来社会各方面的变化,是一个值得探索的领域。在 2011 年获批国家社科基金项目的基础后,我们对专著进行全面深入的修改,终于在 2018 年完成书稿。窗外阳光辉映,几株玉兰树青翠欲滴,心中是如释重负的轻松。

　　本书阐述我国重大公共卫生事件的应对及影响,以总结和获得处理重大事件的经验以及启示。专著将学术性与可读性结合,有助于读者进一步了解人民政府领导的公共卫生事件处理过程,反映历史的风雨沧桑。同时对于读者了解卫生科学知识,加强对公共卫生事件防范,提升科学素养,提高生活质量也有所启迪。

　　古语云,十年磨一剑。专著从田野调查的跋涉,到档案文献的搜集,以及问卷调查、网络资源利用,其间艰辛,如人饮水,冷暖自知。感谢安徽医科大学图书馆、科技部门、人文学院、公共卫生学院领导及同事的支持关心,感谢当代中国研究所陈东林先生的指导,感谢安徽医科大学李李副教授、韦泽副教授,合肥工业大学尚长风副教授的鼎力支持(李李撰写第二章部分 3 万字,韦泽撰写第一章部分 2.5 万字,尚长风撰写第五章部分 2.5 万字),感谢安徽省疾病控制中心陈广信、刘红,感谢安徽省血吸虫病防治所、高邮市血吸虫病防治所、贵州省安全生产监督管理局、施秉县安全生产监督管理局、山西平陆县档案馆、内蒙古档案馆、广州市档案馆、广州市卫生局、山西朔州市人民医院等部门的支持,感谢研究生蔡婕、许玉、尹跃进、杨海燕、张碧、胡莲翠、戴睿、杨姗姗的研究支持,感谢在专著研究及写作过程中提供咨询支持的其他人员。感谢家人的大力支持、关爱与包容。在此致以深深的敬意。

专著在写作过程中参考了大量文献以及档案资料,向原文献作者表示衷心谢意。

由于本人才识水平有限、资料文献局限,专著尚存在很多不足之处,敬请读者批评指正。

作 者

2019 年 3 月于庐州